III

医学
文化史

A CULTURAL

HISTORY

OF MEDICINE

「文艺复兴卷」

IN THE RENAISSANCE

总 主 编　　〔英〕罗杰·库特 (Roger Cooter)
分卷主编　　**〔加拿大〕**伊莱恩·梁 (Elaine Leong)
　　　　　　　〔德〕克劳迪娅·斯坦 (Claudia Stein)
译丛主编　　张大庆 苏静静
译　　者　　张珊 张君言

人民文学出版社

著作权合同登记号　图字 01-2023-1072

© Bloomsbury Publishing Plc, 2021
This translation of *A Cultural History of Medicine in the Renaissance,* first edition is
published by arrangement with Bloomsbury Publishing Plc.

图书在版编目（CIP）数据

医学文化史．文艺复兴卷　／（英）罗杰·库特总主编；
（加）伊莱恩·梁，（德）克劳迪娅·斯坦分卷主编；张
珊，张君言译． —— 北京：人民文学出版社，2025.
ISBN 978-7-02-019045-4

Ⅰ．R-091

中国国家版本馆 CIP 数据核字第 2024VZ4523 号

责任编辑　陈彦瑾
装帧设计　陶　雷
责任印制　张　娜

出版发行　人民文学出版社
社　　址　北京市朝内大街166号
邮政编码　100705

印　　刷　三河市鑫金马印装有限公司
经　　销　全国新华书店等

字　　数　309千字
开　　本　880毫米×1230毫米　1/32
印　　张　14　插页2
印　　数　1—5000
版　　次　2025年3月北京第1版
印　　次　2025年3月第1次印刷

书　　号　978-7-02-019045-4
定　　价　69.00元

如有印装质量问题，请与本社图书销售中心调换。电话：010-65233595

目　录

总主编前言

罗杰·库特

（Roger Cooter）

医学文化史包罗万象。几乎没有什么可以被排除在外，包括不同时期文学及其他形式对身体的呈现、关于文明与人类的观念，以及健康与福祉方面的社会学、人类学和认识论，更不用说疼痛、疾病、痛苦和死亡这些存在体验，以及专业人士努力应对它们的方式。为囊括这些浩瀚的内容，本系列丛书聚焦八个与当代息息相关的类别：环境、食物、疾病、动物、物品、经验、心灵／大脑和权威。从古代到后现代世界，专家们以批判性的广度、深度和新颖性探究了这些主题，跨国视角被广泛接受。最重要的是，本系列关注并阐明了究竟什么是医学文化史——一个研究范畴和一个20世纪80年代兴起的认识论概念。

导　言

克劳迪娅·斯坦

（Claudia Stein）

克劳迪娅·斯坦（Claudia Stein），英国华威大学副教授，著有《论近代早期德国的法国痘》（*Negotiating the French Pox in Early Modern Germany*, 2009），在罗杰·库特主编的《在生物医学时代书写历史》（*Writing History in the Age of Biomedicine*, 2013）中，与人合作了多篇文章。目前的研究方向是人性文化史。

一部关于文艺复兴时期（1450—1630年）医学文化史的书，首先需要厘清"文艺复兴"的时间和概念。文艺复兴（Renaissance）通常指"中世纪"和"现代"之间的时间阶段，但文艺复兴准确的地点、时间以及"Renaissance"一词本身的意涵，至今仍存在很大争议。更为复杂的是，在指代历史时期时，文艺复兴与"前现代（premodern）"或"近代早期（early modern，译注：又译早期现代，本卷采用国内通译）"是混用的。为避免这类混淆，笔者在本卷导言中将根据目前的常规用法选择"近代早期"来指代这一时期。

　　"早期现代性（early modernity）"的说法本身就假定了这一时期与"现代"存在某种概念上的关联：我们所认为的一切"现代"的东西都是在"近代早期"开始形成的。这种联系在"后现代"时期并未消失，所谓后现代时期是指西方后工业社会在20世纪末所步入的历史时期。从那时起，在"后现代主义"思想运动中，一切在现代被视为珍宝的事物开始受到质疑，并被问题化①。现代性的核心观念是人类主体是自主的、理性的和理智的。正如我们所见，后现代主义者中有人否定现代性的存在，有人宣告现代性的消亡，还有许多人开始从根本上将现代性的特征和它兴起于近代早期的叙事重新概念化，并宣称它是一个神话。

　　20世纪70年代，关于近代早期的"新"文化史开始在英美史学界形成，强烈地抒发了很多关乎人类自我、身份和经验的后现代新情感。本卷所有章节以各种方式借鉴了这种人性的重构，或将自己与

---

① Heartfield 2006；Forman 2010.

这种重构联系起来。本导言力图将他们的观点置于更广泛的史学背景中。为实现这一点，笔者将在更广泛的历史书写的一般趋势与更具体的医学史和科学史之间切换。

| 近代个体的"诞生"

在关于近代早期人类自我和身份的历史研究中，最具影响力的无疑是瑞士文化史学家雅各布·布克哈特（Jacob Burckhardt）的著作。一个多世纪前布克哈特的著作《意大利文艺复兴时期的文化》（*Die Kultur der Renaissance in Italien*, 1860）出版，他在书中表示近代人（modern man）正是在那时诞生于意大利。布克哈特认为男人们从传统、家庭、习俗和（最重要的是）教会教条的枷锁中解放出来，以一种理性、客观（"科学"）和开放的态度认识自身与世界，由此获得了自由意志和独立，进入了一种自我发现和自我实现的状态。（"man"是"human"的一个通用同义词，尽管布克哈特笔下的"man"实际上特指有文化、有天赋的男性精英。）此外，布克哈特揭示了这一时期关注近代个体经验的新题材，例如自画像、自传和日记是如何出现的。当然，布克哈特认为近代人的这些特征在他所处的时代受到威胁并非偶然，而是由于工业资本主义的出现和大众民主的兴起①。可见，在对近

———————————

① Hinde 2000 ; Martin 2006.

代早期的理解上，任何一种转变同时都是对当下的回应。

　　20世纪60—70年代，布克哈特对文艺复兴时期男性的认识开始遭遇严峻挑战。这在英美学术界尤其如此，当时爆发了社会政治抗议，白人男性精英主义和欧洲中心主义受到强烈质疑。20世纪80—90年代，当另一场激进的变革来临时，特别是在英美的经济、政治和思想发生剧变之时，它再次遭遇挑战。20世纪60—70年代的学术研究中所宣扬的"社会性"和"公共性"已不再被强调，新的隐喻开始发挥作用。取而代之的是个体的选择、流动性、竞争力表现、差别和欲望，学者们认为它们构成了人类经验、身份形成和自我的基本特征 ①。

　　对研究近代早期的学者来说，斯蒂芬·格林布拉特（Steven Greenblatt）的著作《文艺复兴时期的自我塑造：从莫尔到莎士比亚》（*Renaissance Self-Fashioning: From More to Shakespeare*, 1980）是体现这种转变的一个重要例证。格林布拉特是一位研究近代早期文学的学者，他在20世纪80年代创立了一种新的文学批评方法，名为"新历史主义（New Historicism）"，[1] 并创办了一本期刊《表征》（*Representations*）。在格林布拉特看来，布克哈特主张前现代和现代之间的自我理解出现了断裂，这并没有错，但他认为布克哈特声称发现了现代的人具有某种一致的核心是错误的。格林布拉特认为，身份或"自我"有某一内在核心的论断是一种现代主义幻想，是旧（实证主义）信仰的产物，即人本身可以揭示人与自然的普遍真理和根本真理。根据格林布拉特的说法，这种核心或真理是不存在且无法被"发现"的。因为现代个

---

　　① Rodgers 2011.

体完全且一贯是其时代的文化产物，更是它自身的产物。它的整个认同是被积极形塑的：它是流动的、灵活的和不断变化的，如同一块可以根据社会文化场景剪裁的布料。回想起来，格林布拉特自己的布料也相应进行了剪裁。作为一位知识分子，格林布拉特生活在这样一个日益全球化的、新自由主义式的自由市场经济蓬勃发展的时代，在这种经济及其言辞承诺无限的个人选择、自我实现和个人提升的可能性之时，关于自我表达具有统一核心的观念却成了一种限制。

尽管许多研究近代早期的历史学家（包括医学史家和科学史家）都积极接受了格林布拉特的修正，但他们并没有完全打破早期的史学传统，至少不是立即打破。许多人仍坚持20世纪60年代开始出现的社会史形式，同时也开始接受一种新的关于权力、身份形成和自我的后现代修辞。正是这种融合构成了新文化史，正如笔者将表明的那样，它的一个关键特征是偏离了"社会性"的语言和隐喻。

｜ 20世纪60—70年代的新"文化主义"

20世纪80—90年代新医学文化史的兴起经常被认为是凤凰涅槃式的。的确，当时人们对这种新的史学形式充满了热情，并为其贴上了"文化史"的标签。新的期刊诞生了，关于文化史的内容、意义和价值也出现了新的争论，尤其是与早期新医学社会史的关系。但如果我们仔细观察，就会发现20世纪60年代出现的新社会史已经是一种文化史，尤其在对身份和经验的探究方面。

英国新马克思主义史学家和劳工史学家 E.P. 汤普森（E.P. Thompson）是对新文化史最有影响力的一位学者。汤普森在《英国工人阶级的形成》（*The Making of the English Working Class*, 1963）一书中通过对阶级、身份和经验进行非决定论的解读，对旧的马克思主义史学提出了挑战[①]。虽然他仍然认为它们是由经济力量决定的，但他也认为人们正是通过参与自身的文化、传统、道德观念和历史记忆"创造了他们自身"。虽然正统的马克思主义史学仅将"文化"视为占主导地位的经济生产力和掌控生产力的阶级的衍生物，但汤普森提出了一种非决定性的、多方面的、有着细微差别的理解。他在书中生动地描绘了"下层民众"的节日和集市、工匠的入会仪式、食物的象征意义以及骚乱的图景。用他同事（英国文化研究和"关键词"研究的元老）雷蒙·威廉斯（Raymond Williams）的话来说，汤普森勾勒出了"工人阶级的情感结构"[②]。根据汤普森的理解，工人阶级的文化不再是统治阶级压制工人阶级意识形态的手段，它成了人类获得解放和力量的地方，工人（包括男性和女性）在这里调动、管理他们的文化资源，产生他们自己的主观经历（同时期的和历史上的）。"文化"成了政治反抗和阶级斗争的温床。

许多西方马克思主义学者和活动家对东方阵营生机蓬勃的社会主义现实感到沮丧，他们和汤普森一起转向了一种更加灵活的文化

---

① Eley 2003; Welskopp 2003.

② Williams 1968: 312.

观。他们对阶级和个人身份提出了一种更包容的解释，由此可以剖析"生活的整体方式"中各要素之间的多重关系[1]。20世纪30年代意大利的马克思主义学者安东尼奥·葛兰西（Antonio Gramsci）最早提出的"文化霸权（cultural hegemony）"概念对此很有帮助，但这一概念直到20世纪70年代才被重新发现[2]。这一概念似乎捕捉到了对权力的一种新的、更微妙的理解。正如葛兰西所说，权力不但可以通过来自上层的强大力量或胁迫而对"下层阶级"产生直接影响，也能对其施加间接影响。"下层阶级"经由文化手段，通过接受统治阶级的意识形态范畴、思想和价值观来塑造自己，尤其是通过教育机构和媒体机构等。文化霸权将权力的结构和人类对权力的体验"自然化"。对葛兰西而言，"文化"具有两副面孔（Janus-faced）：既是工人阶级解放并赋权的领域和力量，也是对个体和群体"异化"（译注：群体异化指群体成员出现从众行为，甘愿被煽动利用的不理性行为）进行意识形态压制的场所。

在诸多学科和子学科中，医学史接受了这种新文化主义。在此之前，医学史一直是一个边缘的研究领域，主要由对此感兴趣的医生开展研究，但它很快成为各种左倾历史学家和社会活动家的一个交汇点，他们渴望在医学和自然科学中找到服务于统治阶级霸权统治的机构和行业精英[3]。对身心及其监护机构和从业人员的关注成为讨论权力及其滥用的新核心。毕竟，当时正值反精神病学运动时期（该运动大大激

---

[1] Williams 1968: 312.

[2] Gramsci 1971; Thomas 2009.

[3] Fissell 2004 a; Reverby & Rosner 2004.

发了学者们对疯癫史的研究热情），大量不道德的医疗实践公开曝光（最轰动的是1972年曝光的塔斯基吉梅毒实验，这个臭名昭著的实验未对梅毒患者进行治疗）[1]。这是一个对"医疗机构"提出尖锐批评的时代，其中最早最著名的批评之一便是由伊万·伊利奇（Ivan Illich）在《医学的报应：对健康的剥夺》（*Medical Nemesis: The Expropriation of Health*, 1975）中提出的。在反文化运动和民众反战抗议的背景下，关于被压迫者的困境和霸权统治结构的研究变得空前流行。尤其是，医学作为政治的一部分是如何压迫女性、疯者和穷人，这一问题不仅在学术界引发了讨论，也成为街头巷尾议论的话题。"旧的"医学史被颠覆：人们不再颂扬伟大人物及其发现的疾病和新疗法，而是用新的反正统文化医学史（许多学者更喜欢"historian of healthcare"这一称呼）对被压迫者以及压制他们的制度手段和方法展开讨论[2]。

　　近来对这一时期做出评论的医学史著作敦促学界应对此保持谨慎，因为新的社会史学家批判传统医学史的故事情节可能被夸大了。事实上，"传统"医学史家们的研究方法根本不像20世纪60年代"新"社会史学家们所声称的那样，是实证主义的、英雄崇拜式的、辉格式的和结构决定论的[3]。但笔者认为重点在于：新医学社会史对机构、身份以及健康与疾病经验的假设和理解与早期的医学史明显不同。回顾过往，我们可以找出最受关注的三种路径——20世纪初的德国医学文化史、法国年鉴学派的结构推测史以及受结构功能主义社会学影响

- [1] Figlio 1979.
- [2] Cooter 2004; Fissell 2004a.
- [3] Huisman & Warner 2004: 2.

的医学社会史和公共卫生史。

20世纪初德国医学文化史的灵感来源与布克哈特相同，都是德国唯心论哲学和历史哲学主义[1]。在这种情况下，人们认为思想和行动不仅总是与历史和文化背景相关，同时也受到一种普遍的"精神"或"风格"（即一种超越个人意识的合力）的支配和塑造。它的主要支持者接受了一种本质上既是实证主义又是唯心主义的历史方法。他们认为，过去对健康、疾病内涵的表达可以在文本、视觉对象和物质对象中找到。但文本和器物不仅是个体过去经历的证据，更是特定时期"精神"或"风格"的重要体现[2]。对德国医学文化史家来说，中世纪晚期和近代早期尤为重要，因为这一时期的新理论和实践表明了理性的现代人的诞生。在他们看来，历史学家的任务不仅是凭经验收集个人和集体的健康和疾病经历，还要凭直觉探寻推动整个文艺复兴时期的那股强大而无形的力量。

年鉴学派从未专门致力于医学史研究[3]，但二战后它对健康和疾病的思考产生了巨大影响。年鉴学派兴起于20世纪20年代，它取代了德国历史主义和主要关注政治事件的"旧式的"历史写作，致力于新的跨学科方法，集体"心态史（history of mentalities）"正是其中之一[4]。与德国历史主义致力于从经验中发现时代"精神"相比，年鉴学派倡导一种实证主义的"整体史"。20世纪50年代，在费尔南多·布

---

[1] Schmiedebach 2004; Beiser 2012.

[2] Stein 2013.

[3] Burgière 2009.

[4] Dinges 2004.

罗代尔（Ferdinand Braudel）的带领下，年鉴学派的支持者开始沉迷于数据收集和计量分析的新可能性。由于痴迷于对人口趋势的把握和预测，以及对作为潜在的长时段环境和生物结构指标的人口发展问题，各种类型的个人经验都被排斥在外[1]。对那些对医学史感兴趣的年鉴学派学者来说，回顾性诊断（将现代的疾病名称和分类应用于过去的疾病）成为他们的首选方法。健康和疾病，以及推而广之，个人经验和患者的身份认同在过去和现在可能是不一样的，20世纪50—60年代的年鉴学派学者似乎从未提到这一点，所以社会阶级和生活方式影响健康经验的方式也成了他们的新研究课题。

在战后的医学社会史领域，结构功能主义完全是另一番状况。受冷战的影响，他们在政治上是保守的，主要把目光放在了公共卫生史和社会医学史上[2]。在这一领域最具影响力的当数美国社会学家塔尔科特·帕森斯（Talcott Parsons）。帕森斯认为社会是一个复杂的系统，它的各部分应顺畅地协同工作，以促进整体的团结和稳定，推动社会进步。根据帕森斯的说法，个体是根据（或应该根据）定义明确的规范性"角色"行动，他特别将这个概念应用于医学和外行人的疾病经验。根据他著名的"病人角色"概念，病人应顺从并完全服从拥有行医执照的医生的权威[3]。帕森斯的"病人角色"理论是反个人主义的、机械论的、专制的和否认病人经验的，因此它成了学术界反建制派的

---

① Gelfand 1986.

② D. Porter & R. Porter 1988; Porter 1996.

③ Parsons 1951.

主要攻击目标之一[1]。

20世纪70年代出现的新医学社会史通过强调病人经验和精英与制度化实践的无数"替代方案"，与上述三种传统进行了斗争。但早期传统仍有残留。结构主义的理解仍然十分重要。事实上，在70年代这十年的政治动荡和"文化革命"中，马克思主义或新马克思主义的权力结构理论越来越多地被用来解读病人经验和医患关系。在这一时期，"医学化（medicalization）"这个关键概念就反映了这一趋势，医学史学家们热切地接受了这一概念，也就是将尚未理解（或需要被理解）的社会行为或状况纳入医学范畴，并置于医疗机构的控制之下，典型的例子是同性恋和酗酒[2]。1976年，英国社会学家尼古拉斯·朱森（Nicholas Jewson）对"医学化"给出了重要的阐述，对医学社会史产生了巨大的影响（事实上，朱森的影响可与米歇尔·福柯对后人的影响相比拟）。在《论医学世界中病人的消失》（'The Disappearance of the Sick-Man from Medical Cosmology'）中，朱森运用了经典的马克思主义因果关系论——起根本决定性作用的物质生产力与知识的形成的关系，以及实践与个人、集体经验之间的因果关系。朱森简单地将权力的阶级关系转移到医学上。就目前而言，朱森叙述的内容、准确性或其他方面似乎都是次要的，重要的是它与结构主义社会学之间的紧密关系并没有在一夜之间终结。

有关经验和身份的构成，较新的理论和概念往往是通过旧结构主

---

① Burnham 2012.

② Conrad 1992; Nye 2003; Nicolson 2009.

义的脚本穿插到医学史中。但总体而言，年鉴学派过去对健康和疾病使用的定量数据分析和人口统计方法，开始被对病人日常生活的定性描述边缘化。人们开始研究医患关系，以及这些关系如何受到医疗机构中权力运作的影响。20世纪70年代，社会学家欧文·戈夫曼（Erving Goffman）的著作对医学史家的影响尤为突出[1]。他运用戏剧原理和理论、博弈论，对机构权力和偏差机制进行了微观社会分析，他主张将个人与社会的互动关系（包括医疗遭遇）理解为具有象征性的日常表演仪式。这种方法超越了20世纪70年代社会学严格的结构性方法，以及对人类学身份认同理论的日益关注。

与朱森一样，戈夫曼也关注医学和科学知识是如何产生的。自20世纪70年代以来，这一主题已成为现代医学一般性批评的重要组成部分。这些批判在科学知识社会学（sociology of scientific knowledge,SSK）领域最为突出[2]。正如知识社会学家巴里·巴恩斯（Barry Barnes）和唐纳德·麦肯齐（Donald MacKenzie）、哲学家戴维·布卢尔（David Bloor）和历史学家史蒂文·夏平（Steven Shapin）所颂扬的那样，科学知识社会学的"爱丁堡学派"建立在彼得·伯格（Peter Berger）和托马斯·卢克曼（Thomas Luckmann）的奠基性著作《现实的社会建构》（*The Social Construction of Reality*, 1966）之上，他们提倡一种关于科学思想与实践的反实证主义观念。托马斯·库恩（Thomas Kuhn）的《科学革命的结构》（*The Structure of Scientific*

---

① Burns 1999.

② Shapin 1995 a; Jordanova 2004; Daston 2009.

Revolutions, 1962）为科学史引入"范式转变（paradigm shift）"的概念，这在很大程度上改变了当代思考科学的范式。在托马斯·库恩的影响下，爱丁堡学派提出了一种论断，即"所有科学（不仅包含'失败的'科学或'伪科学'）都深受社会政治价值观和利益的影响"。他们还帮助确立了科学和医学的事实是社会文化的建构，不仅是特定科学群体规范和价值的中介，也是更广泛社会中普遍存在的规范和价值的中介。在这一点上，他们再现了医生－流行病学家兼哲学家路德维克·弗莱克（Ludwik Fleck）的思想（当时并不知道）。路德维克·弗莱克在20世纪30年代提出现代科学和医学的事实是构成某个"思想集体"中某种特定的"思想风格"。尽管直到20世纪80年代，弗莱克的《科学事实的起源和发展》（*Genesis and Development of a Scientific Fact*, 1934）一书才变得更加知名并受到广泛重视，但弗莱克关于医学事实之社会建构的研究很大程度上影响了库恩。

所有这些都对近代早期的科学和医学研究产生了影响。事实上，近代早期正是以上大部分论断的坩埚。毕竟，正是在那一时期诞生了实证实践和科学真理中立性的概念，"科学事实"也首次被认为是通过实验"制造"出来的[1]。史蒂文·夏平和西蒙·谢弗（Simon Schaffer）的《利维坦与空气泵：霍布斯、玻意耳与实验生活》（*Leviathan and the Air-Pump: Hobbes, Boyle, and the Experimental Life*, 1985）是早期具有里程碑意义的著作，被科学史家和医学史家广泛阅读，它瓦解了实验活动的中立性／客观性，而这正是近代早期

---

[1]　Daston 1991；Dear 2006；Leong & Rankin 2017.

科学史传统叙述的核心价值。夏平和谢弗关注的是17世纪出现的一种新的技术对象——空气泵，他们使人们进一步关注到物质对象在早期科学和医学知识生产中的重要性。学界之所以对医学和科学知识的制造感兴趣，还与20世纪90年代另一研究领域的兴起有关——科学认识论。关于"历史本体论""历史认识论"或"知识论历史"的学术研究追溯了医学和科学中许多看似最永久的观念和概念的形成，例如科学客观性①。近代早期再次成为历史研究的中心。其中最突出的学者是洛琳·达斯顿（Lorraine Daston），她将"历史认识论"定义为"对构成我们思想、论证方式、证明方式，并证明我们解释标准的几种类型的研究"②。

对关注近代早期的历史学者来说，对这些"类型、结构和证明方式"的探究开启了对创造医学知识的实证型实践的研究。长期以来，一些所谓"非科学"或"伪科学"实践在人们眼中是不值得开展严肃的史学研究的。如今，炼金术、占星术和博物学等已经成为可独立发展的研究领域，而且研究不局限于更流行的表达方式上。学者们开始探究近代早期人类对自然界中的秘密和奇迹的痴迷如何影响了宫廷文化及其恩惠体系③。他们也开始探究这些实践和知识如何在日常对近代早期治理和王权的追求中发挥重要作用④。这些主题以及工匠式的医疗实践（尤其是非精英阶层和没有行医执照的从业者）被推到了舞台的中

① Feest & Sturm 2011.

② Daston 1994: 282.

③ Daston & Park 1998; Moran 2006.

④ Midelfort 1999b; Nummedal 2007; Azzolini 2013; Rankin 2013.

心，更加清楚地表明手和大脑对近代早期医学来说同样重要①。这些研究引发了人们对历史认识论的关注，以及社会地位和信任如何在医学、科学真理的形成及其从业者建立信誉的过程中发挥关键作用②。

｜ 人类学转向

从这类后现代探究开始，人类学启发了许多关于近代早期医学、科学知识本质的研究。20世纪60—70年代，人类学得到重新定义，更加关注个人的日常实践和经验。玛丽·道格拉斯（Mary Douglas）关于仪式性洁净和污秽的著作，维克多·特纳（Victor Turner）关于作为表演的文化与身份的著作以及克利福德·格尔茨（Clifford Geertz）的象征人类学，都鼓励关注近代早期的历史学家将这段历史当作一种外国的异域文化，并从民族志的视角对其进行探索③。这是一片域外之地，虽然也受到了现代理性主义的影响和破坏，但仍浸淫在公共观念、文化习俗、传统、宗教仪式和整体论的世界观之中。

格尔茨的象征人类学对研究近代早期的历史学家格外具有吸引力，因为它为文化提供了一种符号学和解释性的方法。除了人类学，格尔茨还借鉴了文学理论和戏剧研究，认为文化可以被理解为一种或

① Wear 2000; Pelling 2003; Smith 2004; Cavallo 2007.

② Shapin 1995 b; Pomata & Siraisi 2005; Schiebinger 2006.

③ Douglas 2003 [1966], 1970; Geertz 1973 a; Turner 1974.

多种"文本"的集合①。他将文化定义为"借由象征符号在历史上代代相传的意义体系，一种以象征性形式来表达传承之观念的系统，人们借此交流、延续并发展他们对生命的知识和态度"②。格尔茨发问：制度、行为、图像、事件和习俗对于那些本身就是这些制度承担者的人有何意义？ 个例、微小的细节和参与者的自我诠释因此成为文化分析中的重要参照点，文化分析即地方性概念、本土理论，以及对经验和信仰体系具有鲜明文化特性的自我表述。与历史学家不同的是，格尔茨在其案例研究中并不关注文化的形成，也从未声称所有被认为是理所当然的历史范畴和分类概念都只是意义建构，例如"社会"。然而，他帮助历史学家开启了这种思想的大门。回过头看，我们甚至可以说，格尔茨将文化像"文本"一样来阅读和解释的理念为接受后现代文学转向铺平了道路。

不过，对20世纪70年代末和80年代的历史学家来说，格尔茨的主要贡献是他对语境研究的重视。"深描（thick description）"是他用于分析文化的一种新解释方法，不仅要记录各种复杂的人类行为和话语，还要谨慎留意它们发生的语境，这些语境由个体参与者和群体赋予意义。正如研究近代早期法国史的历史学家罗伯特·达恩顿（Robert Darnton）所解释的那样，格尔茨让历史学家关注人们如何"构建世界，赋予其意义，并将其与情感融合"③。深描从多维度、多层次的表达形式中捕捉其文化特殊性。人们可以通过深描来区分文化意义上的

---

① Bachmann – Medick 2016: 23 – 5.

② Geertz 1973 b: 89.

③ Darnton 1984: 3.

重要程度。历史学家将不再需要为了解释人的能动性和经验而去关注那些包罗万象的潜在宿命论唯物主义（就像一些信奉结构主义的马克思主义者那样），或是环境和普遍的生物力量（就像一些年鉴学派学者那样）。他们可以转而关注个人和集体经验的本质，并在直接的文化语境中探索其意义的多样性。法律、结构和功能作为社会科学沿用至今的历史解释基础，被重新解释为文化表征的象征性实践。

达恩顿在普林斯顿的同事娜塔莉·泽蒙·戴维斯（Natalie Zemon Davis）很好地解释了"深描"和象征人类学如何为历史学家提供了新的可能性。她追忆道：

> 我可以考虑行为的象征形式及仪式形式的社会意义兼认知意义，而早些时候我仅从群体团结的角度来解释……现在我可以更敏锐地看待非文献作品……更重视口头文化的技巧和才能，如俗语和记忆手段。我开始怀疑自己此前对未来的单一"进步"轨迹的信心。[①]

在《马丁·盖尔归来》（*The Return of Martin Guerre*, 1983）中，戴维斯通过对个人"自我塑造"的微观史考察，进一步推进"民族志转向"，质疑进步本身的"宏大叙事"。这反映了格林布拉特在不同社会文化语境中积极构建、重建身份的思想（戴维斯于20世纪70年代进入加州大学伯克利分校，成为格林布拉特的同事）。

---

① Davis 1997: 14.

格尔茨的另一位早期支持者是卡洛·金茨堡（Carlo Ginzburg）。金茨堡是意大利微观史学派的创立者之一，其著作《奶酪与蛆虫：一个16世纪磨坊主的宇宙》（*The Cheese and the Worms: The Cosmos of a Sixteenth-Century Miller*, 1980）获得了巨大的成功，之后他便移居美国。金茨堡是最早使用教皇宗教裁判所档案的学者，他认为这些档案与人类学家所用的档案类似，因为它们都包含口头陈述。通过解释这些档案，加之对16世纪有关宗教、宇宙和自然世界运转的精英文本的另类解读，金茨堡提供了一个令许多历史学家着迷的视角：近代早期底层社会成员的经历和身份是如何由其与精英文化的接触所塑造的？彼时，作为新马克思主义者，金茨堡并未否认经济结构在塑造身份和经历方面的重要性，但他所采用的方法论将文本分析（用以揭示底层民众的思维）和对底层民众日常实践的调查结合了起来。实践活动包括阅读或写作，它们此前被视作唯有精英才能从事的知识活动，现在却被理解为在社会中根据各自权利进行研究的（具体）"实践"。

法国年鉴学派"第四代"代表人物罗歇·夏蒂耶（Roger Chartier）专攻书籍、印刷文化和近代早期阅读史，是一位关注近代早期的重要历史学家 [1]。自20世纪80年代始，夏蒂耶的著作得到了英美文化史家的广泛阅读，他不像格尔茨那样钟情于"文本"这一广泛而又包罗万象的概念。他认为，"文本"这一术语经常被不恰当地用于泛指实际上是平常的或仪式化的"实践"。他也不接受格尔茨对文化的定义，即文

---

① 关于其他几位代表，见 Clark 2004: 124 – 6。

化是一种仅通过象征行为表达出来的意义模式。虽然格尔茨的定义对民族志研究可能有用，但夏蒂耶认为，历史学家要了解自己所主张的过去经验的不可还原性，但这并不是一个令人满意的方法论基础。夏蒂耶建议密切关注书面文本及文献的生产和物质性，并厘清不同社会阶层和职业的读者在占用、理解它们时的不同方式，以此揭示关于阅读和写作的经验。

夏蒂耶对于"物质实践"的强调，尤其是与写作和阅读等理所当然的日常智力活动及其如何塑造过去的经历和身份相关的"物质实践"的强调，依赖于同时代的法国思想家，尤其是研究近代早期神秘主义的历史学家、《日常生活实践》（*The Practice of Everyday Life*, 1984）的作者米歇尔·德·塞图（Michel de Certeau）。更为重要的则是法国社会学家皮埃尔·布迪厄（Pierre Bourdieu）的研究。布迪厄主张身体与社会空间的象征秩序的直接相遇（或具体化）和内化，以阐述社会实践、区隔和"惯习（*habitus*）"①。德·塞图和布迪厄的研究使夏蒂耶得以重新思考社会结构与个人能动性、身份和自我之间的关系，他开始设想这是流动的、灵活的和多方面的。夏蒂耶并未诉诸格尔茨有关文本或深描的概念，而是强调人的个体经验和社会文化身份并非完全通过经济生产的结构关系，或个人在固定社会结构中的某一阶层里扮演的角色而形成，而是由在日常生活实践中获得并协商的、历史性的特定"认知身份属性（perceived identity properties）"形成的。虽然他将文化定义为人类日常实践的"表象（representation）"，但他声称社

---

① Bourdieu 1977.

会有其自身规则和逻辑，不能简单地收进一个"文化"之中。他认为，近代早期的身份是在复杂的社会空间中通过相互竞争的各种表象之间的斗争而构建的。因此，他注意到了文化的使用者和生产者之间的丰富互动，并强调社会各阶层在参与近代早期物质和知识世界时享有探求知识的自由。

从事近代早期医学史研究的历史学家们乐于接受人类学转向，尤其是在疾病研究、专业实践和日常的治疗文化方面[1]。例如，此前对流行病的研究几乎完全采用关于长期人口趋势的定量方法。而现在，历史学家借鉴了人类学思想，开始使用近代早期疾病的隐喻及象征意义的角度，并将其作为医学、政治和宗教内涵及意义的复杂集合体的一部分，来追踪近代早期的疾病文献[2]。宗教实践逐渐成为对近代早期身体的理解和护理的核心[3]。人们的注意力也转向了近代早期城市中疾病和治疗的多种日常习惯[4]。女性的身体描写、经验、性以及生育相关习惯备受关注[5]。在微观史方面则产生了将大众和精英对于自然界和治疗的经验更紧密结合的尝试，特别是围绕着医案簿、日记和其他自我文献（ego-documents）[6]。借由对日记的研究，大众和精英的医疗文化之间的显著区别开始受到质疑，随之遭到摒弃。近代早期的家庭领域成

---

[1] Macdonald 1983.

[2] Macdonald 1981 b; Jones 1996; Lindemann 2010.

[3] Numbers & Amundsen 1986; Cunningham & Grell 1997.

[4] Park 1985; Calvi 1989; Arrizabalaga Henderson & French 1997; Stein 2009; Weisser 2015.

[5] Fissell 2004 b, 2008; Wilson 2013; McClive 2015.

[6] Beier 1987; Cook 1994; Nance 2001; Churchill 2012; Kassell 2014.

为历史学家的一个新研究地带，因为家庭是各种照护和治疗实践的协商之地 [1]。

紧随实践和物质文化转向之后，新的研究领域逐渐明朗。其中一些借鉴了达恩顿和夏蒂耶提出的书籍史和阅读史，核心思想是：手稿或印刷书籍的制作以及阅读行为不仅深刻塑造了近代早期知识生产的过程，其自身也是该过程的关键步骤 [2]。例如，近代早期的药方书写就是作为一个展示了不同层次的知识生产的研究领域出现的 [3]。对书籍物质文化和阅读实践的关注，也使人们对图像在医学和自然知识构建中的使用和角色产生了更大的关注和兴趣。对带有插图的医学和自然史印刷书籍的研究，展现了图像是如何改变医学习得方式以及知识争论表达的。图像还提供了关于印刷书籍的物质生产和商业价值的新见解，揭示了这些因素如何影响关于人体与自然研究的新视觉论证，以及读者如何理解这些论证 [4]。

20世纪80年代中叶，又一个元素出现了：消费主义和"医疗市场" [5]。在《病人的视角》(The Patient's View) 一文中，罗伊·波特 (Roy Porter) 认为近代早期的病人"只有通过拥有选择权和钱包"来行使对治疗者的权力 [6]。近代早期的医学精英缺乏今天的高超技术和神奇疗法，而近代早期的病人（非常习惯于自我诊断、自助和家庭医疗）显然

---

① Cooper 2006.

② Johns 1998.

③ Leong 2018.

④ Kusukawa 2012.

⑤ Jenner & Wallis 2007a.

⑥ Porter 1985b: 189.

表现出了"主动性、适应性和驾驭系统的能力"。据说，他们拥有近似当代的议价权和对疗法的控制权。市场不再被视为剥削和异化的领域，而是行使人类自由之地。消费者的选择权不只是20世纪80年代新自由主义市场经济的圭臬，而是自现代性诞生以来便一直活跃于医学领域。这一观点再次揭示了关于近代早期时段的解释是如何映射当代文化的。

　　结合对日常治疗文化的新研究，对病人需求的关注将成为大规模修正医学化概念的基础。自上而下的早期定义，即假设病人被动地受到医学精英的支配，将不再适用。相反，医学化如今被视为精英学院派从业者和当地工匠式治疗者之间持续竞争的过程（后者现在包括江湖医生、巫婆、宗教治疗者、正骨师和牙医、当地的巫师等等）。从"结构监狱（structural prison）"中得到释放之后，医学化的概念被重新定义为"既包括需求模式的变动，也包括医疗服务的提供和医疗规范的确定"[1]。这促使人们从对物质资源以及消费者兼病人权力的竞争的角度重新审视近代早期慈善事业、医疗保健和公共卫生[2]。

｜　语言学转向

　　所有这些近代早期医疗文化相关思考的发展和转变，一定程度上

---

[1]　Jones 1987: 59.

[2]　Cavallo 1995; Brockliss & Jones 1997; Pomata 1998; Gentilcore 2006.

均源于所谓的"语言学转向",或是对它的回应。有关语言学的转向最早始于20世纪60年代的法国学界。20世纪80年代,大量以英语为母语的近代早期研究者借用了它的许多术语和概念:例如"话语"广泛取代了"意识形态",而"认识论断裂"取代了"范式转换"。在某种程度上,这些研究近代早期的学者也对最初由文学理论家让-弗朗索瓦·利奥塔(Jean-François Lyotard)和海登·怀特(Hayden White)提出的"进步时代"、"启蒙时代"和"现代"等元叙事提出了质疑[1]。但一开始,人们几乎没有意识到语言学转向是如何逐渐破坏、侵蚀历史学的思维和实践模式:传统上对结构和语境、人的能动性、经验、身份塑造、档案以及理性思维本身的基础性理解。对这种转变最初出现时的知识背景,以及这一转变占据主导时的经济背景变化仍然缺乏足够的审视。由于这些问题含糊不清,正面回应也寥寥无几[2]。例如,20世纪60年代以来,一些法国知识分子认为语言在理解人的能动性、身份、知识生产及建构方面起着决定性作用,罗歇·夏蒂耶对这一观点的反对决定了他对格尔茨象征人类学成功的回应,这原本是无足轻重的,直到20世纪80年代,法国理论家尤其是米歇尔·福柯和雅克·德里达(Jacques Derrida)的著作开始传播至英美学术界,才日益重要起来[3]。法国理论家们借鉴了20世纪初语言哲学家的研究成果,尤其是瑞士语言学家费迪南·德·索绪尔(Ferdinand de Saussure),认为根本不存在所谓的"现实"。事实上,人类所经历的一切,包括他们对自

---

① Lyotard 1984 [1979]; White 1973.

② Megill 1987.

③ Cusset 2008; 具体到医学史,见 Jones & Porter 1994。

己身份和自我的认知，都是通过语言来表现、转介的，即通过一个单独的符号系统。这个系统可以被随心所欲地构造、被历史改变，根据不受外界影响的结构和规则运作，独立于说话者的意图。

这因何重要？正是因为它打破了大多数历史学家关于语言如何发挥作用的无可置疑的假设，更动摇了他们认为人的经历是由"真实的"现行社会文化和经济的结构及力量主动塑造的观点。如果这样的结构并非"真实的"，而是语言调节的产物，那么历史学家能够直接获取它们的假设就被否定了。档案研究不再是了解既往人类经验的一种确切手段。对历史学家而言，语言长久以来都被视作一种强大工具，既可以压迫人类也可以解放人类。这可能是人们有意识支配的一种赋权形式。但是，如果语言被理解为可以任意构建，并且独立于说话者/作者，那人类就不再是主动的创造者和自己命运的主人。相反，他们更像是被动的客体，由其言语行为背后的语言学规则所控制、构成。

这是夏蒂耶等人强调实践的一部分背景，他们坚持认为"社会"有其自身规则和逻辑，不能简单地将其纳入被理解为文本或语言学话语的"文化"。这是夏蒂耶反击理论家们的基础：个体经验和身份与真实的现行社会文化及经济结构密切相关，但并非完全由它们决定。这也是戴维斯、达恩顿、金茨堡和其他历史学家试图在后现代主义"新怀疑论"（金茨堡所称），尤其是那些声称历史书写与小说并无二致之人的指责声中捍卫历史书写的背景①。他们坚持必须把档案视作"真实"经验的宝库，尽管它们在史学诠释下能得到不同解释（后半句的限定

---

① Ginzburg 2012: 2.

使他们不同于其他历史学家。面对语言学的转变，其他历史学家都太容易回到接近新实证主义的历史真实、客观的立场）。

最激烈的争论是围绕身体展开的。医学史家曾想当然地以为这是专属于他们的研究领域，却从未考虑过身体也有其自己的历史[1]。近代早期历史学家芭芭拉·杜登（Barbara Duden）所著《皮肤之下的女性：一位18世纪德意志医生的病人们》(*The Woman Beneath the Skin: A Doctor's Patients in Eighteenth-Century Germany*, 1991) 是对"身体转向"或更著名的"肉体转向"的一项重要研究。该书在很多方面标志着身体史在医学史中的发端：即在一段历史中，生物身体不再被视为一个基本实体，而是被视为一个在现代性中形成的概念。杜登的著作至今仍是对20世纪80年代末及90年代英美历史书写中后现代主义及其相关趋势的精彩脱俗的反思式介绍。1987年，这部书在德国首次出版。同年，文学评论家凯瑟琳·加拉格尔（Catherine Gallagher）和历史学家托马斯·拉奎尔（Thomas Laqueur）所编的《现代身体的形成：19世纪的性与社会》(*The Making of the Modern Body: Sexuality and Society in the Nineteenth Century*) 也出版于德国，这或许并非巧合。正如这部文集的导论所言，这是一项新的历史事业，"部分源于历史学与人类学研究的交叉，部分源于社会史学家对文化的浓厚兴趣，部分源于对性别史、性史和妇女史的强调"[2]。事实的确如此，因为此书的两位编辑都遵循着格林布拉特在伯克利的工作轨迹，还在《表征》杂志担任

---

[1]　Bencard 2007; Cooter 2013.

[2]　Gallagher & Laqueur 1987: vi.

了格林布拉特的合作编辑。然而，拉奎尔的《身体与性属：从古希腊到弗洛伊德的性制作》（*Making Sex: Body and Gender from the Greeks to Freud*, 1990）在研究近代早期的学者中引起了莫大轰动，激励了整整一代的年轻英美学者"从身体的角度来思考（*thinking bodily*）"，走进性与激情的历史[①]。文学批评家乔纳森·索戴（Jonathan Sawday）的著作很大程度上与拉克尔处于同一阵营，并对研究近代早期的历史学家尤为重要。该著作牢牢奠定了这位学术新秀在文学领域身体研究中的地位。乔纳森·索戴在《纹饰的身体：文艺复兴文化中的解剖与人体》（*The Body Emblazoned: Dissection and the Human Body in Renaissance Culture*）中考察了近代早期的解剖学文化在医学小册子、诗歌、文学和视觉意象中的表现，随后数十年的许多学术研究都受到了这一主题的启发[②]。

米歇尔·福柯的著作为上述所有讨论提供了框架，并使得有关身体作为非要素主义的（非生物学的）历史概念的争论变得愈加激烈。福柯的主要著作发表于20世纪60—70年代，但直到80年代才开始在英语国家引起广泛关注。他首次提出了身体概念是现代性的基础，并在关于疯癫和现代临床医学诞生的著作中对此加以详细阐述[③]。随后，他在《规训与惩罚：监狱的诞生》（*Surveiller et punir: naissance de la prison*, 1975）以及后来关于性史的著作中阐述了这一点[④]。在这些著

---

① 相关评论文章见 King 2013。

② Cadden 1993; Rey 1998; Carlino 1999 a; Park 2006; Klestinec 2011.

③ Foucault 1961, 1963.

④ Foucault 1976 – 84.

作中，福柯阐述了体验身体和感知自我的复杂方式是权力/知识联系的历史产物。（格林布拉特采纳了这些观点。）"主体/个人"并不具有普遍性或超越历史性的核心。它完全由历史上的特定权力和知识"组合"而成，主体本身无法控制。布克哈特所赞颂的那种在控制、自主和理性方面的个人主体概念化在启蒙时期才开始成形，并在19世纪和20世纪早期（在西方）臻于"神话"地位。然而，并非只有布克哈特将关于人的身份的假设应用于过去。在福柯看来，大多数历史学家都难辞其咎。福柯提议建立一种新的历史，即所谓"当下的历史"，这要求历史学家批判性地质疑自身关于人类经验和自我的假设，继而追溯它们是如何"自然而然"地产生的。因此，历史学家被纳入了对其自身主观性的解构；他们不能再假装置身事外地进行客观观察、解释。书写历史这一行为本身，就是将人的主观性和主体自然化的一个重要组成部分。这个观点从根本上挑战了历史学家的权威。

在随后几十年里，性、性别和解剖学领域成为身体史研究的重心，但并非所有对"身体"感兴趣的历史学家都接受了福柯关于性欲、情感、身体经验的碎片化以及身份认同的曲折话语。许多人对此持保留意见，特别是福柯对历史学家权威的质疑。比如，关注近代早期的法国历史学者林恩·亨特（Lynn Hunt）虽然支持新文化史的转向，但也对语言学转向带来的认识论挑战持敌对态度[1]。另一位持怀疑态度的是中世纪史学者卡罗琳·沃克·拜纳姆（Carolyn Walker Bynum）。她担心身体将被分解到仅剩"言语行为和话语"。她在一篇颇有影响力

---

[1]　Hunt 1989; Appleby, Hunt & Jacobs 1994; Bonnell & Hunt 1999.

的文章《身体是怎么回事？ 一位中世纪史学者的观点》（'What's All the fuss About the Body? A Medievalist's Perspective'）[①] 中坚称，身体有更多的用武之地：吃饭、性交、工作、受苦、死亡，并体验情感。这并非对于普遍生物医学化的身体观简单的重新认同，而是对历史书写中反要素主义认识论束缚的抗议，讽刺的是，语言、文本和话语在对身体经验的理解中被要素化了。拜纳姆支持文学的转向，同时也想将"主体"（包括历史学家）作为认识论兼本体论知识创造及"叙述事实（truth-speaking）"的实体保留下来。人类主体并非像福柯和许多文学理论家所说的那样，是话语、策略性权力/知识关系随心所欲的结果。对拜纳姆和其他历史学家来说，人类主体仍然"拥有"经验，历史学家能够在档案中发现这种经验，并结合特定的社会文化史语境，使其获得意义。因此，在福柯的启发之下，后结构主义性别史学家琼·斯科特（Joan Scott）在早些年发表了一篇同样著名的文章《经验的证据》（'The Evidence of Experience', 1991），她的结论遭到了拜纳姆的反对。斯科特显然接受了 E.P. 汤普森关于经验的观点，她在文中提出"并非是个体拥有经验，而是主体借由经验才得以构成"[②]。在斯科特看来，"经验"这个概念常常被视作理所当然，尤是被历史学家超脱历史地使用。这个术语迫切地需要被质疑，其不断变化的多重含义需要被"解构"。以这种方式思考经验，就是将其历史化，同时也将其产生的许多相互竞争的身份历史化，包括学院派历史学家的身份。

---

① Bynum 1995.
② Scott 1991: 779.

超越语言学转向？

到了 21 世纪，这些关于身体的讨论和争辩已然平息，部分是由于社会建构主义和语言解构主义的辞令已经成为习惯。一种新唯物主义和身体现实主义似乎追随拜纳姆出现了，它们强调语言虽然构成了人类对其存在和现实的理解方式，但并不是理解方式的全部[①]。这表明对唯物主义的新思考并不意味着废弃语言学转向中的那些概念。现在，与物质相对立的特性（如可塑性、变革性等）受到了广泛重视，因为这些特性有助于克服语言学转向的"缺陷"[②]。学界普遍认为现在的事物、人工制品和器物都能"说话"，并且适合作为研究对象[③]。在复杂的人类和非人类关系的产生和转变中，物质发挥了积极作用。在人和自然界的概念中，物质日益成为平等的伙伴，最终破坏了古老的启蒙思想，即只有人能作为人的衡量标准。

这种新思想大多反映在行动者网络理论（actor-network-theory，ANT）中，该理论也被称为转译社会学（sociology of translation）或联结社会学（sociology of associations）。它的起源和科学知识社会学一样，都可以追溯到 20 世纪 70 年代，但两者之间的关系一直处于紧

---

① Lemke 2015.

② Coole & Frost 2010; Hird 2004; Jagger 2015.

③ Daston 2004.

张状态。行动者网络理论最著名的代表人物是研究实验室生活的民族志学者布鲁诺·拉图尔（Bruno Latour）。根据拉图尔的说法，行动者网络理论旨在观察、叙述（而非解释）人类和非人类所进入的不断变化的网络，描述那些（据称）消解了这些网络并导致下一次重组的多种转译过程[①]。根据拉图尔的说法，世界是高度复杂、不可预测的；传统的社会学和人类学坚持不懈地寻找模式、结构或意义，但仍无法解释世界。行动者网络理论的实践者只需观察人、事物、文本、实践等（对话网络中的"行动者"）之间无限变化的关联和分离所构成的各种各样的"网络"。它被誉为思想上的根本性转变，在社会科学领域得到了广泛接受，包括医学史和科学史。尽管到2000年，行动者网络理论已经被批判为思想的伪民主化，但这并未遏止它的流行[②]。

在新思想的影响下，关于文化、文化差异、人类经验和身份认同的旧观念得到了重新审视。那些认为文化是一个不受外界影响的实体的观点，包括格尔茨认为文化是某种封闭、统一的符号及意义之容器的观点都遭到了排斥。现在，文化被视为交流实践、技术和表象三者之间的动态关系网络。意义和经验的混杂、交融及混合的分层，如今在多种技术和权力战略中纵横交错。将语境作为个人经验及身份的历史锚点的旧观念已没有价值。相反，行动者和客体、思想、表象和实践都被认为处于一种持续的混合文化转译行为中。[2] 转译身份被想象成是永久"表演性的"，是正在形成的，并且总处于全球性

---

① Latour 2005 b.

② Barron 2003；Cooter & Stein 2013.

的移动之中。人类中心主义和人文主义被抛在了后面，因为对自然世界的理解已经超越了技术人工制品、经济增长和社会建设方面的旧解释[1]。

近代早期医学的相关研究对这些思想转变持开放态度，尽管这些研究在很大程度上仍然远离对这些思想转变理论的明确争论。根据全球文化相互联系的新唯物主义脚本，经验、权威、人工制品、文本、认识论范畴、叙事和身体（现在也包括动物的身体）都受到了批判性的重新审视[2]。不出所料，审视结果表明世界在近代早期已经开始全球化。人们的注意力转移到了日益增多的国际贸易关系如何促进"有用的知识"，以及新的医学和科学实践如何影响这些知识、商品、药物或食品的生产、流通和转译。这些关注有效削弱了人类能动性的中心地位，有利于人类、非人类和无生命实体之间的密切协作[3]。

通过历史性的全球开放，非欧洲的医学传统得以流行，尤其是亚洲和美洲的医学传统。例如，在一些学者看来，近代早期的中医已不是一个自然、独立、连贯并且与"欧洲医学"相异甚至对立的医学范畴，而被视为一套具有丰富多彩的认识论的知识和实践，反映了亚洲大陆激烈的文化互动，以及与更广阔世界之间医学知识和实践的大量交流[4]。对新西班牙的关注进一步推动了这种考察，包括科学革命的起

---

[1]　Bachmann – Medick 2016 : 68 – 78.

[2]　Asúa & French 2005 ; Sullivan & Wear 2017.

[3]　Smith & Findlen 2002 ; Smith 2004 ; Cook 2007 ; Cook & Dupré 2012.

[4]　Bray 1997 ; Kuriyama 1999 ; Hsia 2009 ; Nappi 2009 ; Hanson 2011.

源和经验主义的兴起、物质文化、食物、环境和身体概念[1]。在此之前，科学革命往往被视为欧洲（并且主要是新教）现象。但根据对西班牙殖民统治实践的研究，例如新药物或食品，有人提出西方对自然界的经验主义方法是从世俗的行政实践（而非西方巨匠的伟大思想）中产生的[2]。

这些研究的总体影响已远远超出布克哈特对近代早期社会和自然界的理解，也超出了社会文化史家的兴趣，甚至超越了格林布拉特所言的自我形塑的推动力。自主、任性、理性的人类行动者不再占据历史舞台的中心。人类不再根据文化情境来表述自身。现在看来，除了过于整齐划一的欧洲中心主义语境，这种观点还包含了太多的人类能动性或结构。

现状便是如此。我们可以发现，致力于研究近代早期医学和科学的学者重新焕发了对由进化生物学、认知心理学和神经科学等当代自然科学所产生的人类生活物质事实的热情，这有助于理解人类的经验和身份认同。科学和技术在当今世界的地位有所提升，它们无疑是理解这一变化的重要考量因素，与此相关的资金问题也是如此[3]。例如，研究近代早期医学、炼金术和手工业经济的历史学家帕梅拉·史密斯（Pamela Smith）就运用进化论术语来解释手工技艺的兴起。确切地说，在尝试摆脱历史学家对文本证据的痴迷（"对人类历史的认知有限，可能是因为历史学家太过于依赖文字史料"[4]）时，史密斯转向了所谓

---

① Schiebinger & Swan 2005；Bleichmar et al. 2009；Earle 2013．

② Barrera – Osorio 2006．

③ 正如《历史与理论》(*History and Theory*) 的编辑所言，Kleinberg 2016．

④ Smith 2014：132．

新石器革命的"深历史"，追溯至文字出现之前的时代，在当时"人体与物质的斗争"中，智人开始操纵"动植物的品种，以一种极为成功的方式来控制自然"[1]。史密斯提出，所有人类社会"为了生存以各种方式与环境互动，从中获得经验，继而产生特定的技能和知识"[2]。史密斯还主张，探究几千年前在印刷文化和文字证据出现之前的人类生活能更好地解释"渐进的平淡无奇的合并过程，复杂的物质、技能、生产实践、形式化的知识和意义系统借此在时间和距离上累积起来"[3]。在提出一种知识的"深历史"，尤其是手工艺知识（以及技能和实践）的"深历史"时，史密斯援引了中世纪史学者丹尼尔·劳德·斯梅尔（Daniel Lord Smail）的著作。斯梅尔的著作《论深历史与大脑》（*On Deep History and the Brain*, 2008）因其对自然选择学说异乎寻常的信任，以及对其当代理解的无知而引人侧目。对斯梅尔来说，中世纪晚期的日常经验和特征可以回溯性地运用当代进化论知识来解释。在这部著作中，超越历史的范畴和意义比比皆是，而这正是"语言学转向"在批判性思维中所排斥的。

在追随自然科学潮流的学者中，有一位是法国近代早期史学者林恩·亨特。如前文所述，亨特在赞成历史学文化转向的同时反对福柯式话语分析[4]。最近，她开始相信人们可以在认知科学的帮助下解决语言学转向给历史书写带来的难题。亨特认为，神经科学让历史学家可

---

① Smith 2014 : 110, 132.

② Smith 2014 : 132.

③ Smith 2014 : 133.

④ Hunt 1989; Bonnell & Hunt 1999.

以考虑神经元、神经网络、荷尔蒙和神经递质，不仅能够"探索对于人格的历史解释的新思维方式"，而且还揭示了"在习得语言之前"的身体的物质基础[1]。像史密斯和斯梅尔一样，亨特似乎并没有意识到，如果历史学家像这样不加批判地运用自然科学，就正如艾琳·克莱因伯格（Erin Kleinberg）所说的"将自然科学夸大为一门纯粹的实证主义学科，继而可以向这个学科注入他们对确凿的、无可争辩的事实的渴望：只有事实"[2]。不知不觉，亨特和其他热衷于"认知革命（cognitive Revolution）"[3]的人一样，正在回归（或重建）人类进化论的宏大叙事。

文化史学家在多大程度上愿意屈从于这种对自然科学的渴望，仍然有待观察。有迹象表明，他们对此相当抵制，至少是对其不成熟形态的抵制[4]。然而，如果是更为成熟的形式，谁又知道呢？情感史现在极为流行，它表明神经科学可以被纳入对不同的史学方法论和理论途径的多元理解中[5]。情感史从身体的跨学科社会文化史发展而来，并与后结构主义对理性的强烈批判同时出现，目前将克服历史上对激情和情感的忽视作为其观点的一部分[6]。然而，与此同时，情感史继续与旧有的在社会、文化、思想史以及文学研究中形成的史学、认识论和方

---

[1]　Hunt 2014:1586.

[2]　Kleinberg 2016:98.

[3]　Hunt 2014:1586.

[4]　对这种情感"神经史学"的科学基础的批判，见 Leys 2017.

[5]　Plamper 2015; Broomhall 2017.

[6]　Bound 2006; Carrera 2013.

法论传统并行发展，并且是在这些传统中发展，不仅仅涉及身份认同的形成和经验①。

本卷通过权威、经验、环境、疾病、动物、物品、食物和心灵／大脑这些广泛的范畴来反映、建立并举例说明这些讨论和论辩。这些文章深刻地证明了近代早期的医学社会文化史远远没有像它的批评者一度预测的那样，消融在了解构主义的夸夸其谈中，也没有像现在一些人所希望的那样，分解在了进化生物学的新风尚中。相反，它一直是对疾病和健康人群的实践、思维和经验进行批判性考察的坚实、多层次的来源。本卷对更传统的个体和社交模式（以及阅读、书籍和书本学习在过去的优先地位）提出挑战，揭示了当前学术界的兴趣所在，即科学和医学知识如何构成，以及它们如何在全球传播。此外，本卷指出了各种各样的变化，借由这些变化，最广泛意义上的中介物之中的药物学得以不断转化、转译、曲解和改进。医学社会文化史中的本土文化和欧洲文化在受到质疑的同时也得到了利用，使我们能够远远超越布克哈特，超越格林布拉特的身份政治和自我塑造。被重新定义为进化的新文化观念能否被接受，这是未来将要进行的一场战斗。与此同时，这座近代早期医学文化史的大教堂仍如过去40多年一样开放，甚至更加开放，并且一样迷人。

注释

[1]　追随福柯和其他后现代主义理论，20世纪80年代兴起了新

---

① 　Frevert 2011; Scheer 2012; Gowland 2013; Sullivan 2016.

历史主义，它否认任何普遍或超越历史的真理存在。新历史主义通过将文本与给定时间的权力、知识联系起来，强调文本的历史性。尽管名称相近，但"新"历史主义与布克哈特和其他 19 世纪德国历史学家们倡导的"旧"历史主义几乎没有共同之处，后者受到德国哲学唯心主义的影响（Brown 2011）。

[2]　对于自 20 世纪 80 年代以来从转译研究的语言学及文献学中发展而来的文化转译概念的兴起及其含义，见 Bachmann-Medick 2016: 175–209。

第一章
环　境

纳塔莉·卡乌吉

（Natalie Kaoukji）

纳 塔 莉·卡 乌 吉（Natalie Kaoukji），近代早期科学与医学历史学家，剑桥大学科学史与科学哲学系副教授。

1626年，医生兼赫尔墨斯主义哲学家罗伯特·弗卢德（Robert Fludd, 1574–1637）在其绘制的宇宙气象学天宫图中表明，宇宙是分层的，而人是宇宙的中心和缩影 [1]（见图1.1和图1.2）。上帝和行星上的天使位于最外层，他们通过风、光、蒸汽（vapours）、彗星和火对下方的人施加影响。与之类似，1615年，解剖学家赫尔基亚·克鲁克（Helkiah Crooke, 1576–1648）在解剖学汇编《微观宇宙志》（*Microcosmographia*）的开篇中也对人体这一"小宇宙"进行了"气象学"描述，列举了构成人体的元素和以太（ether）、流星、雷、风、冰雹、地震、矿山、采石场、金属和矿物 [2]。大宇宙不仅是人所在的世界，也是人体状态的放大和外化。

克鲁克遵循的是盖伦（Galen, 129–216）的体液学说传统，弗卢德遵循的则是帕拉塞尔苏斯的赫尔墨斯主义（Paracelsian hermetic）传统，他们都将人与环境紧密联系在一起。体液学说的信奉者认为，热、冷、湿、干这四种特性渗透了一切造物，并将人的身体、气质与行星的影响、季节、风、土壤、植物、动物和年龄联系在一起。体液学说中的人体是多孔的（porous），不同于现代的身体观：体液是持续流动的，身体与世界之间的界限并不是静态的。在赫尔墨斯主义传统中，身体与世界之间是没有界限的，即使有，也不清晰：相距甚远的植物、石头、身体、恒星和想象由一些相互感应的力量连接起来，一种力量会吸引并唤起另一种力量。

---

[1] Fludd 1626, 1617.

[2] Crooke 1615: 7 – 8.

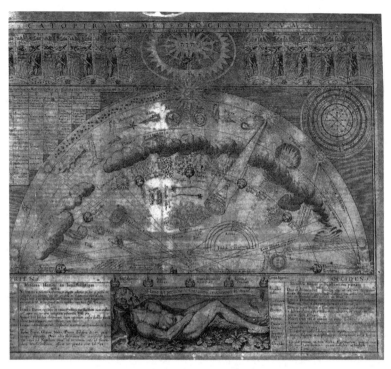

图1.1　罗伯特·弗卢德,《宇宙气象图》('Catoptrum Meteorographicum'),《宗教哲学与基督教神学宇宙学》(*Philosophia sacra & vere christiana seu meteorologia cosmica*), 1626 年。来源: Wellcome Collection。

　　所有医学传统都将自然世界作为人与超自然世界的中介[1]。自然世界与道德意义紧密地交织在一起。自然世界对人的道德和身体都能起到或好或坏的作用，例如人既能通过物质途径，也能通过神圣力量或恶魔力量体验到有毒或宜人的空气[2]。自然世界不仅是神和恶魔施加影响的媒介，也是人的状态的反映和具象化。自然状态与人的状态紧密

────────────

① 关于医学和宗教，见 Grell & Cunningham 1996。

② Rawcliffe 2008; Walter 2014; Skelton 2015.

相连，因而没有任何其他生物能够像人一样体验自然世界。[1] 原罪引发了自然世界的根本变化，而且人们普遍认为，持续不断的道德堕落可以追溯到自然界中日益严重的失序，这种失序表现为瘟疫、地震和火山爆发等。因此，像腐坏的空气或有毒的蒸汽这样被视作瘟疫元凶的环境，既有其自然原因（如地下的蒸汽或邪恶的天界影响），同时亦是人的罪恶的有形体现①。

在传统上，关于健康和环境的历史是一个相对独立的领域，主要由希波克拉底的著作《气候水土论》（*Airs, Waters, Places*）阐明，此书在16世纪又重新开始流行。新近的学术研究对此书与更广泛的文化之间的融合进行了强调，一方面将关于环境的医学思想置于商业、旅游、技术和博物学等更宽广的背景之中，另一方面也将公共卫生或土地开发工程视为更广泛的宗教、经济和政治意识形态的体现②。

由于"环境"并不是一个近代早期的范畴，这就引出了一个有趣的问题，即如何最为恰当地从历史角度看待它。在某种程度上，"环境"这个术语预先假设了一个人所在的、在物质层面上对人产生影响的自然世界，而非自然经济、道德经济和身体经济这种更为典型的前现代框架的延伸。近代早期出现了一些十分有趣的问题，因为人们普遍认为该时期出现了一种过渡 —— 对健康的现代感知和物质感知变得更

---

① 例证见 Healy 1993; Jones 2000; Heinrichs 2018。关于认为隔离措施是对神意的干涉，因而反对隔离措施，见 Slack 1985: 232 – 9。

② 关于前者，请参阅下一节；关于后者，见 Jenner 1991; Leslie & Raylor 1992; Slack 2015; Ash 2017。

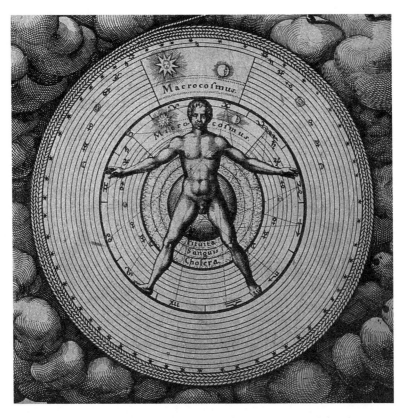

图1.2　罗伯特·弗卢德，扉页，《两个世界（宏观世界和微观世界）的超自然、自然和技术的历史》（ *Utriusque cosmi maoris scilicet et minoris metaphysica, physica atque technica historia* ），1617 年。来源：Wellcome Collection。

加广泛和可见 [①]。到了17世纪末，关于空气对人体影响的机械式描述，以及对环境和健康信息进行收集分析的经验主义方案，从一定程度上重塑了人们对环境的理解。

———————————————

① 　French & Wear 1989.

希波克拉底的著作对历史学的重要意义，一部分源于它为近代的健康和环境观念提供的历史背景。希波克拉底的著作与近代的环境观念非常契合，后者认为环境构成了健康的一系列外部条件。社会和文化方法对健康与环境史的重要意义，一部分已经从现代环境观念的目的论转移到了其他方面。如果环境史的关注重点仍然是空气，那它指的就是作为一种中介或媒介的空气，而非现代意义上的空气。从行星、彗星、水、森林、湿地和地火，到消化所产生的郁气、想象中的"恶臭"物质以及道德和心灵状况，所有这些事物都通过空气对人体健康发挥作用。

近来关于早期现代性中健康和环境的研究为文化框架提供了精妙的新描述，尤其是其中以意大利为背景的研究。这一时期的空气正是在这一文化框架内被构造的。借由这一框架，我们可以对近代健康环境的谱系进行考察。这些将在本文下一节中讨论。其余两节则探究了17世纪英格兰的环境问题，从理想环境的组织框架和恢复策略出发，研究环境的构成因素，并强调了在理想环境的恢复中通常不被视作"环境"构成因素的核心作用。第二节探讨了作为环境恢复基本要素的饮食。第三节则认为，此时出现了一种对健康和环境问题的经验主义新态度，理想环境的框架则为描绘这一态度提供了一种替代方式。本文一方面强调了在早期现代性中提取类似于"环境"的事物的难点，另一方面则提议关注一个更宏大的综合体，理想的环境和腐坏的环境正是在这个综合体中被构想出来的。在探讨何为近代早期环境时，这样的关注将是一种行之有效的途径。

医学文化史和医学社会史中的环境

传统上，环境在健康和疾病中所起的作用是围绕环境决定论和人的能动性（human agency）这两个至关重要的长期主题形成的[1]。从公元前5世纪希波克拉底的《气候水土论》，到现代的流行病学及公共卫生，这一框架为近代早期对于环境和健康的态度提供了长久而稳定的关注点[2]。医学社会史的重要贡献之一，就是挑战了环境与人的活动可以分离这一前提。例如，20世纪90年代玛丽·多布森（Mary Dobson）在关于英格兰东南部死亡与疾病地理"地理轮廓"的研究中，就提出了疾病和死亡率的变化无法仅凭环境特征来解释。相反地，多布森证明它们反映了更为复杂多变的环境、社会、经济、生物和人口模式[3]。多布森还指出，近代早期的内科医生也发现了疾病随地域和季节的变化不仅受地形、风和温度的影响，还受一系列与自然世界相关联的复杂人为因素的影响，包括农产品价格、宗教、服饰、就业、贸易、住房、畜牧业和财产，以及当地的医学实践和疾病管理[4]。

社会史家不仅重新思考了环境的概念，认为环境与人的活动是相

---

① Hannaway 1997; Bolton Valenčius 2000.

② Miller 1962; Buttimer 2000.

③ Dobson 1992: 79 ; 1996.

④ Dobson 1992: 80.

互交织的，还重新思考了医学文化的概念，认为医学文化也与社会空间、家庭日常事务、经济和宗教话语相互交织。而此前，医学文化曾长期被认为是独立于更广泛的社会和文化背景的[①]。正如安德鲁·韦尔（Andrew Wear）所言，地域、健康和疾病之间的关系"远远不止是由医学的相关概念构成"[②]。例如，关于公共卫生的研究已经在道德、政治和宗教经济的层面引起了人们对瘴气或腐坏空气的关注[③]；关于健康和旅行的研究强调了民族主义、殖民主义和神学话语在判定英格兰和他国的空气是否健康时所发挥的作用，还强调了这些话语如何宣称某些外国空气天然适合欧洲人的体质，以此作为对殖民主义的神意支持[④]。

　　文化史更为密切地关注医学环境是如何由人的实践、制度和信仰构成的，并进一步推动了这个进程。一方面，人们的关注点拓宽到了医学实践和医学理论与更广泛的政治、自然哲学和宗教背景之间的密切联系[⑤]；另一方面，人们也更加关注传统医学建制之外的一系列实践和空间的医学意义。像花园、房屋和画廊这样的场所，以及工程和建筑之类的实践，都被当作健康文化的组成部分重新审视[⑥]。这极大地拓展了环境医学装置的范围，将挂毯、壁炉、服装和厕所等设备都囊括

---

① Wear 1992, 2008.

② Wear 2008: 459.

③ Sheard & Power 2000; Gentilcore 2012; Rinne 2012.

④ Harrison 1999: Ch. 1; Wear 2008.

⑤ 例如 Jenner 1995; Miglietti & Morgan 2017。

⑥ 例如 Rawcliffe 2008; Rinne 2010; Borys 2014; Kenda 2006; Gage 2016。

在内 [1]。

尽管研究范围有所拓宽，但历史学家利用的与空气有关的史料，无论是建筑、饮食学（dietetics）还是艺术方面的史料，绝大部分都属于文雅而博学的文化群落。如果将史料（无论是文本史料还是物质史料）视为一种系统性的清晰表达，而非对实践的麻木反映，就是有益的。这些史料源于受过良好教育的文雅群体，丝毫没有掺杂偶尔出现在病历上的本土通俗词汇。病历则出自"不幸的""不祥的"或"闹鬼的"地方，人们推测这些地方会导致疾病和不孕，寄居于此的幽灵也会害人 [2]。[2]

《气候水土论》

16世纪初，希波克拉底的《气候水土论》以新译本的形式再度流行，并为历史学家研究早期现代性中健康状况与地理条件之间的关系提供了主要框架 [3]。此书的第一部分对不同地区、气候、季节和地形对健康的影响进行了考察。第二部分不仅考察了地理位置和气候变化对居民健康的影响，还探讨了其对道德、身体和文化特征的影响。书中描绘了健康之地的特点：空气纯净、宁静而温和，通风良好，吹来的风也有益健康。这些健康之地不容易发生受迫运动（violent motions）（译者注：亚里士多德将运动分为自然运动和受迫运动，自然运动包

---

① Cavallo & Storey 2013；Cavallo 2016.

② Kassell 等，日期不详。

③ Miller 1962；Jouanna 1996；Wear 2008.

括重物下落、轻物上升等天经地义的运动，受迫运动则需要外力维系）或温度变化，地势是开阔的高地或砾石平原，既少有坑坑洼洼，也没有群山起伏。此书还将疾病与地理条件联系起来，认为一些特定地形是瘴气或不良空气的来源。空气遭到蒸汽（vapours）或微粒（particles）的污染，这些蒸汽或微粒既可能由彗星或季节变化带来，也可能源于死水、沼泽或湿地。有害空气也可能来自城市的下水道、腐肉和粪堆，而低洼封闭之处因缺乏通风而更加危险。

最近的研究表明，在意大利，为环境赋予医学意义的影响之一便是医学文化的高度地方化，罗马或那不勒斯的理论和实践受到了当地地理条件的极大影响。意大利的内科医生根据特定城市的具体地理条件来制定治疗方案，医疗知识的产生也在很大程度上受到当地特殊环境的影响。例如，玛利亚·孔福尔蒂（Maria Conforti）研究了那不勒斯的火山特点对当地内科医生的影响。这些内科医生将古气象学和新化学传统纳入其医学框架，并以此来解释地火、地下水与当地出名的肥沃土壤和宜人空气之间难以捉摸的关系[1]。与之类似，西尔维娅·德·伦齐（Silvia de Renzi）在谈及罗马的空气时强调了这座城市的医学文化是围绕着高度本土化的问题形成的。历史、形象、独特的风、台伯河的泛滥以及城市扩张等诸多因素共同塑造了罗马医学知识的产生，史料运用以及建筑师、工程师和市政当局之间的互动也在其中发挥了作用[2]。

---

[1] Conforti 2017.

[2] de Renzi, 即将出版。

希波克拉底认为，一个民族的体质和习惯应遵循其所在地的性质，这展现了医疗和政治领域的重叠。环境改善工程从根本上将环境对身体的影响与善良、可治理的民众联系起来。例如，英格兰博物学家约翰·伊夫林（John Evelyn, 1620–1706）对改良王政复辟时期的伦敦空气提出了一个著名提案，其中不仅提及民众的健康，还论及对民众的治理。伊夫林认为，正如温和稳定的空气与当地居民的脾性相匹配，"在很多时候，温和稳定的空气本身就是一位强力而伟大的平叛者"[①]。同样，法国湿地或英格兰沼泽中的恶劣空气不仅有损健康，还会使居民缺乏理性，在政治上难以统辖[②]。

空气和环境的相关知识对民族主义和公民身份的主张也有显著作用，称赞一个城市或国家的温和气候、宜人位置和地形，也就暗示着此地民众拥有高尚、坚定和清晰的头脑。法国、意大利和英格兰的作家都宣称自己的国家拥有无与伦比的温和气候，与之相对应的民族性格也是无与伦比的高尚[③]。

这一传统非常灵活，一方面宣扬本土环境在增进健康方面的优越性，另一方面又宣称新大陆的气候特征符合定居者的理想。尽管欧洲人对脱离本土环境的后果感到焦虑，但广泛宣传的殖民计划打消了这种焦虑，计划宣称美洲具备天国般的优越环境。西班牙和英格兰的移民都认为美洲大陆的温和气候特别适合欧洲人的体质，这证明殖民主

---

① Evelyn 1661: 1 – 2; Jenner 1995.

② Ash 2017; Morera 2017.

③ 例如 McRae 1996: Ch. 8; Scodel 2002: Ch. 3; Fay 2015: Ch. 1。

义拥有神意的支持[1]。也有人认为,新大陆的气候虽然尚未达到某种完美的平衡,但由于上帝的护佑,这里的气候能够改善天生的(西班牙的)暴躁脾性或(英格兰的)忧郁脾性。然而,即使在新大陆,也并非所有地方都利于健康。诺福克的内科医生詹姆斯·哈特(James Hart)指出,弗吉尼亚和纽芬兰第一批殖民地的失败与选择适宜空气时的疏忽有关。哈特以此为例证,强调内科医生在欧洲扩张中不可或缺的作用[2]。

体液和灵气(Spirits)

虽然《气候水土论》一直是理解环境和健康关系的重点,但医学史家最近已经将空气的研究重点转向了本土环境以及盖伦所著的一篇关于保健的文献[3]。健康取决于体液的平衡:血液(热湿)、黏液(冷湿)、黄胆汁(热干)和黑胆汁(冷干)。在盖伦的传统中,六种(不同组合的)"非自然"因素构成了影响人体热湿冷干平衡的一系列条件。它们是空气、食物和饮料、运动和休息、睡眠和清醒、排泄和饱食,以及心智的激情[4]。在意大利,关于饮食或健康摄生法的医学文献尤为发达,它们通过管理非自然物质来平衡体内的热、冷、干和湿,为有序的生活提供指导。虽然空气是医学环境史的主要关注点,但所有

---

① Wear 2008; Earle 2013: Ch. 3; 同样的情况也见印度, Harrison 1999: Ch. 1。

② Hart 1633: 15.

③ Cavallo & Storey 2013, 2017.

④ 关于对饮食和摄生法中非自然因素的概述, 见 Palmer 1991; Mikkeli 1999。

非自然因素都提供了一套形成身体环境的做法。空气是包括摄食、睡眠、放血等的更大结构的一部分，这个结构管理着体液身体（humoral body）的边界。

空气通过呼吸和毛孔作用于身体。在必要时，空气与火、草药和水能进行调和，让身体升温或降温，并控制毛孔的开闭。毛孔使身体通风，释放消化过程中产生的有害郁气，并防止危险气体进入身体。桑德拉·卡瓦洛（Sandra Cavallo）和特莎·斯托里（Tessa Storey）指出，对家庭空气管理的新关注与新贵精英的身份形成和家庭消费主义（domestic consumerism）交织在一起。卡瓦洛和斯托雷关注家庭空气中的物质文化，表明家庭空间是医学实践的主要场所之一。用于阻隔夜间不良空气的床帘、吸收潮气的墙帷，以及使空气变暖的设备，它们都构成了用于环境管理的医疗设备的一部分[1]。

摄生法文本基本都会提及如何调整周遭空气的热、冷、湿、干，也会建议避开有害的空气和风。卡瓦洛的研究最近引起了人们对近代早期摄生法文本中空气腐坏现象的关注，尤其是盖伦学派的医学文本以及建筑设计中关于通风的内容[2]。关于腐烂尤其是消化过程中产生的郁气的家庭史料成为摄生法文本研究的新焦点。这体现了对空气停滞、浑浊和炎热的新关注，并与新的建筑理念相匹配。在这种新的建筑理念中，人们优先考虑空气流动和通风，不再像传统上那样排斥穿堂风[3]。

---

① Cavallo & Storey 2013.

②③ Cavallo 2016.

身体有一个方面与空气的联系尤为紧密，即"灵气（*pneuma*）"。空气与灵气之间的联系，是空气对理性和想象力发挥作用的关键。灵气是心脏产生的一种微妙的气体，形成于血液的"散发物"和肺部携带的空气的混合物。空气对于恢复灵气的持续损失和调节心脏与血液的热度而言都是必需的。尽管不同权威对灵气的描述存在很大差异，但普遍认为灵气有三种[1]。自然灵气（natural spirits）、生命灵气（vital spirits）、动物灵气（animal spirits）与灵魂（soul）的三种官能相对应，它们分别在静脉、动脉和神经中传导。生命灵气产生于心脏，负责将内热（innate heat）输送到身体。其中较为粗劣的部分在肝脏中制造自然灵气，负责输送营养，而最精炼的部分则与来自鼻腔的空气混合，在大脑中产生动物灵气，负责传递感觉和运动（motion）。

在协调身体和灵魂官能方面，动物灵气发挥着核心作用。动物灵气向大脑传递感官印象，服务于判断力、想象力、推理力和记忆力等主要官能。吸入的空气与动物灵气相结合，使空气在增进或破坏身体和道德的关系方面发挥关键作用。空气经常被描述为灵气的供给者，既能削弱、腐蚀身体，也能保护、支撑身体，就像食物和饮品能滋养身体一样[2]。纯净的空气可以改善人的灵气，正如沉滞肮脏的空气能够败坏灵气。空气既能使人风趣、聪敏、高尚，也能使人懒怠、愚蠢、性格糟糕且缺乏判断力[3]。

---

① Crooke 1615: 173 – 6, 关于争论。

② 例如 Cock 1665: 2。

③ 例如 Venner 1620: 7; Maynwaringe 1669: 51。

人们认为，感官上的一系列环境体验通过对灵气施加影响而对健康产生实质影响。例如，气味会在实质上影响灵气，使灵气堕落或重振生机[1]。植物和草药不仅可以用于改良空气的体液平衡，它们带着气味的叶子还能重振动物灵气，使体弱者恢复健全的判断力和推理能力[2]。桑德拉·卡瓦洛观察到，小嗅瓶在意大利的出现，表明香气越来越多地应用于刺激动物灵气和头脑，而非调节空气[3]。除了气味，视觉和声音也能通过对灵气施加影响而对身体产生实质影响。弗朗西丝·盖奇（Frances Gage）在研究锡耶纳（Sienese）的内科医生朱利奥·曼奇尼（Giulio Mancini, 1559–1630）的画作时，强调风景画和透视图中描绘的通风场所有益于赏画者的身体[4]。与之相似，利娅·奈特（Leah Knight）也曾强调关于芬芳绿植的华丽描写用于影响读者和听众的思想和身体，尤其是通过大声朗读的方式[5]。

这些最新的历史学研究对环境既影响身体，也影响理性、文明和身体政治的方式重新进行了重要诠释[6]。本章的其余部分将不再讨论空气对身体和灵气的实质影响，而将考察在自然和物质条件之外，其他因素如何塑造人们对健康环境的理解。

---

[1] Palmer 1993.

[2] Rawcliffe 2008.

[3] Cavallo 2016.

[4] Gage 2008, 2016.

[5] Knight 2014: Ch. 2.

[6] 也见 Miglietti & Morgan 2017。

秩序、规律与纯净：饮食、美德与自然状况

接下来，笔者将研究一组17世纪关于饮食的英文著作，它们对空气的讨论已成为环境史中相对标准的参照。然而，本节的重点并不是对空气的不同品质进行一般性论述，而是在17世纪英格兰神学和自然哲学框架内，对饮食学著作中的环境观点进行审视。这一节将考察饮食的重要意义。饮食曾是构成人和自然界理想状态的复杂要素的一部分，在人和自然界从理想状态退化时，饮食是恢复这种状态的工具。

欧洲理想环境的首要模式源自《创世记》对于亚当在天国中完美状态的描述。在伊甸园中，亚当全然健康地生活在一个完全符合其需要的世界里。堕落（the Fall，译注：人的堕落，在基督教教义中指亚当与夏娃受诱惑吃禁果后陷入罪恶）则同时标志着亚当的全然健康状态和自然本身的败坏。在人堕落之后，疾病和死亡降临世界，丰足富饶的伊甸园变为长满荆棘的贫瘠之地。人的道德败坏从根本上与其身体及自然世界的堕落交织在一起①。对许多作家而言，人的道德状况和世界的物质状态之间的这种关系并未随着堕落而结束，它是一个持续的过程。世界的物质状态不仅对人的健康形成制约，同时也是人的道德和心灵健康的物质表现。理想环境的特点是纯净、温和、规律而有

---

① Glacken 1967: 205 – 6; Harrison 2007; Almond 2011.

序，这些特点是由自然经济、身体经济和道德经济共同构成的。

人曾经更健康、道德更高尚、更长寿，这是古典和基督教传统的共同观点。自中世纪以来，人们一直在争论人的状态与其所处自然环境之间的关系，争论的焦点是伊甸园环境在确保亚当健康长寿方面的作用[1]。到了17世纪，争论的焦点已从伊甸园中的亚当转移到了《旧约》中先祖们非凡的健康之上，《创世记》曾提及那些先祖在创世之初就已活了数百年[2]。

古典传统强调，人的健康普遍衰退的原因在于自然环境的衰退。地球年岁渐老，因而势必和地球上所有事物一样不断变化，日渐变冷、变弱、变得不规律。因此不仅是人，植物和动物也越来越无序，失去了曾经的活力。人在所谓的"黄金时代"更为健壮、高尚且长寿，这种观念与他们曾居住在"永恒春天（perpetual spring）"的观点密切相关。在这个"永恒春天"里，有温和恒定的环境、仁慈有序的天界影响、纯净的空气和肥沃的土壤[3]。

与之相反，基督教的传统更强调自然衰退源于道德品质的衰退。1616年，保守派的神学家戈弗雷·古德曼（Godfrey Goodman，1583–1656）在《人的堕落，或自然的败坏》（*The Fall of Man, or the Corruption of Nature*）中简述了这一论断，强调原罪是自然恶化的根源。古德曼将历史描绘为人的堕落这一大灾难后的持续衰落。在世界最初的时代里，人更接近于伊甸园中的亚当，而随着时代的推进，人

---

[1] Ziegler 2001.

[2] Egerton 1966.

[3] Glacken 1967: 130 – 7; Levin 1969.

的道德败坏反映在疾病和自然灾害的不断增加之中①。

在人的堕落之后，世界就开始不可逆转地衰落，这一观点在1627年加尔文派权威、牛津大学神学家乔治·黑克威尔（George Hakewill，1578–1649）影响甚广的著作中受到强烈质疑②。《关于上帝统治世界之权力与天命的辩护或宣言》（*An Apologie or Declaration of the Power and Providence of God in the Government of the World*）是一部简明扼要的著作，考察了道德和自然世界中所谓的衰退迹象。黑克威尔强调上帝对世界的持续护佑，坚称人的习惯和地球的状况均未发生普遍衰退。黑克威尔认为上帝使世界保持恒定状态：如果海平面在某处上升，就会在别处下降。如果某地居民过着奢侈、休闲、颓废的生活并因此早逝，另一些地方的居民就会像最初时代的人那样过着长寿、高尚、简单而朴素的生活③。

饮食是驳斥普遍衰退观点的核心。17世纪中叶，英格兰的饮食学著作正是以饮食能使人恢复原始状态为前提的。这种医学饮食写作的框架有些出乎意料，因为它们传统上关注的是平衡体液。在医学框架中，上帝为人提供了恢复到准亚当状态的途径，这在有关新疗法的革新性文本及化学文本中更为常见④。尽管这类文本仍将自然世界的恶化与人无节制的生活联系在一起，但它们倾向于对自然世界的恶化作出坚定的假设。它们认为近世疾病频率和种类的增加是上帝主导的平

---

① Goodman 1616: 14 – 17.

② 关于古德曼和黑克威尔，见 Harris 1949: Chs 2 – 3; Glacken 1967: 379 – 89。

③ Hakewill 1627: Bk 2 Ch. 8, Bk 3 Ch. 1.

④ 见 Webster 1979; Elmer 1989。

衡，因为在上帝的引导下，近世的人发现了先祖未知的矿藏和新大陆药物。[3] 威廉·沃恩（William Vaughan, 1577–1641）写到，上帝承认"在这个末世的腐朽时代，学术应该点燃光明"，应该保护生命，否则就会受"世界的歪风邪气"所累 ①。而正如查尔斯·韦伯斯特（Charles Webster）在其著作中所强调的，有一部分进步且实用的新教教义与此密切相关，这些新教教义促进了农业和工程项目的新发展，而这正是神赐予人从堕落恢复的机会 ②。

埃里克·阿什（Eric Ash）在其最近关于英格兰沼泽排水的研究中强调，17世纪的人们对于在健康和经济生产力方面具有不同品质的地形有了新构想，他们认为这些地形是完全病态、堕落、需要修复的 ③。这不是对本土具体情况的关注，而是对堕落景观的象征性重构，它使特定的经济生产力模型成为全面理想的一部分。给沼泽地排水是为了恢复健康、理性和丰饶的伊甸园原始状态。人在世界上的原始状态是由自然环境与政治经济、道德经济和身体经济融合而成的完美典范。

笔者想在此提出的是，英格兰本土的饮食学著作同样处于一个框架内，这个框架将环境呈现为全然的有序或无序、高尚或堕落。由于这些饮食学著作的内容涉及空气，所以人们通常会将其置于环境的语境中进行阅读，但这些著作在这方面的论述通常简短宽泛，是对健康或不健康、规避有害空气以及空气调节方法的老生常谈。英格兰的饮

---

① Vaughan 1660: 66 – 7.

② Webster 1975.

③ Ash 2017: 8.

食学著作与意大利的健康摄生法所呈现的详细规范和本土特征不同，并没有写明对改良空气的建议 ①。相反，在环境方面，英格兰的兴趣在于将饮食呈现为一种有序的生活系统，是更广泛的有序环境综合体的一部分。

17世纪，一些英格兰作家撰写了关于饮食的著作，这些作家来自截然不同的医学框架：不仅有盖伦学派的内科医生詹姆斯·哈特（James Hart，卒于1639年）和汉弗莱·布鲁克（Humphrey Brooke，受洗于1618年，卒于1693年），还有著名的帕拉塞尔苏斯学派学者托马斯·莫菲特（Thomas Moffett, 1553–1604），自诩为"赫尔墨斯哲学家"的埃弗拉德·梅因沃林（Everard Maynwaringe，生于1627/8年），还有托马斯·特赖恩（Thomas Tryon, 1634–1703）和威廉·沃恩等未经正规医学训练的作家。他们的作品在深度和学识上大相径庭，从对拥有不同特性空气的地方饮食常识的简明选择，到1633年詹姆斯·哈特在《病人的饮食》（*Klinike*）中对相关文献百科全书式的调查。他们的宗教、政治立场和从属机构也各不相同，从自学成才的神秘主义者特赖恩，到平等派、内科医生学会成员布鲁克，以及清教徒、乡村内科医生哈特。他们的共同之处在于坚持认为人在近世的健康恶化和寿命缩短并不是因为空气的变化或行星影响的减弱，完全是因为生活的紊乱。人在自然中的原始状态是可以恢复的，但不是通过药物或工程，而是借助有序的饮食。

就像沃尔特·雷利（Walter Raleigh）的《世界史》（*History of the*

---

① 关于英格兰和意大利摄生法之间颇具价值的比较研究，见 Cavallo & Storey 2017: Chs 1, 8。

　　　　　　　　　　　　　　　医学文化史：文艺复兴卷　|

World）这种通过诠释《圣经》来书写历史的著作一样，早期的饮食学著作将酗酒和暴食视为广泛的自然衰退的一部分。例如，纽芬兰殖民者、安立甘信徒威廉·沃恩是1600年出版的《健康指南》(*Directions for Health*) 的作者，他认为，饮食的堕落是所谓"狡诈、陈腐的时代"的产物。从禁欲式饮食到奢侈的调味料、精致的蛋糕和浮夸的排场，这一变化所反映的道德堕落并不是地球衰败的证据，而是地球自然环境 (physical condition) 和天国 (heavens) 恒常性的衰退征兆[①]。同样，许多作者不仅将传闻中新大陆居民的长寿归功于简朴的饮食，还将其归功于自然环境的差异[②]。相比之下，自17世纪30年代开始，英格兰著作的焦点转变成了将暴食和放纵视为近代的人健康衰退的祸首，并将这一祸首的重要性置于自然环境的所有实质变化之上。

在1655年《健康的改善》(*Health's Improvement*) 的序言中，托马斯·莫菲特 (Thomas Moffet) 提出，与现在"暴食放纵的时代"相比，有序的饮食是先祖们与生俱来的，因而在世界的最初时代，先祖们甚至并不知道"饮食"这个词[③]。1669年，埃弗拉德·梅因沃林在《生命的健康与长寿》(*Vita sana & longa*) 的第一章中专门讨论了衰退的问题，他认为既然人的衰亡寿命在所有动物中是独一无二的，那就必然得出一个结论，即：这种衰亡是由无节制的恶习导致的，而不是由于地球上的任何实质变化[④]。健康不佳是"我们堕落、混乱和奢侈的

---

① Vaughan 1600: 54 – 5.

② H.C. Porter 1979; Hulme 1986.

③ Moffet 1655: 4.

④ Maynwaringe 1669: 10 – 11.

苦果",而近世"奇怪而复杂的疾病"唯独出现在同样奢侈、放纵的国家[1]。保守派人士、北安普顿内科医生詹姆斯·哈特写到,如果过去的人更健壮、高大、健康,那么"这种变化并非源于任何可感知的自然衰退,而是源于我们无序的饮食、奢侈的生活,以及文雅但缺乏男子气概的教育"[2]。哈特坚称,将寿命延长至几百年是有可能的,只要通过"一种朴素而节俭的生活,不吃太多的肉,不饮过量的酒,不吃过多的其他东西,因为这些东西在世界各地都大大缩短了人的寿命"[3]。即便在不利的气候条件下,这种节制的生活方式也能确保长寿:哈特援引希罗多德对活到"一般120岁"的非洲长寿者的记述,强调"鉴于世界上绝大多数地方的空气都是糟糕的",这样的寿命已经"很长了"[4]。

英格兰饮食学著作中关于环境的内容之所以重要,并不是因为它们的空气改良方法,而是因为它们提供了一种通过重建身体和道德秩序来恢复秩序、规则以及纯洁的原始状态的工具。1650年,内科医生汉弗莱·布鲁克在《健康的保持》(*Conservatory of Health*)中将饮食描述为"生命的规范和良序";托马斯·莫菲特称饮食是"一种确切的秩序"和"为保护、恢复或延续人的健康的……一种有序、适当的过程"[5]。恒常性、恒定性和简朴性在其他地方被视为地球逝去的黄金时代的独有特质,但饮食学著作的作者们却认为它们体现在良好的习惯上。

---

① Brooke 1650: 20, 45.

②③ Hart 1633: 7.

④ Hart 1633: 8.

⑤ Moffet 1655: 1.

虽然饮食学家否认是物质世界的变化导致了寿命缩短，但17世纪80年代以来的一系列物理学－神学论著却在截然不同的自然条件下将大洪水之前（antediluvians，译注：《圣经·创世记》所载灭世洪水之前）人类的习惯具体化了。1681年出版的《地球的神圣理论》(*Telluris theoria sacra*) 一书的作者托马斯·伯内特（Thomas Burnet）认为，人在世界最初时代的寿命之所以长达数百年，是因为世界的形成和变革是完全规律的，空气和行星的影响也更加纯粹有序。虽然近世的气候变化可能会使人们的寿命增减，但这与大洪水之前人所享有的巨大气候优势不可同日而语。伯内特认为，如果缺乏这样的条件，"即使有神酒（Nectar，译注：希腊罗马神话中众神饮用的酒）和仙馔（Ambrosia，译注：希腊罗马神话中有长生不老功效的食物）的滋养"，人的寿命也不可能达到八九百年[1]。

尽管物理学－神学著作看似是环境决定论的，物理学和数学的解释也带有明显的现代性，但正如罗伊·波特所言，人们仍在自己的构想中理解自然世界，将自然世界视为上演人的罪恶和救赎的剧场[2]。正如波特所论证的，像胡克（Hooke）、凯尔（Keil）、雷（Ray）、惠斯顿（Whiston）和伍德沃德（Woodward）等宇宙起源论者的著作基本上都是为了认可当前的状况。如果地球是其先前状态的残垣，那么承受残垣就是人的责任，或者是上帝在驱使人类持续劳动，避免闲暇和罪恶。宇宙起源论（cosmogonies）"颂扬宇宙（暗指政治、道德和社会）的

---

① Burnet 1684：131.

② Porter 1979：100.

现状"①。

相比之下，英格兰的饮食学著作对于有序生活所能达到的目标没有任何自然方面的限制。在这些著作中，自然环境并没有被赋予任何严肃的内涵，例如被视作健康好坏的诱因。意大利的饮食学强调空气对人体和道德健康的实质影响，而英格兰著作的首要论点则认为空气状况是环境的一部分，主要取决于有序或无序的生活。这一论题的重点不在于调节空气的体液性质，而在于一项更全面的修复工程。

在这些论著中，诸如此类的强调在对城市污染和乡村纯净空气进行对比时尤为明显。这种对比并不直接体现在空气质量上。城市空气的腐坏和乡村空气的纯净，与乡村的简单朴素和城市的奢侈、过度及道德堕落之间的对立交织在一起。这一点在受帕拉塞尔苏斯影响的文献中尤为明显，例如1691年激进派饮食作家托马斯·特赖恩的《节欲论》(*Discourse of Temperance*)。特赖恩认为，一个地方的道德风气会通过感应对空气造成实质影响：城市特有的恶臭、含硫烟雾和恶性的天象影响直接来源于城市生活的不道德。人们的行为与这些因素相互共鸣，比如肉食和饮料中的不洁部分激发了最终导致瘟疫的恶性天象影响，荒淫的性事则引发了易致性病的环境倾向②。城市的污染是由"刺向天国的恐怖的渎神诅咒、骇人的咒骂""可憎的妓院的气息""偷情""狂欢""马车、鼓、愚人和小提琴等喧闹声"③引发的，这些都会

---

① Porter 1979:104.

② Tryon 1691:187.

③ Tryon 1691:192.

引起邪恶的天象感应。相反，有节制的生活则能让人有效地"统驭自己的星球"①。

城市在道德和自然上都受到了污染，相对应地，乡村生活的愿景将乡村生活视为"规律、朴素和简单"的体现，认为它带有"原始国家的一些细微特征或相似之处"。②乡村的纯净，在于它提供了与城市"不自然的"奢侈、丰裕和过度的相反一面。乡村的空气以纯净著称，这当然不是因为没有那些传统的污染源。文艺复兴时期一份关于乡村房屋建筑的文献详细描述了应该避开的事物和地点：施过肥的田野，蓄养家畜所用的死水、湿地、烟雾、风以及特定种类的树木和植物，靠近它们就会妨害健康③。相反，乡村空气的纯净是像天国一样的饮食条件的综合愿景的一部分：没有奢侈、暴饮暴食和其他过度行为，居民的健康首先应该归功于良好的习惯和有益健康的劳动④。汉弗莱·布鲁克认为，对"适当方法和自然法则"的观察、非凡的节欲和艰苦的劳动，让他们成为寿命最长且最不易生病的群体⑤。

皇家内科医生威廉·哈维（William Harvey, 1578–1657）在尸检报告中将一位著名百岁老人——据称已经156岁的托马斯·帕尔（Thomas Parr）的死亡归因于从家乡什罗普郡（Shropshire）搬到了伦

---

① Tryon 1691: 192.

② Short 1750: 1。关于城市和乡村的思想体系框架，见 Thomas 1983: 242 – 69; 关于乡村思想的古典传统，见 Glacken 1967: 130 – 4。

③ 例如 Boorde 1542。

④ 关于乡村劳动在摄生法中的呈现，见 Wear 1992: 131 – 2。

⑤ Brooke 1650: 45 – 6.

敦[①]。哈维列出了两种变化：一是从乡村的纯净空气到伦敦的烟雾，二是从"恒定、普通、家常的乡村饮食"到陌生、奢华的宫廷餐饮。最重要的是，哈维断定是变化本身导致了帕尔的死亡：此前恒定而规律的生活是帕尔长寿的基础。在哈维看来，乡村生活是秩序和规律的化身，一旦偏离，就会导致"整个人的习惯完全紊乱"，这是致命的[②]。

相比体液平衡，英格兰的饮食学更加注重有节制的生活，这可能是受到了佛兰德耶稣会士莱昂纳德·莱修斯（Leonard Lessius）的影响。1634年，莱修斯的《营养饮食学》（*Hygiasticon*）被翻译成英文，译者是小吉丁教堂（Little Gidding）里安立甘宗教团体的成员，该宗教团体由尼古拉斯·费拉尔（Nicholas Ferrar）主持。莱修斯的研究在英格兰受到了广泛借鉴，但其框架相当独特。莱修斯提倡节制饮食，但这并不是为了回答世界是否从极度长寿时代之后就衰败了的问题。莱修斯对于恢复人的健康状况毫无兴趣，他理想的健康是相对适中的寿命，就像公元1世纪那些隐修会神父。莱修斯关心的是节欲和苦行对身体和精神的益处，而不是理想物质世界属性的任何具体表现[③]。

英格兰的饮食学家与梅因沃林所说的"令人厌烦的严谨，或莱修斯式的古板"保持着距离[④]，他们将饮食安排得非常简单。英格兰饮食学家认为莱修斯式的节欲只是另一种形式的改良，而他们自己的饮食

---

① Harvey 1668.

② Harvey 1668: 888.

③ 关于更广泛的饮食学和具体表现，见 Shapin 1998。

④ Maynwaringe 1669: A4r.

则与之相反，是回归原始的简单。例如，汉弗莱·布鲁克把莱修斯的急迫要求和他自己的规则区分开来，坚称自己的规则并非为了"合时宜，而是必须如此"[1]。布鲁克认为，在选择空气方面过于挑剔的人会因其可怕的想象诱发疾病，而劳动者却能活得长久而健康，即使身处煮皂、动物油脂、牲畜和人的粪便之中也是如此[2]。至于这些著作的受众群体，仍然存在争议[3]。这些由本土语言写就的文卷大多篇幅不长，制作成本低廉，但这些特征可能在刻意地回归质朴，不一定能证明读者群体就是普通平民。

理想和堕落的环境构成了英格兰饮食学的背景，从这一视角来看，环境的范围延伸到了空气和水之外。理想环境的规律性、简单性和秩序分布在自然状况、高尚的习性和有序的身体之中。近代早期的环境是广阔而复杂的，我们不能总是按照现代眼光中的环境来等闲视之。

┃ 印刷品中的天国

从 17 世纪下半叶开始，在英格兰，环境是道德和物质世界的组成部分这一观念已经普遍被一种关于环境和健康关系的新概念所取代。1662 年，伦敦商人约翰·格朗特（John Graunt）所著的《关于死

---

[1]　Brooke 1650: 11.

[2]　Brooke 1650: 66 - 7.

[3]　Slack 1979; Wear 2000: 159 - 65; Storey 2017.

亡统计表的自然和政治观察，以及该城市的政府、宗教、贸易、增长、空气、疾病和若干变化》(*Natural and Political Observations...made upon the bills of mortality with reference to the government, religion, trade, growth, ayr, diseases, and the several changes of the said city*) 是这种环境观点的里程碑，该书通过分析伦敦的死亡率，打造了一个关于健康和不健康地域的经验主义系统[①]。笔者将在此简要分析伊甸园理想在这些著作中是如何按照人造环境的属性重新定位的。对于像格朗特的著作这样的文本，历史学家更关注里面与环境相关的原始人口统计数据（proto-demographic），包括对城市和乡村健康状况的比较观察，或对不同季节健康状况的比较观察。与之相反，笔者的重点在于：将著作本身视为一种特殊的、人造的、享有特权的环境，这一观点在格朗特构想中的重要性如何？对饮食学家而言，纯粹、稳定和秩序体现在有序的生活中，但是在像格朗特的著作这样的方案中，它们被重新设想成了信息秩序（information order）的特征。

历史学家已经强调过，对17世纪的读者而言，分析有关地域及其对健康影响的数字"事实"并没有明显的效果和实用性[②]。笔者想强调的是格朗特的著作作为一种辩论式陈列或展示的特质。这是一种对汇编和积累所具有的恢复性力量的展示，也是对那些使之可行的优秀媒介的展示。这种展示构建在一个堕落环境和理想环境的框架中，将一个人造的伊甸园作为全面复原（restoration）的场景呈现出来。

通过1662年对《死亡统计表》的研究，格朗特展示了现存的那些

---

① 关于格朗特著作在医学上的重要性，见 Kargon 1963。

② Rusnock 2002; Hacking 2006 [1975]: 102 – 10.

被忽视的登记簿的巨大用途。他展示了一些可以从《死亡统计表》中推导出的奇闻异事，关于"疾病的增减、有益健康的季节与疾病多发的季节之间的关系、城市和乡村空气之间的区别等等"[1]。除此之外，格朗特还将这部书作为一个小展览，展示了从这些档案的积累和运用中所产生的非凡观点。他提出，这些"破破烂烂、受到轻视的死亡统计表"能提供一种视角，让确定事实和管理土地成为可能[2]。格朗特这本书的重点不在于收集信息，而在于提请读者注意新视角能带来的财富。格朗特把自己的研究比作开垦土地，这块地"已经荒废了80年"[3]，他将这项研究与革新、复原的语言结合起来。

　　格朗特赞扬了这些档案带来的惊人视角，并强调了它们与世界的连续性。他阐述了伦敦各教区的生死情况被简化为单一观点的详细过程。为了追踪死亡统计表的制作过程，他从搜寻死者尸体的"搜查者（searcher）"或称"老妪（antient Matrons）"的巡察开始，以及她们交给教区牧师的报告；牧师每周关于埋葬和洗礼的记录，以及在总体记录第二天进行的汇编、印刷和分发。格朗特描述了一种将世界印刷出来的机制，通过这种机制，人们可以对世界进行编辑和对比，最终将"巨大而混乱的卷册"简化为"几个清晰易读的表格"。[4]（见图1.3）

　　格朗特从这些乡村和城市的空气档案中得出的观点，与饮食学著作田园牧歌式的诗意截然不同。他从死亡率数据中观察到乡村空气比

---

① 　Graunt 1662:A 3 r.

②③ 　Graunt 1662:72.

④ 　Graunt 1662:A 2 r.

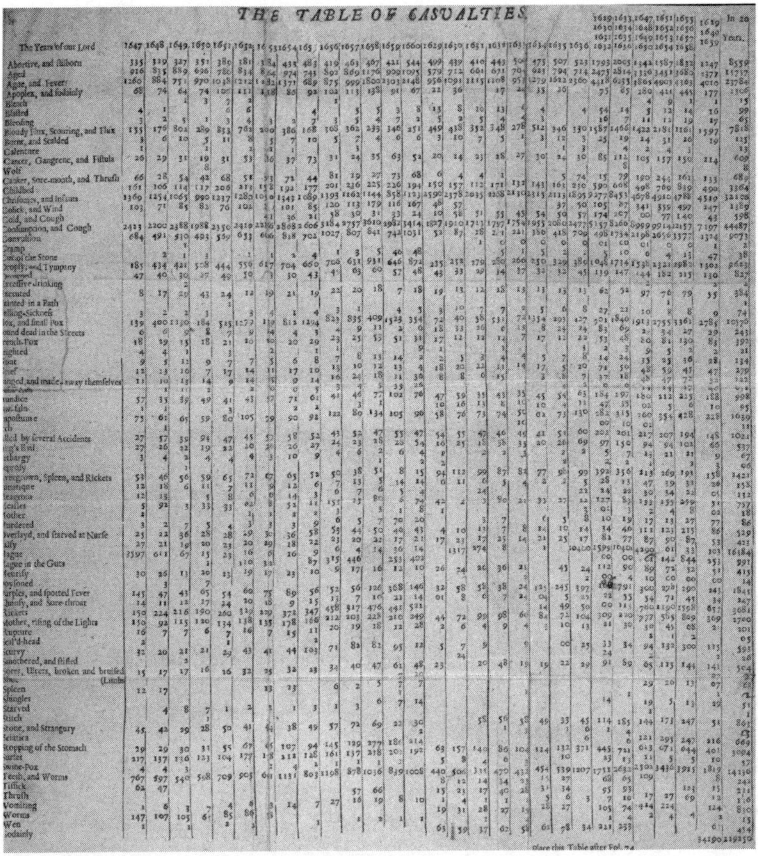

图 1.3　约翰·格朗特，死亡统计表，《关于死亡统计表的自然和政治观察，以及该城市的政府、宗教、贸易、增长、空气、疾病和若干变化》，1662 年。

来源：The British Library Board: Graunt: Table of Casualties 1170.g.1.1.。

城市空气更容易受到不同的影响，而伦敦的烟雾往往有助于维持气候稳定，因此好的和坏的影响都较为轻微①。这种稳定并非健康的代名词：

---

①　Graunt 1662：68.

伦敦空气虽比乡村空气更规律，但并不健康[1]。对于格朗特而言，城市和乡村都不具备伊甸园的特质。更确切地说，两者的不完美都是相对于他所绘表格中体现出的特殊环境而言的。格朗特展现的表格是一个独特的所在，真正的知识和管理制度可以在此处得到延续。

格朗特为他的方案所提出的条件，将其完全纳入了将汇编和积累作为恢复人的原始状态的工具的作品体系中[2]。1627年乔治·黑克威尔在《辩护》（*Apologie*）中对普遍衰落的反驳影响颇广，展现了近世的人有能力获得更好的视野，作为上帝持续护佑的证据。在该书序言中黑克威尔认为，普遍衰退的错误在一个人能够以更广阔的视角"从有利的角度（ground）""比较时代与时代、事物与事物、地点与地点"时变得清晰，因为从中可以发现，"某个时代缺失之物会在另一个时代有所恢复"[3]。黑克威尔著作的其余部分阐释了这一有利视角：如何通过大量档案所记载的经验来确保这一居高临下的视角。

自然知识的培根主义和经验主义方法，是在还原伊甸园状态时围绕这种居高临下的视角组织起来的[4]。在这些计划的修辞框架中，印刷品这一媒介扮演了尤为关键的角色。作为一种不会减损、破败或腐烂的媒介，印刷品拥有广泛的样式并且引人注目[5]。黑克威尔对宇宙衰亡这样反驳道：在某处失去的事物会在另一处得到。他认为印刷品不仅

---

[1] Graunt 1662：70.

[2] 看待此类著作中的天意论的不同视角，见 McCormick 2013；Pelling 2016；Slack 2018。

[3] Hakewill 1627：C 2 r.

[4] 关于格朗特计划中的培根主义，见 Kreager 1988。

[5] 例如 Hakewill 1627：256 – 60。

是这一反驳成立的条件，更是一种上帝借以维持世界平衡的工具。印刷品为尘世变迁带来了一系列弥补性的环境。

1621年牛津大学学者、医学文献学家罗伯特·伯顿（Robert Burton, 1577–1640）对空气改善问题的讨论，是17世纪将印刷品视作一种特殊环境的最重要表现之一。在《忧郁的解剖》（*Anatomy of Melancholy*）第2卷中，伯顿对各类空气及其改善方法进行了调查，并将其中变化无常的状况与印刷品这种永恒、宁静的媒介进行对比[1]。伯顿考察了大量有关空气类型及其改善方法的著作。他提到，历史上的国王为了躲避极端气候而选择季节性出游，他们一年四季都在萨迪斯（Sardis）、苏萨（Susa）、波斯波利斯（Persepolis）和帕萨尔加德（Pasargadae）等地游走，从而让自身一直处于"永恒的春天"之中[2]。然而，在这次调查中，伯顿展示的主要是他自身所处的印刷品环境中的"永恒春天"，那是一种恒常、温和的状态，包含了世间百态，空气却恒定不变。伯顿强调这种特殊状态所带来的非凡视角。他在关于气象学和占星术的题外话中开启了对空气的讨论，认为自己积累的资料可以作为工具，帮助自己上升至更为纯净、无污染的天国空气中，进而观察下界的各种情况。他上升得是如此之高，甚至能像上帝一样观察这个世界[3]。在结束对空气改善方法的广泛考察时，伯顿断言，如果用尽这些方法都无法改善空气，那还可以利用优美的风景。他罗列了几处风景优美之地，从萨里郡的博士丘（Box Hill）、吉萨大金字塔

---

① Burton 1990: 2, 33 – 67.

② Burton 1990: 59.

③ Burton 1990: 58.

（Great Pyramid of Giza）到威尼斯圣马可的教堂尖塔，这些地点都颇具伊甸园特色，拥有能俯瞰全局的视野[1]。

将印刷品视为一种纯净、恒定且具有保存功能的环境，这显然与近代早期印刷文化的现实相去甚远[2]。印刷品能够呈现世界的真实面貌，同时又不受世事变迁的影响——这个观点是支撑新兴争议性的自然研究方法的关键依据[3]。对于将看似随意、不成体系或不具代表性的观察结果重构为合法且被神认可的自然知识生产方式而言，印刷品这种非同寻常的环境至关重要。

如果这一时期人们对健康和环境之间关系的理解方式发生了一项重大变化，那在这项变化中，健康依然源于伊甸园式的理想典范。被设想为健康之核心的是一种有序的世界观，而不是饮食。罗伯特·弗卢德的人体微观宇宙图通常被理解为古老世界观的遗迹，它将人的世界、自然世界、道德世界和物质世界交织在一起。笔者在本章提到，这些要素在当时得到了重组，而不是替换。弗卢德的人体微观宇宙图在自然界中延伸，浑然一体，是一种关于秩序、道德、肉体健康以及对自然知识进行统驭的愿景，一种对于人能生活在伊甸园中的愿景。与其说关于健康和环境的新态度取代了弗卢德的宇宙图，不如说是弗卢德的宇宙图捕捉到了这些新态度的抱负，也捕捉到了这些新态度为自身合理性所援引的理想典范。

---

[1] Burton 1990: 66 - 7.

[2] Johns 1998.

[3] Shapin 1984.

注释

[1]　可参见 Goodman 1616：92，他认为人所遭受的干旱与其他生物遭受的干旱不同，因为人所遭受的干旱不仅代表了自然界的贫瘠，更是由上帝指挥的，是人自身本质极度贫瘠的标志。关于新教徒将景观解读为人的心灵状态的反映，见 Walsham 2011：Ch. 5。

[2]　见 CASE 24101，CASE 21091，CASE 42023 and CASE 18212 at https://casebooks.lib.cam.ac.uk/search?smode=jump.

[3]　可参见 Goodman 1616：98，论述了神对植物和草药进行完美的原始分配，以适应不同地域居民的体质。关于新发现和对特定地域的看法，见 Barrera 2002；Cooper 2007。

第二章

食 物

丽贝卡·厄尔

（Rebecca Earle）

丽贝卡·厄尔（Rebecca Earle），
华威大学历史教授，最近完成了
一部有关马铃薯的历史著作，探
索了日常生活与追求幸福之间的
联系。著有《土著的回归》（*The
Return of the Native*, 2008）和《征
服 者 的 身 体》（*The Body of the
Conquistador*, 2012）。

| 引言

　　历史书写需要不断修正，使该学科的关注点与更广泛的文化背景保持一致。同时，正如"医学文化史"系列总主编所言，这种修正"不是从零开始，也永远不会绘制在一张全新的空白画布上。它始终建立在历史书写的悠久传统之上，并延续下去"①。在撰写饮食与健康关系的历史时，当代历史学家不仅可以借鉴过去的历史写作传统，还可以借鉴其他学科的传统。近年来，医学史家才开始将食物本身当作一个重要的分析对象，但人类学等学科早已认识到食物在文化建构中的核心地位，包括健康的文化观念。其中一些领域的奠基性著作持续关注饮食观念与健康观念的关系，例如人类学家玛丽·道格拉斯的著作。对人类学家或社会学家而言，食物构成了马塞尔·莫斯（Marcel Mauss）所说的"一种总体社会事实"，即一种形塑且渗透至社会各个层面的活动②。

　　大量研究表明，（人们）不仅常常将食物视为身体健康管理的核心，而且在诸多文化中把个人身体构成了联结人、神与自然界的宏大复合体中的一种元素。因此，从这一角度看，饮食不仅构成了身体汲取营养的过程，也是维持宇宙（健康）的一个重要组成部分。换言之，

---

① Cooter & Stein 2016：2.

② Mauss 1966；Douglas 1975, 1982, 2003 [1966].

食物通常是联系个人健康与宇宙健康的纽带。例如，对墨西哥中部地区的人（或者阿兹特克人）而言，宇宙围绕着食物运转。人类学家戴维·卡拉斯科（David Carrasco）认为，墨西哥人"痴迷于饮食问题及其可能性，他们发展出了一种复杂的饮食宇宙论：神吃神，人吃神，神吃人，冥界的孩子吮吸神树，冥界的众神吃人类的遗骸，冥界的成年人吃发臭的玉米面饼"[1]。人、神以及普通食物都由同一物质构成的；在墨西哥语中，"玉米面团（maize dough / *toneuhcayotl*）"的字面意思是"我们的身体"。新大陆上许多其他"玉米文化"也对玉米、人体和神的身体作出了类似区分。饮食是滋养宇宙的一种方式，包括仪式性的同类相食，让这种共有物质中有益健康的特质在地球、地球上的居民和诸神王国之间循环[2]。对这类社会而言，饮食不仅与维持个体的生命与健康相关，也是一种敬神行为。人类学家在尝试只研究这些文化，尤其是它们对健康的认知时，很少会忽略饮食的重要性。简言之，食物作为理解个人健康和宇宙健康的重要因素，牢牢扎根于人类学等学科之中。

历史学领域的情况则大为不同。2015年，艾奥娜·麦克利里（Iona McCleery）指出，"在很大程度上，食物史和医学史沿着不同的路径发展"[3]。食物史本身相对较新，更确切地说，食物史是历史学的一个独特分支。尽管如此，正如许多医学史家所表明的那样，食物在近代

---

① Carrasco 1995 : 434.

② Saravia Enríquez 1973 ; Sanday 1986 ; López Austin 1988 ; Ortiz de Montellano 1990 ; Gutiérrez 1991 ; Clendinnen 1995 ; Salvador 2015 : 347.

③ 另见 McCleery 2015 ; Gentilcore 2016 : 2 - 7。

早期欧洲人的健康和身体管理认知中（居于）核心地位。16 世纪英格兰内科医生安德鲁·博尔德（Andrew Boorde）言简意赅地表明了这一点，他说"一位好厨师堪为半个医生"[①]。本章将追溯食物在近代早期欧洲医学中发挥的维持身体健康的核心作用。尽管伊斯兰教和犹太教的医学宇宙论和基督教传统有诸多共通之处，但本章将着重讨论基督教传统，且主要依据英格兰、法国、西班牙和意大利的史料。

｜ 食物与体液

正如本卷书中其他作者所表明的那样，近代早期的健康观念的基础是对人体的独特理解。公元 6 世纪的学者、塞维利亚的伊西多尔大主教（Isidore of Seville）在一部多次再版的著作中清楚地解释道："所有疾病都源于四种体液，即血液、黄胆汁、黑胆汁和黏液"[②]。健康的身体需要使这些体液保持平衡。每种体液或热或冷，或湿或干，例如血液是热而湿的。体液与季节、自然界和特定星座有关，个人的身体正是通过这些方式与更广阔的宏观宇宙联系起来。因此，正如历史学家玛丽·克里斯蒂娜·普绍勒（Marie-Christine Pouchelle）所言，近代早期的身体经验既受更广泛的文化背景的塑造，其本身又构成了"人

---

① Boorde 1542: Ch. 18.

② Isidore of Seville 2006: IVv, 4, 109.

类对世界的认识"①。

　　每个人都有其独特的体液平衡，这有助于确定他们的"体质
(complexion)"或"气质（temperament)"，这些词汇同样也指性格
和外貌。16世纪的西班牙内科医生胡安·德·卡德纳斯（Juan de
Cárdenas）在著作中解释道："身体的习惯和行为，甚至灵魂的运作，
都源于身体的体质、气质以及对身体其他部分起主导和支配作用的
体液的影响。"②每个人天生便具有某种特殊体质，这源于遗传、受孕
和出生时的环境之间复杂的相互作用。不过，先天获得的气质很少
能够长期保持不变，如一位作者所言，体质"每天都会变化和发生转
变"③。[1]

　　这些转变有诸多原因。通常而言，随着年龄的增长，人体会变得
更加寒冷干燥，但更直接的暂时性因素也会改变一个人的体质。气候
（"空气"）是其中一种因素，食物则是另一种因素。这些因素与运动、
睡眠和失眠、排泄（包括月经、呕吐、放血和排便等）、情绪状况共同
构成了近代早期学者所认为的对人类健康和性格具有深远影响的"六
种非自然因素"④。中世纪的印刷本《健康全书》(Tacuinum Sanitatis) 是
一本附有插图的草药书和健康手册，书中反复强调"保持健康的秘诀
在于使这六种因素保持适当平衡，因为扰乱这种平衡会引发疾病，这
是荣耀且至高无上的上帝所允许的"⑤。

---

① Pouchelle 1990: 140 – 1.

② Cárdenas 1945 [1591]: 178.

③ Herrera 1970: 6.

④ Jarcho 1970; Siraisi 1990; Conrad et al. 1995.

⑤ Arano 1976: 114.

作为六种非自然因素之一，食物在维持健康的体质、调节体液失衡方面发挥着重要作用，这就是为什么安德鲁·博尔德认为烹饪本身具有医学疗效。确实，对于许多近代早期的医学作者来说，食物是影响人体健康的重要因素之一。16世纪的西班牙医生布拉斯·阿尔瓦雷斯·米拉瓦尔（Blas Álvarez Miraval）坚持认为，食物在改变"身体的天然气质"方面比其他非自然因素更有影响力[①]。大多数近代早期的内科医生一致认为，生命或者一个健康身体的"天然热（natural heat）"特征根本上取决于饮食，因为与其他物质或活动相比，食物在维持身体所必需的温度和水分方面发挥了更大的作用[②]。由于这些原因，正如文学评论家迈克尔·舍恩费尔特（Michael Schoenfeldt）所言，"胃在近代早期的身心健康体系中占据着格外重要的地位"[③]。

当然，食物不仅可以维持身体的运行（最好的食物既容易消化又富含营养），也可以用来改变气质、调节体液失衡的状况。一般来说，人们应使自身的饮食与体质相匹配，例如，多血质的人应该吃温和湿润的食物，但如果想要改善体质，饮食可以提供有力的矫正作用。这种治疗基于古代的"对抗疗法（*contraria contrariis curantur*）"原则，即通过疾病的相反面来治疗。黏液质的人过于冷、湿，可以通过食用干、热的食物（如黑胡椒）来改善健康状况。忧郁质（冷、干）的人可以吃一些热、湿的食物，例如糖。那些失眠（一种因热量过多

---

① Álvarez Miraval 1597：68r.

② Albala 2002.

③ Schoenfeldt 1997：244；另见 Schoenfeldt 1999。

而引发的疾病）的人可能会受益于一种以寒性莴苣为基础的调配食物[1]。

在草药书和健康手册中，（医学家）对动、植物的特定体液性质有着清晰的解释。例如，芦笋"较为温和湿润"，谷类则较为寒冷干燥，对需要"使多余体液变得干燥"的人有益[2]。这些内在特性可以通过烹饪技术和调味品得到进一步改进或增强。烘烤使肉变干，而烹煮使肉更加湿润，适当的香料也能通过其他方式改变这些特征，这些都不足为奇。例如，茴香（十分温暖干燥）可以添加到气质寒冷湿润之人的食物中，尤其是老年人（见图2.1）。总的来说，正如1651年的食谱《法国料理》（*Cuisinier françois*）所解释的那样，厨师应该使用调味品使菜肴的性质符合食客的健康需求[3]。更加值得注意的是，在近代早期的内科医生看来，餐桌上的愉悦感在医学中发挥着重要作用。由于胃能将它喜爱的食物消化得格外好，因此，在评估一个人的饮食健康程度时，愉悦感是一个合理的考虑因素[4]。

由此可见，饮食上的变化能够改变个人的体质。如果一个人生病，这种变化当然是好的，但近代早期的医生警告说，这种变化充满危险。17世纪初，博洛尼亚（Bolognese）作家兼铁匠朱利奥·塞萨雷·克罗切（Giulio Cesare Croce）在其关于农民贝尔托多（Bertoldo）的小说中运用这些思想，营造出了喜剧效果。克罗切小说中的主人公平日吃

---

[1] Albala 2002; Handley 2016: 64 – 5.

[2] Arano 1976: 87, 70.

[3] Arano 1976; Freedman 2012; Flandrin 2013: 316 – 22.

[4] Galli 2016: 76 – 7, 99.

的是粗糙、不易消化的食物，当他有机会品尝宫廷美食时就感到非常不适①。每个人都必须格外注意通过饮食来改变他们的基本体质，或者通过其他非自然因素的干预获得"第二特质"。如果饮食管理不当，即使是从粗劣的饮食转换到看似精致的饮食也是危险的。18 世纪的一位医生在控制过度饮酒的建议中警告道："良好的照护应该禁止饮酒，它（指戒酒）不能安全地一次性完成，（身体）本性受到这种冲击时必定会受到伤害。当一种习惯性过程将我们引向一个极端时，最糟糕的后果就是突然奔向另一个极端。"②总体而言，良好的健康需要一份细致的个性化饮食方案，同时也要注意其他非自然因素，从而使难以控制的体液保持平衡。

大量以本土语言写成的健康手册有助于引导识字的人健康饮食。这些作品解释了维持良好健康的基本体液原理，特别是六种非自然因素的重要作用，并给出了一些调节和保持健康的实用方法。历史学家戴维·吉特尔科瑞（David Gentilcore）仔细研究了这类手册。他发现这类作品把饮食视为影响健康的关键因素。近代早期的医生不断哀叹，饮食上的疏忽会使病人"以齿掘墓"③。尽管近代早期关于哪种食物最适合哪种身体的准确建议发生了变化，为这些建议提供例证的学术界也发生了变化，但食物对健康的核心作用仍毋庸置疑。即使是那些接受了德意志内科医生兼化学家帕拉塞尔苏斯的非正统医学思想的内科医生，也详细阐述了基于某些化学复合物而非体液的医学范式，

① Croce 1606: 312; 或见 Albala 2002: 50 - 1.

② Smith 1779: 82.

③ Gentilcore 2016: 22; 这一习语引自 Smith 1779: 61; 另见 Galli 2016: 57 - 81.

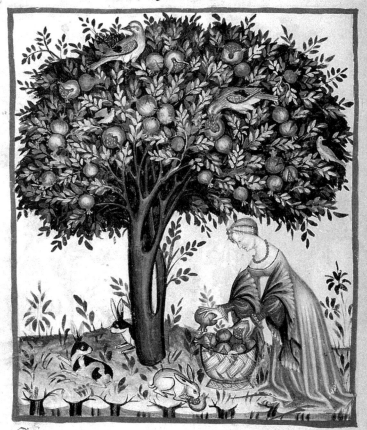

图 2.1　在这幅中世纪健康手册的插图中，一位衣着优雅的女士正在采集石榴。拉丁文解释说，酸石榴对肝病病人有益，但对胸部和嗓子有害。《石榴树》（'Pomegranate Tree'），《健康全书》，约 1400 年。来源：Wellcome Collection。

并赞同"健康的绝对基础几乎完全由饮食构成"[1]（见图2.2）。

这些印刷版健康手册强调了饮食对维持健康的重要作用，这体现在内科医生为其病人提供的实用建议中。在一项基于17—18世纪的法国医生和病人之间2500封通信的研究中，历史学家罗伯特·韦斯顿（Robert Weston）发现，"（医生）几乎总是建议病人通过节制饮食来恢复健康"[2]。实际上，针对欠佳的健康状况，（治疗者）经常会为病人提供一些饮食方面的解释。有位病人懊悔地说道："昨天我从露水中走过，弄湿了脚，吃了一小块新做的奶酪，今天我便遭受了胀气痉挛的折磨。"[3]

良好的健康需要适宜的饮食，这一观念得到了训练有素的内科医生、"经验主义"从业者以及向他们问诊过的一般民众的广泛认同。这种对健康的共同理解体现在城镇与某些内科医生签订的协议中，这些协议通常规定内科医生应该在需要的时候提供饮食建议。普通人显然希望获得这类建议[4]。谚语和俗语不仅再现了基本的体液原理，而且直接提到了饮食对保持健康的重要作用。"晚餐害死的人比阿维森纳治愈的人还多"，这句谚语被收录在了17世纪早期西班牙的一首迭歌中，它既提及了饮食在维持健康方面的关键作用，也提到了著名的伊斯兰内科医生伊本·西纳（Ibn Sīnā，即阿维森纳），可见天主教徒熟知阿

---

[1] Roch Le Baillif 1578: 71; 另见 Galli 2016; Gentilcore 2016。

[2] Weston 2013: 179; 另见 Gentilcore 2016: 38。

[3] Lane 1986: 244.

[4] McVaugh 1993: 87 - 95, 140, 144 - 50, 155 - 6, 191 - 2.

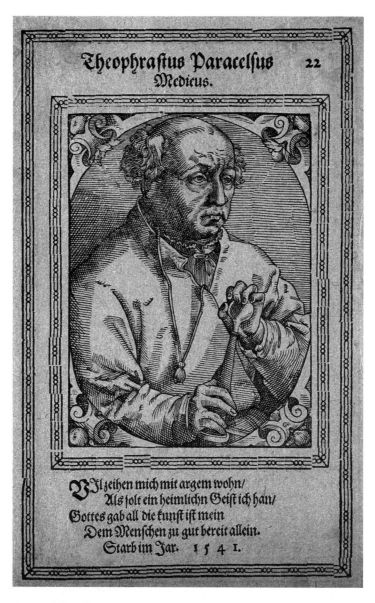

图 2.2 T. 施蒂默，《奥雷奥路斯·特奥夫拉斯图斯·邦巴斯图斯·冯·哈根海姆》（'Aureolus Theophrastus Bombastus von Hohenheim'，译注：即帕拉塞尔苏斯），1587 年。来源：Wellcome Collection。

维森纳的医学教义①。在近代早期的欧洲，人们普遍认识到了饮食对维持健康的重要性。

　　饮食个体对这类繁多建议的遵守程度大大超出了本章的范围，但值得回顾的是，正如内科医生永远无法要求他们的病人毫无异议地遵从有关他们其他健康方面的建议一样，饮食建议也总是不乏争论和对话，且保持开放态度。许多固执的病人因为无视改变饮食的医嘱而惹恼了他们的医生，但这并不意味着病人排斥其背后的身体观。正如社会学家尼古拉斯·朱森所观察到的那样，这一时期的医学治疗总是离不开医患之间的对话，成功的医生需要确保在病人经历病痛时"向病人提供一幅可识别的真实反映其痛苦的图景"②。这一图景中包含了饮食和健康经验之间的密切联系。

｜　健康的食物和消化过程

　　由于每个人的体质都是独一无二、不稳定的，所以受体液影响的饮食建议无疑是非常个体化的。因此，近代早期对健康饮食的建议与今天的不同，因为它们并未给出一种适合所有人的最佳饮食。17世纪的内科医生托马斯·莫菲特在《健康的改善》中指出："我们应该

---

① Vargas Rosada 1940: 12.

② Jewson 1976: 233; 另见 Lane 1986; Shapin 2003; Spary 2012; 以及本卷中的第三章和第八章。

选择那些最适合我们自己身体且符合我们年龄、体液调和状态、体液失调状态和体质的肉类。"[1]一些早期的健康手册确实是为了提供个人建议而撰写的。加泰罗尼亚医生阿尔诺·德·维拉诺瓦(Arnau de Vilanova)撰写的、流行于14世纪的《摄生法》(*Regimen sanitatis ad regem aragonum*,大概始于1308年)即是为阿拉贡君主(the Aragonese monarch)海梅二世(Jaime II)而作。米兰公爵弗朗西斯科·斯福尔扎(Francisco Sforza)的私人医生吉多·帕拉托(Guido Parato)也专门为勃艮第公爵菲利普·勒·博恩(Philippe le Bon)撰写了一本手册《维护健康的小册子》(*Libellus de sanitate conservanda*,创作于1459年左右)。正如历史学家艾伦·格里科(Allen Grieco)所指出的那样,近代早期宴会的经典流程,所谓的"法式上菜法(*service à la française*)",即在餐桌上同时摆放不同类型的菜肴,这恰恰反映了每个人都能选择自己的菜单,并以自己的节奏进餐[2]。从这个角度来看,食物本身并无好坏之分,只是对不同食客而言有好有坏。

与此同时,近代早期的健康摄生法则提供了一份明确的食物等级,其中某些食物一直被列为上等食物,最适宜为人体提供营养。首先,几乎所有内科医生都认同面包和葡萄酒是最健康的食物。面包是所有正餐的核心组成部分,正如英格兰内科医生托马斯·莫菲特所言,没有面包的话,"所有其他肉类要么在胃里迅速腐烂,要么很快经过胃部被消化掉"。莫菲特观察到,几乎没有食物"适合所有季节、各种

---

[1] Moffet 1655: 285 – 6.

[2] Grieco 1999: 145 – 7.

体质、所有时节、所有体格和所有年龄段"①。但面包是适合所有年龄段和体质类型的②。小麦制成的面包受到格外称赞，用西班牙人文主义学者加夫列尔·阿隆索·德·埃雷拉（Gabriel Alonso de Herrera）的话来讲，它"比任何其他谷物制成的面包都更适合人们"③。在西欧，大多数人认为黑麦、大麦和燕麦面粉制成的面包难以消化，还可能对胃造成伤害，至少对那些不习惯它们的人来说是这样的。在"小麦占据前列"的另一边，中欧和东欧的学术性书籍作者并未轻视用黑麦等谷物制成的面包，但他们认为这些坚硬的谷物更适合工人强健的消化系统④。

其次，人们认为葡萄酒是特别健康的：它"最容易转化为人体血液，被人体吸收，因此能够最快速地补充营养"⑤。事实上，公元7世纪塞维利亚的伊西多尔主教（Bishop Isidore of Seville）在其学术思想汇编中指出，葡萄酒在拉丁语中被称为"vino"，这是因为它能为静脉（vena）补充血液⑥。医生认为，"自然界没有其他东西拥有比葡萄酒更好的品质"⑦。一位葡萄牙内科医生说道，"作为一种药物"，"它具有非

① Moffet 1655: 235.

② Albala 2002; Montanari 2013.

③ Herrera 1970: 32.

④ Gentilcore 2016: 60.

⑤ Albala 2002: 74; 另见 2002: 121。

⑥ Isidore of Seville 2006: 397 (xxiii 2).

⑦ I maravigliosi secreti di medicina, et chirurgia...raccolti dalla prattica dell' eccellente medico e cirugico Gio. Battista Zapata per Gioseppe Scientia [1629], 引自 Camporesi 1989: 30, n 16。

常好的疗效，能够增长智慧，提高记忆力，使人快乐、友善，[还]可以冲淡粗鲁的习惯"①。

除了这些最关键的食物，医生还倾向于推荐肉类（可能是野禽或山羊）作为最佳营养来源，但这并不意味肉类适合所有体质。对于辛勤劳作的人而言，精细的肉类会导致营养不良。16世纪晚期，博洛尼亚医生巴尔代萨里·皮萨内利（Baldessare Pisanelli）就对农民热衷于食用鸣禽发出了警告。但精细的肉类非常符合久坐不动的富人们的消化需求②。类似态度也体现在了与植物相关的饮食建议中。例如，人们通常认为根茎类蔬菜不适合富人脆弱的消化系统，但它们是体力劳动者的最佳食物，因为他们强健的消化器官能够消化这些不够精细的食物。同样，人们认为全麦面包、培根、干豆、硬奶酪，尤其是牛肉更适合"农民和劳工"③，但不适合其他人④。这不仅是因为不同的食物适合不同体质的人，不同的食物也赋予了食客各具特色的性格。食客与食物处在一种相互依赖的动态关系中。1606年，法国贵族弗洛朗坦·蒂埃拉尔（Florentin Thierriat）在其著作《论贵族的偏好》（*Discourse on the Preferences of the Nobility*）中表示，由于贵族比普通人吃了更多鹧鸪和其他精致的肉类，"这使我们比那些吃牛肉和猪肉的人有更加敏锐的智力和感受力"⑤。

---

① Hermida 1983：I：230.

② Grieco 2013：311；Galli 2016：30.

③ Moffet 1655：32.

④ Estienne & Liébault 1600：716－18；Dupèbe 1982；Allard 1990；Muldrew 2011：29－116；Gentilcore 2016.

⑤ Grieco 2013：307.

在制定饮食方案时，医生借鉴了近代早期的消化系统模型。长期以来，消化过程被视作一种烹饪方式：胃本质上是一个炉子或锅，它对食物进行调制或轻微加热，并将其转化为乳糜这种营养物质，身体正是从中汲取营养。正如肯·阿尔巴拉（Ken Albala）指出的那样，胃作为烹调锅的形象"几乎体现了文艺复兴时期关于食物消化过程的一切认知"[1]。问题在于，一个人的消化系统是否强健到足以调制出某种特定食物。正如实际情况那样，医生们一致认为，"粗糙的"食物最适合辛勤劳作之人。只有那些进行剧烈运动、具有热性消化系统的人才能消化牛肉等紧实但有营养的食物。久坐不动之人的消化系统比较脆弱，因此难以承受这些东西。

17世纪出现的另一种消化模型引发了学术争论，即消化过程是否应该被理解为一种发酵模式，或者某种类型的化学变化，或者可能是机械式的碾碎。关于身体将食物转化为营养物质的确切方式，倡导不同理论的人对此存在争论，因此在某种程度上对最健康的食物也存在分歧，但这些争论并未从根本上改变食物在健康管理中的核心地位[2]。在很大程度上，健康仍依赖于饮食。18世纪伦敦医生威廉·史密斯（William Smith）运用从体液论到化学医学的各种模型来解释消化过程，但他同意过去数个世纪专家们的观点，即食物既是疾病的主要病因，也是一种必要的治疗手段[3]。

正如许多学者所指出的那样，社会等级与饮食等级之间密切的匹

---

[1] Albala 2002: 57; 另见 Flandrin 2013: 316。

[2] Estes 1996; Spary 2014; Gentilcore 2016.

[3] Smith 1779: 47 – 8.

配关系清楚表明，这些医疗建议的发展离不开更宏大的社会因素。相反，近代早期的饮食建议反映并加强了精英阶层对穷人、宗教异端人士和外国人的认识。戴维·吉特尔科瑞观察到，"最初旨在区分热性体质与寒弱体质的建议，即使并非纯属偏见，到16世纪末期也变成了区分社会阶层的问题"①。供精英阶层享用的精细高雅菜肴原来恰恰是最适合富人体质的食物。正如托马斯·莫菲特所言，廉价的"粗制"食物最适合身强力壮的体力劳动者，"对他们而言，粗糙结实的肉类是最常见、方便的食物"②。这些著作通过表明这类食物对穷人是健康的，从而模糊了深刻塑造下层民众饮食习惯的经济因素。

性格、社会阶层和医学建议下饮食之间的密切关联在这一时期持续存在，并适应着不断变化的消化系统运作机制。例如，18世纪苏格兰医生威廉·巴肯（William Buchan）在其不断重印的《家庭医学》（*Domestic Medicine*）中指出，"与辛勤劳作的人相比，肉类食物不太适合久坐不动之人，并且最不适合勤奋用功之人，他们的饮食应该主要由蔬菜构成"。在这方面，巴肯的建议与17世纪的医生不同，例如莫菲特强调蔬菜更适合劳动者。不过，巴肯赞同早期医生关于下层民众的饮食对其自身的影响。巴肯写道，"沉迷于肉类食物"，"会使人变得迟钝，不适合科学研究，尤其是纵情饮用烈酒"③。无论建议普通人吃什么，都有助于解释为什么他们的身体特别适合艰苦劳动，而不适合有更高的追求。

---

① Gentilcore 2016：55；也见 Coleman 1974；Grieco 2013；Galli 2016。

② Moffet 1655：154；另见 Grieco 1991；Gentilcore 2016。

③ Buchan 1798：649－50.

饮食与精神健康

身体健康与精神健康密不可分。就像墨西哥人将人体理解为宏大宇宙的一部分那样，近代早期的欧洲人也意识到他们自身的福祉与上帝的意志之间存在紧密联系。无论疾病还是健康，终归是上帝决定了这一切。《健康全书》提醒读者，疾病是"荣耀且至高无上的上帝所允许的"[1]。因此，近代早期的作家特别强调医学与宗教的相互联系。在一次布道中，多米尼克派神父佩德罗·德·费里亚（Pedro de Feria）很好地解释了这一点："当一个人患有某种身体疾病时，他必须通过净化来排出引发疾病的坏体液。"与之类似，"当一个人犯下罪过以后，他必须通过忏悔来净化、驱除灵魂中的罪恶"[2]。在宗教改革引发的分裂中，苏格兰长老会的牧师戴维·迪克森（David Dickson）用一个类似的比喻来提醒读者，"罪就像是一种疾病，需要真正的医生 —— 耶稣来诊治。"[3]

食物不仅与身体健康密切相关，也是精神健康的基础。毕竟，亚当和夏娃犯下的第一宗罪与不恰当的饮食有关（见图2.3）。同样，对他们不幸的后代而言，选择不当的饮食也会对健康和美德造成威胁。

---

① Arano 1976：6.

② Feria 1567：106；另见1567：101 - 2。

③ Dickson 1651：98.

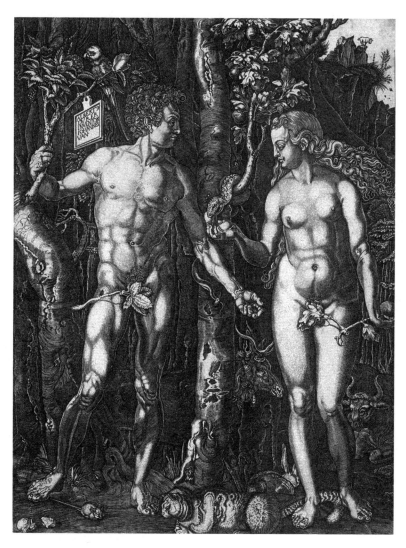

图 2.3　我们的原罪是吃错了食物。这幅 1504 年阿尔布雷希特·丢勒（Albrecht Dürer）的版画，显示这对夫妇即将吃掉致命的苹果。全人类都将遭受他们不明智的进食的后果。阿尔布雷希特·丢勒，《蛇盘身在夏娃旁边的树枝上，并将禁果递给她 》（'The Serpent Passes the Fruit to Eve While Adam Holds onto a Branch'），1504 年。来源：Wellcome Collection。

15世纪，锡耶纳的一位牧师建议寡妇应忌食野禽，以免这些食物的生热效应引发肉欲之罪。贝尔纳迪诺·德·谢纳（Bernardino de Siena）警告道："不要试图像你丈夫还在世时那样继续吃野味"①，这种观点在近代早期一直存在。历史学家艾玛·施帕里（Emma Spary）在论及18世纪时说道，"这实际上是不言自明的"，"身体的消耗与食物的关系是引发身体和道德疾病的主要原因"②。

因此，暴食对身体和灵魂都造成了严重破坏。暴食本身就是一种罪过，同时也会损害身体健康，诱发各种疾病。当然，斋戒在中世纪的基督教实践中居于核心地位，每年的宗教历法都规定几乎每三天就需要斋戒某种食物。许多评论家一致认为，斋戒不仅发挥着惩戒身体和精神的重要功能，还有助于确保身体健康。1684年，法国医生安托万·波雄（Antoine Porchon）警告道，"不要暴饮暴食和过度食用肉类"，"因为放纵是一切疾病的根源，它热心照管着内科医生（的生意）"③。内科医生将暴食视为疾病的根源，这与神父谴责暴食是一种恶习的观点一致。

同样，反常的斋戒可能预示着精神和身体的失衡。为何中世纪的圣女仅仅依靠圣餐饼就能生活，这个问题长期以来一直困扰着神学家、自然哲学家和普罗大众。一些观察者认为这些女性是神权的彰显；另一些人则将这种怪异的饮食视为一种令人担忧的重型精神疾病表现（如果她们确实不是纯粹的欺骗）。着魔之人和圣徒也可能会将身体与

---

① Grieco 2013: 305.

② Spary 2012: 37; 另见 Galli 2016: 30 – 1.

③ Porchon 1684: 6; 另见 Elyot 1541: 45; Galli 2016: 50。

外界隔绝，拒绝一切食物①。无论是哪种情况，他们都冒着危及自身健康的风险，因为良好的健康要求身体是通畅的、可渗透的。1615年，英格兰医学家赫尔基亚·克鲁克解释道，健康的身体"是能出汗的和可流动的，换言之，它对空气开放，可以让空气在其间来回穿梭"②。正如文学评论家盖尔·克恩·帕斯特（Gail Kern Paster）所言，"［食物］的可溶性（solubility，译注：指身体内部的流动性和物质交换的良好状态）是身体健康的必要条件"③。一个封闭的、拒绝所有营养物的身体和不受控制的、暴饮暴食的身体一样，可能同样预示着疾病和失衡。

宗教改革消解了对斋戒的道德和法律要求，引发了新教徒关于斋戒是否具有任何精神或医疗价值的讨论。清教徒作家、《健康的改善》的作者托马斯·莫菲特认为（斋戒）没有任何益处，但他不愿承认"男人、少女和妇女因过于节制而消耗身体（的行为）受到了高度的赞扬"。在他看来，这是"违背自然和神意的行为（自然和神意禁止我们折磨自己的身体或在身体上留下伤痕，以及更多消耗我们身体的行为）"④。在天主教徒中，医生和神父也就斋戒之益处发表了评论。譬如，圣依纳爵伊格那修·罗耀拉（Ignatius Loyola）认为饮食节制构成了灵性操练（spiritual exercises）的一部分，但耶稣会对过度的饮食节制持怀疑态度，认为这在医学上是有风险的，在精神上是可疑的。事实上，

---

① Bell 1987; Bynum 1987; Caciola 2003; Almond 2004: 33.

② Crooke 1615: 175.

③ Paster 1993: 9.

④ Moffet 1655: 278; 另见 Gentilcore 2016: 105。

耶稣会规定成员可以享用各种食物，根据个人的健康需求调整饮食①。与此同时，所有秉持宗教信仰的医生继续倡导定期的适度斋戒，以此作为对放纵的回应。1776年，伦敦医生威廉·史密斯敦促道：

> 每个贪吃的人都应该从餐桌前站起来。人们通常应该将他们平时吃的食物数量减少三分之一，不饿就不要吃东西，偶尔斋戒。当他们吃多了的时候就去忏悔，接下来一两天要么只吃米粥，要么非常节制地只吃一些有益健康的食物，他们将从这一行为中获得极大的益处。②[2]

简言之，作为矫正过度饮食的一种举措，定期斋戒具有医学意义，并在一定程度上具有净化心灵的精神力量。

┃ 脆弱的身体

罗耀拉的耶稣会士尤其需要健康的食物，因为他们期望可以过上一种充满活力的、将学习和旅行结合起来的生活。由于人们通常最能适应他们家乡的食物和气候，因此在近代早期，旅行引发了一些特别

---

① Gentilcore 2010, 2016; Galli 2016: 45 – 6.

② Smith 1779: 65; 另见 Bullein 1595。

的困难。旅行作家兼翻译家理查德·伊登（Richard Eden）在解释人们通常"可以适应家乡的气候"时清楚表达了这一观点——也就是说，他们的体质适应家乡的空气、食物和水。因此，正如他所解释的那样，几乎没有人愿意"到其他地方定居，他们对家乡怀有一种强烈的热爱"[①]。伊登的论述出现在一部解释如何穿越浩瀚海洋前往新大陆的航海文本的序言中，这一事实表明了"大发现时代"带来的健康挑战。15—18世纪，欧洲人在远洋航行方面变得更加熟练，越来越多的人到远离欧洲的地区永久定居或短暂居住。本小节概述了旅行带来的一些身体后果，并阐明了饮食如何被构建为一种应对破坏性影响的重要预防措施。

人们能自然而然地感知到对家乡的热爱，也能感知到离开家乡所引发的危险，伊登并非唯一强调这点的人。许多作者认为，"人的体质可以适应养育之地的空气，不同的空气会使他们生病"[②]。再加上陌生气候的作用和饮食习惯的突变，对旅行者而言，这可能是最大的挑战，而饮食也是旅行者更容易控制的。因此，医学作家长期以来，一直建议旅行者要格外注意他们的饮食[③]。事实上，在理想情况下，旅行者会自带食物，这正是为了确保他们疲劳的身体不会因为奇怪的食物而变得更加沉重。17世纪早期的英格兰贵族托马斯·帕尔默（Thomas Palmer）写道，在旅行中"要让所有人的饮食，包括吃、喝、睡、穿等都符合他们各自的天性"。通过这种方式，旅行者可以确保他们"始终能够控制住自己的脾气"。他对当时长期存在的智慧做出了总结，建

---

① Eden 1561：n.p..

② Rodríguez de Almela 1587［1462］：159；另见 Earle 2017。

③ 例如 Bos 1992：27。

议旅行者"要遵循三种预防生病以及预防对 [他们] 的安全和健康造成困扰的方法…… 即饮食…… 锻炼和适度的激情"①。18世纪的内科医生对这些告诫做出了回应。法国的一本指南上写道:"一个人如果对自身的饮食、锻炼和其他摄生法一无所知,就无法永远享受健康。在旅途中要比以往其他时候都更容易忽视他们自己。"②

这些危险不仅会导致疾病,还会使一个人的体质和性格发生巨大变化。正如人人都赞同的那样,人们可以"慢慢"适应新环境,但这种适应会带来什么影响③?甚至连一个人最细微的摄生法的改变也可能会产生"第二天性",从而产生一种全新的气质。这威胁到了个体的身份认同。正如16世纪末杰尔姆·图勒(Jerome Turler)的告诫所言,正是通过这种适应,"丹麦人变成了西班牙人,日耳曼人变成了法兰西人或意大利人"④。一种新习惯甚至可能引发更根本的变化,把一个西班牙人或法兰西人变成非欧洲人。印度的殖民者猜测,与当地食物和习俗的过密接触会使欧洲人的皮肤变黑,甚至连性格也会变得阴郁。17世纪早期的弗吉尼亚移民报道了英格兰人的一些警世故事,这些英格兰人与美洲当地的印第安人一起生活,"在体质和习惯上"几乎无法区分⑤。关于这种威胁是否可以通过细心地注意摄生法来解决,或者它们是否必然发生,内科医生们的意见不一。但是,饮食在近

---

① Palmer 1606 : 46 – 7 .

② Duplanil 1801 : I : xiii – xiv.

③ Best 1578 : 37 .

④ Turler 1575 : 102 ; Gentilcore 2016 : 83 .

⑤ Hamor 1615 : 44 ; 另见 Chaplin 2001 ; Collingham 2001 ; Earle 2012 a。

代早期殖民者、旅行者的身体健康管理和身体健全性中的核心地位毋庸置疑。

｜ 新食物与健康

在近代早期欧洲人中并非只有旅行者可能遇到新食物，威胁航海者健康的探险和殖民活动（更不用说其他人的健康，例如在欧洲殖民过程中，本土居民的数量减少了）也给欧洲带来了前所未有的新食物。"哥伦布交换"改变了全球的饮食习惯，包括欧洲。从玉米到土豆，1493 年后，许多新食物进入了欧洲人的食谱。大量的研究对这一情况发生的过程进行了考察[1]。本节将以巧克力为例，简要考察近代早期欧洲人评估这些新食物健康性的方式。

巧克力来源于可可树的果实，可可树原产于亚马逊河上游和中美洲。巧克力由经过烘烤的干燥粉末制成，这种粉末来自可可树果实中的豆子。在中美洲，当地人将这种粉末与水、蜂蜜和各种其他物质混合起来制成饮料或粥。对于中美洲各民族来说，可可是一种极其重要的经济和文化作物，地位仅次于当地的主要粮食作物玉米。可可在特定的宗教仪式中发挥着重要作用，与上流人士的宫廷世界有关[2]。

---

[1] Crosby 1972 ; Earle 2012 b.

[2] Coe 1994 ; González de la Vara 1997 ; McNeil 2006 ; Norton 2008.

16世纪初，欧洲人首次接触到可可，他们很快便认识到了它在本土文化中的崇高地位。尽管移民们最初对这种不寻常的棕褐色饮品有些怀疑，但他们很快就将巧克力纳入了自身的消费实践中。至17世纪，巧克力已经融入了西属美洲居民的日常生活。它是殖民地风俗画中的重要元素，在厄瓜多尔被当作早餐饮品，甚至墨西哥城宗教裁判所监狱的囚犯也在食用。墨西哥女子修道院中的修女认为，巧克力非常有助于斋戒①。尽管有人质疑在领受圣餐时饮用巧克力是否恰当，但普遍的共识是，用一位殖民作家的话来说，它是"最健康的滋补食物"②。

第一次跨大西洋将可可运至西班牙的商业运输可以追溯到16世纪80年代，之后，运输航线拓展到了奥地利、意大利和西属尼德兰③。正如17世纪30年代的一位作家所言，可可"在西班牙、意大利和佛兰德得到了广泛使用，尤其是在宫廷中"④。事实上，它可能是唯一一种出现在哈布斯堡君主开支账目中的新大陆食物⑤。至18世纪，可可的消费范围已经远远超出了宫廷。18世纪几乎所有去过西班牙的游客都特别提到了当地人普遍饮用巧克力的情况。许多历史学家都指出，到

① Gemelli Careri 1776 [1699]: VI: 2224 – 5; Loreto López 1997: 485 – 7; Saravia Viejo & Frutos 1999; Sampson Vera Tudela 2000: 33; Wachtel 2013: 166 – 7.

② Conquistador Anónimo 1858: I: 381; 关于弥撒期间饮用巧克力饮料，见 Gage 1648: 87 – 103。

③ Coe & Coe 1996: 125 – 76; Jamieson 2001: 280, 288; Norton 2008: 259 – 62; Lindorfer 2010.

④ Colmenero 1640: 1.

⑤ Simón Palmer 1990: 116.

18世纪，即使是马德里的熟练工匠也会偶尔饮用巧克力，并且（巧克力）大规模进口到伊比利亚半岛①。它在西欧其他地区的推广进程较慢，但也从未间断②。

早前一篇关于巧克力的文章指出，这种新饮品的流行导致许多人"询问它是健康的还是有害的"③。这篇文章的作者、内科医生圣地亚哥·瓦尔韦德·图里塞斯（Santiago Valverde Turices）表达了多数人的看法，即只要不过量饮用，这种饮品就是健康的。这些讨论与经过广泛研究的、关于是否可以在教会斋戒期间饮用热巧克力的神学辩论同时展开。这个问题围绕巧克力是否相对于食品而言的一种饮品而展开（天主教会最终确定，只要没有添加太多其他成分，它就可以作为一种饮品④）。与此同时，学者们努力在体液系统中对巧克力进行分类；大多数人认为它（的性质）属于寒性适中，因此添加一些温热性质的香料会效果更好。通过这种方式，它可以"适合每个人的气质"，就像1750年的《食物词典》（*Dictionnaire des alimens*）中解释的那样⑤。18世纪末，法国皇家医学会（French Société Royale de Médecine）等医学团体甚至开始认可一些巧克力，这些巧克力被专门营销成了"健康巧克力"（使用新的品牌和广告技巧）⑥。总体而言，作为现有食谱中的

---

① Norton 2008: 141 – 200; Fattacciu 2009, 2010.

② Coe & Coe 1996; Norton 2008.

③ Valverde Turices 1624: A 3; Norton 2008: 235.

④ Forrest & Najjaj 2007: 15.

⑤ Galli 2016: 188; 另见 Norton 2008: 235 – 51; Galli 2016: 185 – 96。

⑥ Spary 2014: 134 – 53.

一种健康添加物，巧克力受到了包括内科医生在内的欧洲消费者的欢迎。

尽管一些历史学者认为，直到医生承认巧克力有益健康之后，巧克力才成功征服了欧洲人的味蕾，但一种更具说服力的解释阐明了文化认同和医学评估之间的本质联系。正如艾玛·施帕里所言，消费的常态化与"将其转化为知识对象的过程"同时发生①。医学知识并非必要先导，它构成了更大的文化参与过程的一部分。

｜ 结语

在1726年的一篇文章中，通晓哲学的西班牙牧师贝尼托·赫罗尼莫·费霍（Benito Jerónimo Feijóo）观察到，近来刚去世的曼塞拉侯爵（Marquis of Mancera）大部分时间都靠热巧克力维持生命，他活到了108岁。费霍推测，如果其他人效仿这种独特的日常饮食，那能活到40岁就已经很幸运了。费霍的这篇短文表明，依靠医生的饮食建议是没有意义的。在费霍看来，医生们对如何治愈病人知之甚少，对健康的人应该如何饮食更是一无所知。因为人们的体质多有不同，所以需要不同的饮食："对某人有益的食物，可能会对其他人有害。对一个人来说分量过多的餐食，对另一个人则可能太少。"费霍观察到，为

---

① Spary 2012：52．

特定个体确定适当饮食的唯一方法便是依靠经验。他强调，这种经验属于个人所有，医生只能通过个人记录来获得这种经验。费霍问道："既然他（指医生）依靠我告诉他哪些食物会令我感到不适，哪些食物适合我的胃以及我可以轻松消化哪种食物来确定适合我的唯一方法，那我为什么要向医生咨询饮食建议呢？"[1]

费霍很好地捕捉到了近代早期对饮食－健康关系的理解中存在的紧张关系。一个古老医学体系的历史可以追溯到古代，它构建了关于食物在维持和恢复健康中的核心地位的（使用拉丁语的）学术性概念和使用本土语言的（通俗）概念。在关于适度饮食、特定食物的健康性以及针对特定疾病的适当饮食的冗长建议中，医疗从业者依赖于这一体系。与此同时，由于每个人的身体都是独特的，因此内科医生很难垄断专业的饮食知识。病人在评估自身的健康状况时具有不可动摇的认知权威。

医生们自己也承认这一点。18世纪末，威廉·史密斯指出："对于食物的量，不存在某种普适的规则。"和费霍一样，史密斯知道"对一个人而言必需的东西，对另一个人来说可能是过多的，对第三个人来说可能又是过少的"。因此，史密斯提醒医生们要注意病人的饮食偏好，因为这些是"可信的提示，并且可以指明哪种食物的性质适合消化器官和身体状况"[2]。

食物在近代早期被视为维持良好健康的关键。1578年，法国医生

① Feijóo 1778 [1726]: 149－78.

② Smith 1779: 58－9；另见 Jewson 1976。

罗克·勒·巴伊夫·德·拉里维埃（Roch Le Baillif de La Rivière）对
"健康的绝对根本几乎完全取决于饮食"的肯定，便反映了这一传统观
点①。通过这些证据，我们得以发觉这种食物观念使医生和病人在一种
对身体和宇宙关系的共识中联合起来。这种共识并不意味着病人遵循
甚至赞同医学界的具体建议，它也没有赋予医生不容质疑的权威，因
为病人在获取那些支撑医学饮食学的身体经验方面具有得天独厚的优
势。不过，它确实提供了一个稳固连贯的结构来帮助我们理解近代早
期的人体内的身体感受。

注释

[1]　正如盖伦本人所警告的那样，"一种特殊的体液有时可能会因为
温度、时间、地点、年龄和饮食转变为另一种体液"（Galen 2000：15）。关
于遗传，见 Müller-Wille & Rheinberger 2007。

[2]　注意史密斯使用的宗教忏悔语言。

---

① Roch Le Baillif 1578：71.

第三章

疾　病

奥利维娅·魏瑟尔

（Olivia Weisser）

奥利维娅·魏瑟尔（Olivia Weisser），马萨诸塞大学波士顿分校历史系副教授，著有《疾病组成：近代早期英格兰的疾病、性别与信仰》（*Ill Composed: Sickness, Gender, and Belief in Early Modern England*, 2015）。目前正在开展一个有关性病史的项目。

何为疾病？这个问题可能比看起来更为棘手。今时今日，我们将一系列症状归类、命名为疾病，因为我们为其制定了治疗方案，绘制了病情发展的特定轨迹，确定了病因。有些疾病的界定难度更大，因为它们随着时间推移发生变化，也可能因细菌变异或医学干预在无意中引发新的疾病 ①。在面向过去之时，定义疾病变得更为复杂，因为许多现代分类并不适用。在讲授疾病的历史时，笔者会给学生们看一份《死亡统计表》(*Bill of Mortality*)，强调当前的疾病分类与17世纪并不一致（见图3.1）。这些行政文件统计了伦敦每周和每年由瘟疫等原因导致的死者埋葬情况。这些死者埋葬资料最初由那些为教区工作的老妪收集，接着由教区执事进行汇编，用大幅纸张单面印刷，再于圣保罗大教堂的庭院书摊上以一便士的价格出售。以现代眼光视之，《死亡统计表》中的部分条目是我们所认识的：麻风、带状疱疹和瘟疫。其他就不那么熟悉了。学生们通常会对"牙齿和蠕虫（teeth and worms）""惊吓（frighted）"各抒己见，笔者尤为喜爱占星，因为它晦涩且简洁。常有人指出一些死因根本不是身体上的疾病，例如"被处决"或"横尸街头"。那些鼓励学生们去思考疾病的课堂谈话显然是静态的、基于生物学事实的，而不是多变的、具有历史不确定性的。

这些陌生的分类反映了与我们大相径庭的健康和疾病理解。近代早期欧洲的疾病并不是以同样方式折磨所有人身体的过程，或由病原体导致的。恰恰相反，疾病源于个人的体质、环境和不断变化的生活

---

① 例如 Feudtner 1995；English 1999；与疾病概念相关的启发性讨论，见 Duffin 2005。

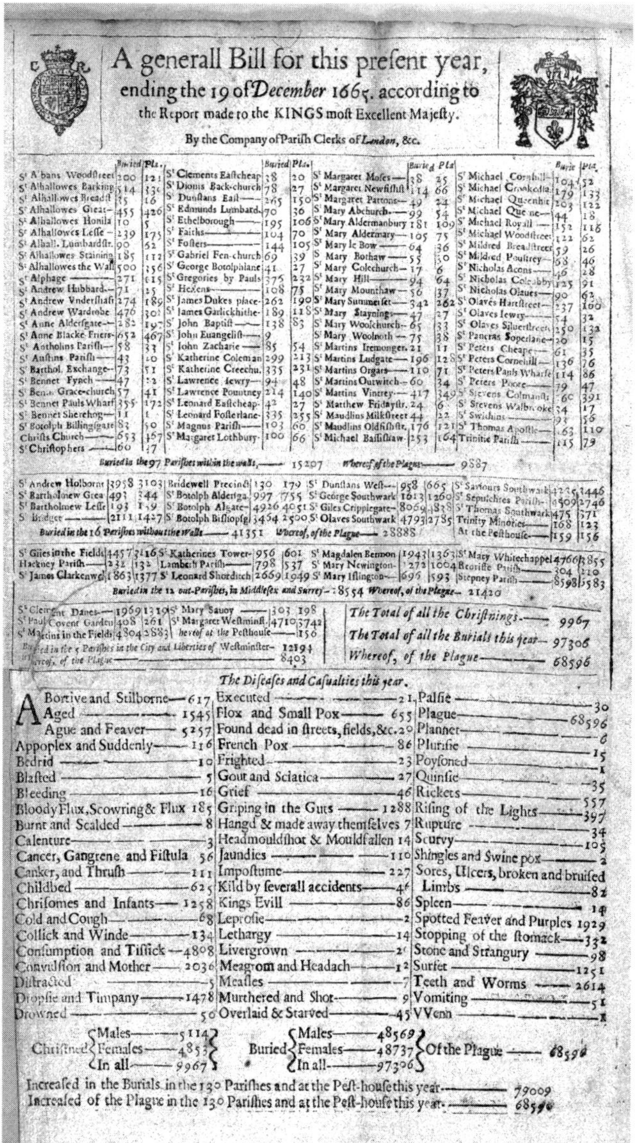

A generall Bill for this present year, ending the 19 of *December* 1665. according to the Report made to the KINGS most Excellent Majesty.

By the Company of Parish Clerks of *London*, &c.

	Buried	Pla.		Buried	Pla.		Buried	Pla.		Buried	Pla.
St Albans Woodstreet	200	121	St Clements Eastcheap	38	20	St Margaret Moses	38	25	St Michael Cornhill	104	52
St Alhallowes Barking	514	330	St Dionis Back-church	78	27	St Margaret Newfishst	114	66	St Michael Crookedla.	179	133
St Alhallowes Breadst	35	16	St Dunstans East	265	150	St Margaret Pattons	49	24	St Michael Queenhit	203	122
St Alhallowes Great	455	426	St Edmunds Lumbard.	70	36	St Mary Abchurch	99	54	St Michael Quern	44	18
St Alhallowes Honila	10	5	St Ethelborough	195	106	St Mary Aldermanbury	181	109	St Michael Royall	152	116
St Alhallowes Lesse	239	175	St Faiths	104	70	St Mary Aldermary	105	75	St Michael Woodstreet	122	62
St Alhall. Lumbardst.	90	62	St Fosters	144	105	St Mary le Bow	64	36	St Mildred Breadstreet	59	26
St Alhallowes Staining	185	112	St Gabriel Fen-church	69	39	St Mary Bothaw	55	30	St Mildred Poultrey	68	46
St Alhallowes the Wall	500	356	St George Botolphlane	41	27	St Mary Colechurch	17	6	St Nicholas Acons	46	28
St Alphage	271	115	St Gregories by Pauls	376	232	St Mary Hill	94	64	St Nicholas Coleabby	125	91
St Andrew Hubbard	71	25	St Helens	108	75	St Mary Mounthaw	56	37	St Nicholas Olaues	90	62
St Andrew Vndershaft	274	189	St James Dukes place	262	190	St Mary Summerset	342	262	St Olaves Hartstreet	237	160
St Andrew Wardrobe	476	308	St James Garlickhithe	189	118	St Mary Stayning	47	27	St Olaves Iewry	54	32
St Anne Aldersgate	282	197	St John Baptist	138	83	St Mary Woolchurch	65	33	St Olaves Siluerstreet	250	132
St Anne Blacke Friers	652	467	St John Euangelist	9		St Mary Woolnoth	75	38	St Pancras Soperlane	30	15
St Antholins Parish	58	33	St John Zacharie	85	54	St Martins Iremonger.	21	11	St Peters Cheape	61	35
St Austins Parish	43	20	St Katherine Coleman	299	213	St Martins Ludgate	196	128	St Peters Cornehill	136	76
St Barthol. Exchange	73	51	St Katherine Creechu.	335	231	St Martins Orgars	110	71	St Peters Pauls Wharfe	114	86
St Bennet Fynch	47	22	St Lawrence Iewry	94	48	St Martins Outwitch	60	34	St Peters Poore	79	47
St Bennet Gracechurch	57	41	St Lawrence Pountney	214	140	St Martins Vintrey	417	349	St Stevens Colmanst.	560	391
St Bennet Pauls Wharf	355	172	St Leonard Eastcheap	42	27	St Matthew Fridayst.	24	6	St Stevens Walbrooke	34	17
St Bennet Sherehog	11	1	St Leonard Fosterlane	335	255	St Maudlins Milkstreet	44	22	St Swithins	93	56
St Botolph Billingsgate	83	50	St Magnus Parish	103	60	St Maudlins Oldfishstr.	176	121	St Thomas Apostle	163	110
Christs Church	653	467	St Margaret Lothbury	100	66	St Michael Bassishaw	253	164	Trinitie Parish	115	79
St Christophers	60	47									

Buried in the 97 Parishes within the walls, — 15207 *Whereof, of the Plague* — 9887

	Buried	Pla.		Buried	Pla.		Buried	Pla.		Buried	Pla.
St Andrew Holborne	3958	3103	Bridewell Precinct	230	179	St Dunstans West	958	665	St Saviours Southwark	4235	3446
St Bartholmew Great	493	344	St Botolph Aldersga.	997	755	St George Southwark	1613	1260	St Sepulchres Parish	4509	2746
St Bartholmew Lesse	193	139	St Botolph Algate	4926	4051	St Giles Cripplegate	8069	4838	St Thomas Southwark	475	371
St Bridget	2111	1427	St Botolph Bishopsg.	3464	2500	St Olaves Southwark	4793	2785	Trinity Minories	168	123
									At the Pesthouse	159	156

Buried in the 16 Parishes without the Walls — 41351 *Whereof, of the Plague* — 28888

	Buried	Pla.		Buried	Pla.		Buried	Pla.		Buried	Pla.
St Giles in the Fields	4457	3216	St Katherines Tower	956	601	St Magdalen Bermon	1943	1363	St Mary Whitechappel	4766	3855
Hackney Parish	232	132	Lambeth Parish	798	537	St Mary Newington	1272	1004	Rotriffe Parish	304	210
St James Clarkenwel	1863	1377	St Leonard Shorditch	2669	1949	St Mary Islington	696	593	Stepney Parish	8598	6583

Buried in the 12 out-Parishes, in Middlesex and Surrey — 28554 *Whereof, of the Plague* — 21420

	Buried	Pla.		Buried	Pla.
St Clement Danes	1969	1319	St Mary Sauoy	303	198
St Paul Covent Garden	408	261	St Margaret Westminst.	4710	3742
St Martins in the Fields	4804	2883	hereof at the Pesthouse		156

Buried in the 5 Parishes in the City and Liberties of Westminster — 12194 *Whereof, of the Plague* — 8403

The Total of all the Christnings — 9967
The Total of all the Burials this year — 97306
Whereof, of the Plague — 68596

The Diseases and Casualties this year.

Abortive and Stilborne	617	Executed	21	Palsie	30
Aged	1545	Flox and Small Pox	655	Plague	68596
Ague and Feaver	5257	Found dead in streets, fields, &c.	20	Plannet	6
Appoplex and Suddenly	116	French Pox	86	Plurisie	15
Bedrid	10	Frighted	23	Poysoned	1
Blasted	5	Gout and Sciatica	27	Quinsie	35
Bleeding	16	Grief	46	Rickets	557
Bloody Flux, Scowring & Flux	185	Griping in the Guts	1288	Rising of the Lights	397
Burnt and Scalded	8	Hangd & made away themselves	7	Rupture	34
Calenture	3	Headmouldshot & Mouldfallen	14	Scurvy	105
Cancer, Gangrene and Fistula	56	Jaundies	110	Shingles and Swine pox	2
Canker, and Thrush	111	Impostume	227	Sores, Ulcers, broken and bruised Limbs	82
Childbed	625	Kild by severall accidents	46	Spleen	14
Chrisomes and Infants	1258	Kings Evill	86	Spotted Feaver and Purples	1929
Cold and Cough	68	Leprosie	2	Stopping of the stomack	332
Collick and Winde	134	Lethargy	14	Stone and Strangury	98
Consumption and Tissick	4808	Livergrown	20	Surfet	1251
Convulsion and Mother	2036	Meagrom and Headach	12	Teeth and Worms	2614
Distracted	5	Measles	7	Vomiting	51
Dropsie and Timpany	1478	Murthered and Shot	9	Wenn	1
Drowned	50	Overlaid & Starved	45		

Christned { Males — 5114, Females — 4853, In all — 9967 }
Buried { Males — 48569, Females — 48737, In all — 97306 } Of the Plague — 68596

Increased in the Burials in the 130 Parishes and at the Pest-house this year — 79009
Increased of the Plague in the 130 Parishes and at the Pest-house this year — 68590

图 3.1 《伦敦死亡统计表》（*London's dreadful visitation:or, a collection of all the bills of mortality for this present year*），1665 年。来源：Wellcome Collection。

方式。换言之，疾病是一组独特、可变的症状，而不是一种普遍、固定的生物存在。这意味着至少从当下的观点来看，表现出相同症状的几个人可能会被诊断为截然不同的疾病。这种诊断很大程度建立在病人对自身症状和健康史的主观描述上①。

在认识到某些疾病具有传染性并且能迅速侵袭全体民众之后，病人和治疗者能够借此调整他们对疾病的理解。为了达成这样的调整，一部分人将健康不佳与个人因素以及更广泛的环境因素联系起来，比如季节、腐败的空气和天意②。例如，一些人认为瘟疫源于地下渗出的毒气或行星运动。环境状况可能使人容易受到感染，或者通过体液腐败、堵塞和紊乱而直接致病。

普通的男性和女性是如何表达这些疾病概念的？从他们的叙述中，我们能获悉何事？在简要介绍近代早期欧洲的疾病文化史之后，本章将从病人角度还原过去对于疾病的看法。最后，本章将探讨一些渗透进病人叙事的文化话语（cultural discourses），并试图建立一种"疾病文化史"的模型。自20世纪80年代的文化转向以来，许多医学史家都尝试从普通民众的话语中寻找过去的经验。[1]但令人惊讶的是，采取这种方法来研究近代早期疾病的著述寥寥无几。

并且，由于本文采用的方法关注的是日常普通疾病而非流行病，所以偏离了许多关于近代早期疾病的既有学术研究。[2]流行病可以成为探索疾病史的有益场域，因为它揭露了我们也许无法从别处看到的

---

① 关于最后一点的创新性研究包括 Pomata 1998；R. Porter & D. Porter 1988；Fissell 1991。

② Nutton 1990；DeLacy 2016.

行为和心态。从更实际的层面来说，流行病产生了相当多的史料。瘟疫的暴发能够创造出行政文件的宝库，仅仅一名抄写员就能在汇编遗嘱和死者财产清单时签署大量行政文件[1]。瘟疫也能形成公共卫生方面的记录，记录卫生危机所造成的可能无法预见的潜在影响，比如被盗物品的增加。佛罗伦萨的一名乳母从瘟疫医院（plague hospital）回到家时发现她的床单不见了；一名面包师闯进他死去的姐夫家偷戒指。这些故事还原了瘟疫时期的日常生活，也还原了家庭、邻里和职业关系，这些关系将生者与死者相连[2]。在经验丰富的历史学家手中，流行病提供了重要的背景，前现代的心态、生活和社群正是从这种背景之中浮现出来的。

　　流行病揭示了社会福利制度的运转情况，因而成为热衷于还原社会结构对人口变化影响的社会史家们所青睐的话题。这些历史学家中有许多都是在颂扬现代福利国家崛起的时期进行写作的，因此他们关注的是民间组织和行政措施，例如慈善机构、医院和检疫隔离站[3]。这些历史学家的兴趣在于探知对疾病的看法是如何与更广泛的社会变革相联系的。他们倾向于依赖社会学方法和数据分析，而不是对患者个体的经历进行研究。由于这些研究通常侧重于对疾病的反应，以及通过相似方式影响全民的疾病，所以它们也倾向于将疾病视为不变的生物学事实。疾病的近代身份是"事实"，尽管社会和文化考量决定了对

---

[1]　Wrightson 2011.

[2]　Calvi 1989.

[3]　如 Slack 1985; Carmichael 1986; Quétel 1990; Cipolla 1992; 有关检疫隔离的更多最新研究，见 Newman 2012。

疾病的解释会随着时间而变化，但这种特性仍然是稳定不变的。

文化史家采取了一种更偏向人类学的方法，将历史参与者的思想倾向置于优先地位。人类学为历史学家提供了一个模型，在这个模型中，与现代医学相比前现代医学并不是无效或错误的，它有它自身的价值。从这个角度来看，过去与当下的疾病类别不可同日而语。[3] 人类学还提供了一套新的解释工具，包括观察与出生、死亡、健康和身体有关的符号和仪式。因此，"文化转向"标志着从对于宏大的、较为稳固的社会结构的分析，转向对于本土的、不断变动的文化话语的还原。这种方法的核心是玛丽·菲塞尔（Mary Fissell）所主张的"关注意义的形成"，或过去人们"为其生命、自然世界、社会关系和身体赋予意义"的方式 ①。就疾病而言，"意义的形成"可以包括诊断的含义、症状的象征意义，也可以包括宗教、家庭、性别、羞耻、宗教救赎和地位等因素如何影响疾病解释、病痛感知或医院规章。不同于对死亡率或治疗功效进行衡量，文化史倾向于关注假设、心态和叙事。正是假设、心态和叙事为疾病赋予了特征和意义。例如，水银是一种流行的抗性病药物，脱发则是它的常见副作用。在近代早期的西班牙，秃头是一种文学修辞，表示狡诈、对罪行的惩罚，也是性无能的征兆。克里斯蒂安·贝尔科（Cristian Berco）通过探讨秃头在彼时彼地的文化意涵，解释了对荣誉、地位和性别的焦虑如何与水银的使用相伴随 ②。总之，文化史揭示了文化和医学之间的互动关系。它们展示了信仰和

---

① Fissell 2004a: 365.

② Berco 2015.

成见如何根植于对疾病的理解和经验之中，以及对疾病的态度是如何深深嵌入到宗教、文学和政治等文化叙事之中的。

通过对语言的重点关注，学者们揭示了医学和文化关系的微妙之处。语言并不是对过去疾病经验的清晰反映，它提供了对其昔日结构的洞察[1]。换言之，对近代早期个人作品中表达疾病的隐喻和语言进行研究，可以揭示文化信仰对既往认知的影响，在某些情况下，这可能是疾病类别本身的组成部分。例如，在近代早期医学著作关于癌症的典故中提到了狼和蠕虫，这为疾病作为一种入侵实体的概念提供了依据[2]。关于歇斯底里（hysteria）的法语著作提到了普罗透斯（Proteus，译注：古希腊神话中的海神，善于预言，能随心所欲改变自己的面貌）、变色龙和九头蛇（Hydra，译注：相传割去九头中任何一头，会生出两个头，后为大力神赫拉克勒斯所杀），这有助于传达含义，也有助于增进人们对疾病力量和多变性的理解[3]。修辞和话语可以揭示当时人们对疾病的文化态度，也可以将患病经历和疾病的产生作为认识论的范畴来塑造。

因篇幅所限，笔者只能简要介绍诸多"疾病文化史"方法论中的一部分，例如人口学研究、疾病的公共卫生应对、公共机构史，以及学院派的疾病理论。人口学研究对疾病和人口变化之间的关联进行考察，倾向于从宏大结构而非个体出发，以现代术语看待过去的疾病。

---

[1] Scott 1991.

[2] Skuse 2015.

[3] Arnaud 2015.

他们会分析死亡率、地理范围和传播路径等"确凿事实"[1]。玛丽·多布森[2]示范了历史学家如何将这种方法与文化史方法相结合，这表明了无须将社会史和文化史对立起来。她追溯过去的疾病发病率，也考察近代早期人们如何将恶臭、低洼地势与身体不适之间的联系理论化。

与使用现代标准评估公共卫生对疾病的应对不同的是，文化史家已经开始探索卫生政策的含义。此类研究表明，疾病的相关政策之所以意义重大，不仅因为它解释了死亡率的变化，还因为它赋予了疾病意义。例如，不同于讨论某些疾病的应对措施有效与否，马克·詹恩（Mark Jenne）[3]等历史学家已经开始探索卫生政策的"文化逻辑"，例如伦敦一条宰杀流浪狗的瘟疫法令[4]。其他历史学家也拓展了他们对公共卫生的定义。1995年桑德拉·卡瓦洛对都灵的研究，显示出了对慈善事业的实际和象征性影响进行评估的价值。克里斯蒂·鲍尔斯（Kristy Bowers）[5]则以卡瓦洛的方法为基础，设想了16世纪塞维利亚应对瘟疫的公共卫生政策，他认为既要尽力控制传染，又要更普遍地维持福祉。鲍尔斯发现，隔离区是临时建立的，这使城市经济得以继续运转。塞维利亚的城门虽然关闭了，但仍可通行。

文化史家们也同样分析了机构对疾病的应对，将其作为社会力

---

① 例如 Razzell 1977; Gottfried 1978; Riley 1987。

② Dobson 1996.

③ Jenne 1997.

④ 也见 Ranger & Slack 1992。

⑤ Bowers 2013.

量的产物，而非仅仅是流行病学的产物。这种方法揭示了诸如对贫穷、性别、公民责任或耻辱的关注这样的假设和信念，是如何构成社会公共机构提供照料以及病人获得照料的方式的。例如，在近代早期的威尼斯，对性别、美貌和耻辱的叙事贯穿了人们对性病的反应。劳拉·麦格夫（Laura McGough）[1] 解释了盛行的对于女性身体的假设，尤其是女性的疾病抵抗力强于男性的概念，是被有关感染的想法所包裹着的，并形塑了公共机构对它的反应[2]。疾病的理论也可能由某些病人的信仰和焦虑决定。因为到了18世纪，流行病开始与贫穷联系在一起，医学作家明确指出了穷人的身体和习惯所承载的道德特征。凯文·锡耶纳（Kevin Siena）[3] 将这种现象称作"道德生物学（moral biology）"。穷人的血液是腐臭的，因而更容易受到传染，还会成为疾病之源。这些研究结果揭示了关于特定人群道德状况的臆断是如何嵌入医学知识的。

对历史研究对象的认知与想象这一焦点在20世纪90年代从象征人类学（symbolic anthropology）中脱胎而出，它使用繁密的叙述和故事来还原过去的生活和思维方式[4]。然而令人惊讶的是，关于近代早期疾病的社会经验的新学术研究很少。最近的重要研究利用了医院档案，此类史料可以掩盖个人经历。与此同时，文学学者则更倾向于关注隐喻和修辞，而非认知和行为。[4]迈克尔·斯托尔伯格（Michael

---

① McGough 2011.

② 也见 Siena 2004。

③ Siena 2010.

④ Calvi 1989; Jones 1996.

Stolberg）是少数几位从病人视角研究近代早期疾病的历史学家之一，他的研究成果提供了关键的深刻见解。他通过病人与基本上来自德国和法国的治疗者之间的通信，证明近代早期的人们并不单单以平衡来衡量体液健康。健康和疾病也势必涉及体液的淤堵和病态。他还提醒我们气郁（vapours）在过去的健康观念中的重要性，在那个时代，人们并非仅以体液来解释所有身体现象 [1]。

然而，如果只用病人与治疗者之间的通信来诠释病人视角，我们就错失了病人认知的完整图景。不同于挖掘医学通信，本章转而使用1630年至1730年间英格兰男性和女性的非医学个人作品（personal writing）。[5] 在这些史料中，普通病人的观点居于优先地位，因而我们能够从普通病人的写作和思考方式中考察其疾病观念。这些记述有各种体裁，其目的、关注点、受众和惯例各不相同。我们或许可以称其为日记、信件和自传等，但鲜有史料能被简单纯粹地归入任何一类。有些作者写的东西看似是日记，但实际上将好几个星期的事情都写在一起；有一些看似是自传，但其关注点几乎完全在于心灵。为了获取穷人的视角，笔者查阅了那些因健康问题而向教区行政人员请求经济援助的请愿书。请愿书是由教区执事汇编的简洁而公式化的法律文件，它提供了那些最贫穷的、往往目不识丁的人的病情记录，非常珍稀少见。从文化史的角度来看，与其说请愿书揭示了某一社会群体的集体经验，不如说它是对那些经验碎片化的、经过转介的表达。换言之，渗透在穷人叙事中的期望、动机和境

---

① Stolberg 2011: 79 - 156；其他专注于某位病人的重要著作：Ruggiero 2001；Rankin 2008。

况并不会掩盖他们真实的生活经历，反而构成了这些经历不可或缺的部分。

从病人的视角来探讨近代早期的疾病存在一些困难。在当时，鉴于疾病的个人主义性质，鲜有符合我们想象的诊断类别。[6] 水肿、坏血病和瘟疫等疾病都与特定症状联系在一起，性病甚至有规定的专门疗法。病人的描述中充斥着关于着凉、疼痛和腹泻的模糊性论述。因此，那些尚未按固定分类来思考日常疾病的人的言辞断然不能用来还原疾病概念。不过这种关注仍有价值，因为它更重视历史主体的陌生观念，而非我们认为疾病是自然且永恒的现代观念。这样的关注也是文化史方法所要求的，因为文化史要求对语言进行仔细分析，以显示文化信念、假设和实践嵌入疾病概念的方式。通过揭示一些信念和行为是如何以有别于专业医学著作的方式渗透进疾病概念，普通病人的话语拓宽了我们对当时疾病的理解。此外，彼时病人的疾病叙述对于治疗者的疗法和诊断选择至关重要。还原这些声音可以提供一幅更为全面、均衡的总体医学图景。

本文所用信件、日记和请愿书都是英文的，这是一个地理中心，提供了丰富充足的史料，以及将这些史料置于历史语境中进行研究的二手文献。这些文本并没有直接指向近代早期病人的日常病痛。在实际体验和对这一体验的记录之间，仍然存在着无法测定的沟壑。本章试图通过还原一些文化脚本（cultural scripts），例如性别规范和宗教信仰，来调整这一沟壑，同时展现男性和女性是如何感知其身体并在文本中清楚表达其疾病认知的。

｜ 病人眼中的疾病

　　近代早期病人对疾病的认知很大程度上是由当时对身体的流行态度决定的。当时，人们认为人体是由四种体液组成，体液之间独特的平衡、组合方式和流动决定着健康。这是一个灵活、有适应能力的系统，人们用它来解释一系列身体现象，包括衰老、性别差异、月经和疾病。每个人独特的体质和生活方式决定其体液的性质和黏稠度，而正是体液的性质和黏稠度影响着健康。例如，无节制或不恰当的饮食、锻炼或睡眠可能会造成体液淤堵或腐败，进而导致各种身体不适。最重要的是，病人对这些症状的描述揭示了将疾病定义为一组独特症状的倾向。该观点有助于解释这一时期个人作品中相对稀少的疾病类别。人们通常会提及发烧、肿胀、痉挛、嗜睡等症状。在许多情况下，他们并不把这些微恙视作其他更大疾病的标志，而是将它们理解为疾病本身。例如，1680年安妮·诺斯 (Anne North, 1614–1681) 的儿子生病时，她没有使用特定的疾病名称，而是提到孩子"病得很重，伴有疼痛，还吐出了非常怪异的有色秽物"。[7]17世纪中叶，玛格丽特·贝克 (Margaret Baker) 编写的一本药方书也是根据症状而非疾病编列的。药方书条目的标题有"针对持续咳嗽""止泻"和"骨痛"等等。[8]

　　塞缪尔·佩皮斯 (Samuel Pepys, 1633–1703) 异常坦率的日记提供了另一个例证 (见图3.2)。佩皮斯是一名海军行政官员，他在

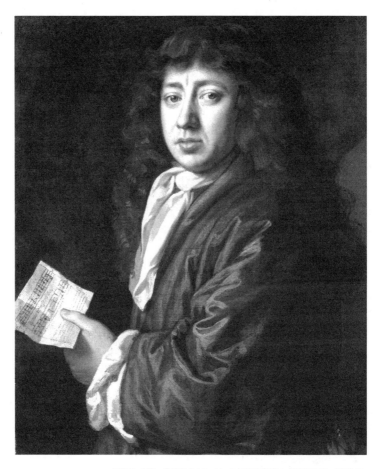

图 3.2　约翰·海尔斯（John Hayls）所绘塞缪尔·佩皮斯画像，1666 年。
来源：National Portrait Gallery，London。

1660—1669年间一直在写日记，内容包含了对王政复辟时期生活的丰富观察，还详细记录了他自身的健康状况，尤其是与肾结石的终身斗争。他时常抱怨背痛、排尿时的刺痛、睾丸肿痛和令身体无力的肠胃胀气。但他并不总是像我们一样，将这些病痛视为慢性疾病的症状。

例如，当1663年佩皮斯感到"下身有些疼痛"时，他将其归因于着凉。可推测的是，着凉可能使佩皮斯的肠道不太通畅，因为他吃了一些外科医生开的通肠药丸，几天后又进行了灌肠。疼痛持续不断，以致他无法下床，排尿也很困难。佩皮斯并没有把这些症状和结石复发联系起来，而是将其归因于"没排气，也没排便"，并且外科医生向他保证疼痛与结石无关。8天后，佩皮斯在妻子的帮助下使用了一种用啤酒、糖和黄油制成的灌肠剂，他的症状才终于得到缓解。[9]

佩皮斯是一位细心的自我观察者。他持续关注着自己的身体，追踪自身疼痛的部位、原因和严重程度，以确定这些疼痛是否预示着他的"老毛病"、结石或其他疾病的发作。他甚至声称自己能识别出其他人体内的结石，他曾为自己的仆人诊断出患有结石或"其他类似疾病"。[10] 因此，1663年发生的这一事件并不意味着人们无法识别症状或无法进行适当的自我诊断，而是揭示了一种与我们当下截然不同的疾病认知。佩皮斯并不将肾结石视为一种长期以相同方式折磨自己的慢性疾病。相反，他不断重新评估自己的症状，有时将其与结石联系起来，有时将其与看似不相关的环境或知觉联系起来，例如寒冷、感到"被束缚"、弯腰或竭力抬起重物①。

对发烧的描述揭示了近代早期疾病的第二个关键特征（见图3.3）。病人并不把身体疾病定位在局部，而是倾向于认为它们在身体内部不断移动。尤其是发烧，人们认为它会在体内各个不相关的部位游荡和停驻。一名女子忍受着腿部的发烧，而另一名女子则因"陷入左眼"

---

① Pepys 1970 - 83, 5: 312; 7: 406.

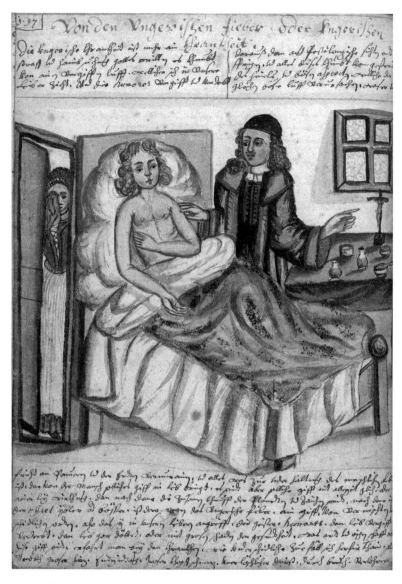

图 3.3 药典（Arzneibuch），《流行医药、外科手术及药方纲目》（*Compendium of popular medicine and surgery, receipts*），约 1675 年。来源：Wellcome Collection。

的发烧而连续三周丧失行为能力。[11]诺福克一位名叫伊丽莎白·弗里克（Elizabeth Freke, 1641–1714）的女子忍受了一连串身体上的折磨，直到1697年，她的左半边身体开始高烧，高烧最后转移到了脚踝。这件事发生在她去伦敦看望姐姐的时候，使她卧床休养了两个月。她解释道："这次发烧从我的左半边身体开始，又转移到脚上，我的脚踝变成像甘蓝一样的紫褐色。我将近三个月都躺在床上动弹不得。"当终于退烧时，她哀叹："没有外科医生会诊病。"这个小故事同样说明疾病可能同时被视为个人经历和对更多人造成折磨的传染病。看起来，弗里克所遭受的这场发烧的发病轨迹独属于她的个人境况和体质，然而，她还认为自己的侄女在一个月后是死于同一种发烧。她将自己和侄女的病视为一场更大的流行病的一部分，她对此这样解释道：发烧"在伦敦大量出现"，"许多人因此死去"。弗里克之所以将侄女的病情和自己的进行比较，或许是由于发烧的部位。实际上，她的女仆据称也患有同样的疾病，但女仆的发烧却"停驻在背部"，这表明是其他因素导致弗里克将两起病例联系在一起①。

不断移动的身体疾病同样可以发生变化。例如，疼痛被认为是可以在体内移动的，随着时间的推移，它可以转变成各种疾病。一名女子忍受了多年的头痛，直到这种疼痛突然落入她的骨盆，固定在耻骨和膀胱的括约肌处。[12]当她在野外骑马时，头痛又突然变成了肾结石。疼痛是可变的，而身体是一个流动的整体结构。当体液流动或灵气转移时，病人就认为有一种全新的疾病产生了。有时，疼痛会触发一些

---

① Freke 2001: 69, 234, 235.

我们原本以为完全无关的情况。有一个类似的例子，一名妇女的喉咙被头巾上的别针刺穿，"引发了极度的痛苦，以致她发烧了"。[13] 相反，哲学家、知识分子安妮·康韦（Anne Conway, 1631–1679）将她的终身头痛归因于12岁时的发烧经历 ①。

诸如发烧和疼痛这种可以移动、变化的病痛，它们既可以作为疾病的症状，也可以自成为疾病。例如，不断移动的疼痛是痛风和风湿的关键标志。不过正如这些例证所展示的，病人也将疼痛视为渗入身体且确切存在的实体。同样，冷也被认为有其物质性的存在，并且它的移动能触发一系列疾病。近代早期的人们认为着凉由气温突变引发，因为气温突变会使毛孔闭合，从而阻碍体内腐败废物的排出。在写日记的那些年里，佩皮斯经常着凉。他将其归因于下雨或寒冷的天气、穿着不当、喝了冷饮以及在日常的例行事务（例如理发、修理鸡眼或"脱下我的长筒袜擦洗双脚"）中裸露了身体。佩皮斯在洗脚或脱帽的时候着了凉，他甚至在床上绑住双手，防止它们从被子里伸出来导致着凉。[14] 对于佩皮斯而言，寒气能从敞着的窗户外、一杯冷饮，甚至是理发时从外部进入他的身体，通过阻碍有害废物排出而使身体堵塞。1664年6月，佩皮斯惊讶地写道："一点风就会使我着凉、胀气。"② 将着凉视作不连续的堵塞物就能解释它们何以被认为停驻在身体的特定部位而非其他部位。一名男子的双腿因着凉而"堵塞"了；另一名男子则是阴茎着凉。佩内洛普·杰夫森·帕特里克（Penelope Jephson Patrick）还

---

① Nicolson & Hutton 1992.

② Pepys 1970 – 83: 5: 162.

记录了一个用于"治愈胃部着凉"的糖浆药方。[15]

笔者惊讶地发现，病人的个人书写中很少提及生殖方面的疾病，这可能是由于疾病的性质会不断变化。在剑桥郡和萨福克布道的牧师艾萨克·阿彻（Isaac Archer, 1641-1700）记录道，他的妻子在1672年生下一名男孩后就因"有害、恶毒的污物"而生病了。信仰安立甘宗的贵妇艾丽斯·桑顿（Alice Thornton, 1627-1707）在生产期间和生产后经历了数次健康危机①。然而，由于桑顿一共生了9个孩子，经历了一个几乎无间断的怀孕、生产和产后恢复的循环周期，所以很难将她的生殖期与非生殖期区分开来。此外，与生育相关的疾病可能会演变为与生育并不明显相关的疾病。例如，桑顿刚生的孩子在吃奶时咬伤了她的乳头，导致她的乳房生了坏疽，继而引发了发烧、头痛和牙痛，这些病痛使桑顿接连数月卧床不起。[16]

┃ 文化话语和病人叙事

我们可以通过观察文化信念和实践塑造这些记述的方式，来更深刻地理解记述的形成。身体的医学框架和假设在很大程度上决定了病人的疾病构建。当时盛行的性别规范、宗教信仰、写作惯例和对名誉

---

① Archer 1994: 139; Thornton 2014；关于女性特有的疾病，见 Dixon 1995; Smith 2001; Churchill 2012。

的顾虑也是如此。或许名誉受到了最直接的影响。病人几乎丝毫没有提及使人破相的或会带来耻辱的瘟疫、溃疡、瘰疬和癌症等疾病，即使它们在那时十分盛行。塞缪尔·佩皮斯提供了一个罕见的例证，他的个人作品中出现了有关性病的记述[1]。当佩皮斯的兄弟被诊断为梅毒时，他的亲朋好友请了一位新医生来给他做检查，希望得到一份不失体面的诊断。这段插曲揭示了梅毒的耻辱和污名，这也是为何承认患有这种疾病的病人如此之少最可能的原因。

在病人的一手记述中经常出现的疾病特点往往反映了当时盛行的性别习俗。在17世纪的英格兰，女性被教育须谦虚、温良且顺从。相反，男性则被期待展现出力量、经济独立和自律，[17]应该对家庭以及妻子的行为举止进行管束。然而，这些理想的性别期望并不总是与现实相符。许多女性是坦率机智而非沉默温良的。独身女性和寡妇不受丈夫和父亲的控制，而与此同时，已婚女性对年轻的单身女性拥有相当大的权力，她们监督年轻单身女性的身体和行为[2]。同样，并不是所有的男性都符合自给自足的一家之主的父权制理想。亚历山德拉·谢泼德（Alexandra Shepard）的研究表明，老年男性会挑战自律等男子气概，而年轻男性可能会通过聚众闹事、酗酒和赌博来颠覆常规的男性气质概念[3]。现存的男性作品涵盖了各个年龄段和社会阶层，而近代早期英国女性的个人作品则大多出自上流阶层或贵族中的已婚女性或遗孀，她们出于宗教信仰而记录自己的

---

① Pepys 1970－83:5:82－6;关于这一时期英格兰的性病发病率，见Siena 2001:205。

② McIntosh 2005; Gowing 1996, 2003.

③ Shepard 2003:93－126，214－45.

生活。[18]

笔者发现，那时有相当多男性在表达病痛的性质和严重程度时，提及自己无法达到社会期望的男性行为规范，即履行自己作为家庭管理者的角色和责任。萨默塞特郡（Somerset）的一名税务员，同时也是一位麦芽制造商，还兼任会计和校长，他的肚子上长了一个疖子，但这并不妨碍他的工作，"尽管这非常痛苦，尤其会妨碍休息"。汉弗莱·迈尔德梅（Humphrey Mildmay）因脚趾疼痛而整日待在家中。托马斯·蒂尔兹利（Thomas Tyldesley, 1657–1715）有几次被一根手指的剧痛弄得虚弱不堪："整天待在房里，因为一根手指肿胀而痛苦不堪。"1678年，艾萨克·阿彻患了鼻炎和牙痛，他称自己"像老人一样慈和"。他虚弱无力，体力不足以支撑学习或进食，最重要的是无力履行他的义务。病痛削弱了阿彻的阳刚之气、体力和谋生能力，进而瓦解了他男子气概的核心部分。[19]

兰开夏郡（Lancashire）的托马斯·蒂尔兹利是上流社会的一员，他在日记中提及许多身体不适，包括胃痛、着凉、胀气、结石和痛风。除了论及这些病情所带来的痛苦，以及他为减轻这些痛苦所做的尝试之外，蒂尔兹利并未分享更多的相关细节。不过他确实记录了1712年的整个秋冬季节，除了反复发作的病痛，还出现了不同程度的虚弱："无助、痛苦极了，终日卧床"，"整日待在房中，一瘸一拐"，"非常痛苦，无法控制自己"，"十分痛苦，行动不便"①。蒂尔兹利没有需要看管的店铺，也没有病人需要治疗。他是靠地产为生的绅士，健康的

---

① Tyldesley 1873: 71, 62, 63, 76.

时候，时间主要消耗在休闲活动上，比如打猎和访友。但与前述中产阶层男性极为相似的是，丧失行为能力（incapacity）是他对痛风和结石等痛苦疾病的核心体验。他强调了肉体折磨对独立和自立等男子气概的影响，以此表达自己受到的折磨之甚。

蒂尔兹利也阐明了病人疾病叙事的另一项重要因素：宗教。许多近代早期的男性和女性选择在个人写作中记录健康状况，将此作为一种灵修（spiritual exercise），深思（meditate）以往的上帝恩典，并估算其对自身通往天堂的裨益。在宗教语境中，我们可以将蒂尔兹利对自身虚弱的关注视为他对上帝恩典与苦难关系的特定信念的反映。像蒂尔兹利这样的天主教徒相信上帝的恩典会随着人的功德圆缺而变化。病痛提供了一个分担基督苦难进而赎罪的机会。通过效仿基督，天主教徒参与了基督的苦难，并与上帝建立起了更密切的关系。因此，病痛导致的行为能力丧失也许是通向灵魂救赎不可或缺的苦修。因病痛而终日卧床是一种受难克己的虔诚行为，可以使信徒更接近上帝。从这个角度来看，蒂尔兹利对自己难以下床、无法写作甚至动弹不得的记录，体现出了一种强烈的批判性宗教体验。

艾萨克·阿彻提供了一个新教信仰如何塑造疾病结构的例子。阿彻提到他的儿子威尔（Will）在死前能够静默地忍受疾病之苦。这种对肉体折磨的钝感表明在上帝审判的紧要时刻，威尔具有将灵魂驾凌于肉体之上的能力。阿彻追踪了年轻的威尔于1675年所患的疾病，这次患病起初表现为发烧和寄生虫病，几个月后复发时，威尔"突然浑身无力，没有任何胃口"。对威尔来说，即将到来的死亡是一场格外严酷的试炼，而阿彻却欣慰于威尔的"浑然无觉"。阿彻凝视着瘦削、抽搐的儿子，写道："担心他会醒过来，感受到那些令我们触目伤心的痛苦。"阿彻确信威尔的身体正在遭受病痛的折磨，因为这位悲伤的父亲目睹了儿子的消瘦、呕吐和痉挛等症状，这些症状在他看来无疑是痛苦的，然而他推断自己的儿子是"毫无知觉的"。他相信这种疾病及伴随的痛苦确实存在，但濒死的孩子却感受不到。善终就是像殉道者那样怀着对天堂的憧憬泰然死去①。

　　这些记录还受到病人各类写作形式的惯例和意图的影响。阿彻显然是在宗教框架内写作的，这决定了他理解及叙述自身疾病的方式。例如，宗教作家通常会为自己所受的折磨感谢上帝，或将身体磨难记录为神的征兆和解救。另一方面，蒂尔兹利在日记中将社会事件与商业事务结合起来记录。他在笔记本的右边划出一栏，就像账本一样，在天气细节和日常社交一侧把支出的每一分钱都仔细地列成表格。1714年的一个条目记录了他的商行，还记录了他当天所购物品的价格："马匹4先令，仆人的肉1先令，啤酒1先令8便士；给女仆1先令，给儿子6便士。"他对身体虚弱的描述也用了类似的定量形式。就在几天后，蒂尔兹利开始头痛，于是他服用了医生开的通便药。他记录了服药后的排便次数："仅排便2至3次，其中一次在晚上。"第二天，他"腹痛难忍，日间排便3次，夜晚2次"。[20] 蒂尔兹利将日记－账簿作为记录日常琐事的列表，而不是自我表达的场所，为量化提供了便利。

　　笔者对患者的关注可以使对宗教和性别的关注产生联系，从而进一步塑造关于疾病的描述。在上文论及发烧时，伊丽莎白·弗里克将

---

① Archer 1994: 151 - 2.

自己同女仆、侄女进行对比。然而笔者发现，通过观察他人经历来衡量疾病的做法在近代早期英格兰女性的个人作品中很常见，尤其是那些对宗教十分虔诚的女性。也许现存的彼时女性作品的宗教性质能帮助解释这一模式。虔诚的作者倾向于记录他人的病痛来省思，同时作为人终有一死和神圣恩典的警醒。通过观察他人的疾病来表达和衡量自己的疾病是这种灵修的一种合理延伸。

但弗里克的日记不仅仅是一个反思宗教问题的处所，它还为亲人和后代提供了一个自我感知的场域。垂死的丈夫和生病的孩子，像这样具体化的疾病，或许为弗里克这样的女性提供了一个宝贵机会，来展示责任心、耐心和同情心等女性的关键美德。她一度对丈夫如此同情，以致因同情而生出痛苦，似乎悲伤将丈夫的疾病转渡到了自己身上。1706年，她的丈夫珀西（Percy）患上致命的水肿病，腿部和腹部开始肿胀、长疮，分泌出大量液体。他不得不直坐在椅子上睡了几个月。在这场煎熬中，弗里克一直照护着丈夫。在夜间，她陪坐着不眠不休，"因为担心他窒息，还在椅子后面用一张精美的手帕或餐巾"扶着他的头。不过，她因此承受的身体损伤，可能是对她富有同情心的照顾最有力的证明。她"病得很重"，与她濒死的丈夫——同时也是她的表兄——一样："我的左腿也肿坏了，但不像挚爱的表兄那么严重。"在弗里克提到自身的肿坏情况与珀西不同时，她显然是把自身病情和珀西联系起来了。她的腿上有"两个大洞"，分泌的液体和珀西水肿所泌出的液体竟离奇相似，她认为自己的肿胀和丈夫的一样，也是致命的[①]。其他女性也对自身与所爱之人相似的病状进行了描述。一名

---

① Freke 2001: 84, 85, 249, 251.

女性指出丈夫突发的致命抽搐是"如此骇人，以至于在他死后，我陷入严重昏厥"，另一名女性则形容自己"被亲爱的儿子的抽搐吓得连肠子都在哆嗦"。[21] 女性在受到濒死丈夫和患病子女的疾病侵袭之后，能够表现出丰富的同情、怜悯和爱，这些情感回应正是近代早期社会对她们的期待。

当我们将富裕阶层的个人作品与另一种截然不同的史料——贫民请愿书进行对比时，文化模式通过何种方式来塑造病人对疾病的叙述也许会更加明晰。请愿书是经过润色修改的法律文件，而非第一手资料，因此作为了解病人心态的史料是有问题的。不过，它能让我们尽可能地接近贫穷的文盲病人的言辞和想象。这些请愿书大多由教区执事整理，由穷人递交给郡刑事法庭（即季审法庭）的法官。个人可以用一系列理由向季审法庭发起请愿，如解雇学徒或控告入室行窃。笔者收集了1623年至1730年间的648份请愿书，这些请愿书都试图推翻教区管理者取消或降低月度济贫津贴的决定。这些请愿者因健康状况不佳而要求继续获得救济。

与个人作品一样，很少有请愿书提到明确的疾病。相反，请愿者会提及症状，并用宽泛的描述词来说明情况：年迈体弱（infirm，128份请愿书）、身体虚弱（weak，119份）和无力（impotent，57份）。当请愿者确实提到某些特定疾病时，他们的提法往往与前文所讨论的个人作品大不相同。在648份请愿书中，有18人患了瘰疬，11人患了癫痫，5人患了天花。几乎无人提及当时在个人作品中非常普遍的头痛、着凉和结石。穷人很有可能只是患了与富人不同的疾病。或许更有可能的是，他们没有时间或财力来为头痛、着凉这种事担心。然而，请愿者所列举的疾病往往具有重要的共同特征：它们在视觉上是显而易见的，并且很可能会致残。

瘰疬、癫痫、脓疮、瘫痪、跛足或四肢淤伤对身体的影响是济贫法当局可以直接观察到的，从而证实请愿者的需要。1651年，当曼彻斯特的一位鞋匠以瘘管反复发作为理由申请救济时，他着重强调了济贫法当局可以看到的病征。病灶"在某些部位多次反复发作 …… 现在则发作于请愿者的好几根手指上"。[22] 当请愿书被大声宣读时，请愿者本人可能正站在厅中，举起双手，作为病情无可置疑的证据。

请愿书是社会史研究的重要史料。它们让历史学家得以积累穷人的经历，还原历史记载中缺失的声音。不过，历史学家可以将这种方法与文化史方法结合起来。除了对请愿书进行量化研究，以捕捉一个此前沉默不语的群体的经历，文化史家还可能会探索不断变化的话语对这些法律文件的影响。将请愿书和日记进行对比，能揭示地位、环境以及对体弱和责任的相关考虑是如何塑造病人的疾病表达的。作为一种法律写作体裁，请愿书的惯例和要求进一步说明了其内容。贫民在提交请愿书时怀有特定的目标，他们使用恭敬、恳求的言辞来赢得济贫法当局的青睐。类似这样的考虑决定了对请愿者疾病和体弱的表述会尽可能引人同情。换言之，会损伤外貌、导致残疾的疾病在请愿书中出现得如此频繁，这既证明了请愿者的需求，也能博取同情。教区执事用"卧床不起"一词强调请愿者的衰弱状态："三年来，这位贫苦的请愿人一直很衰弱，忍受着剧烈的病痛，躺在腐臭的床上。"还有一些则通过将自己的疾病定义为致命的，来传达难以自理和绝望的状态。贫民们描述自己挣扎在"死亡的边缘"，还有很多老一套的表述，如"将在对救济的渴求中丧生"。一些人甚至强调济贫法当局的道德责任："除非慈善之手伸出来救助她 …… 否则她必将惨死。"[23]

这些显然是请愿者用来赢取教区救济的修辞策略。要确定贫民的疾病经历是否与这些文字表述完全一致是不可能做到的。不过，表述必须可信才能赢得教区的救济，某些情况下请愿书还包括证人的签名，以证明案例的真实性或请愿者的品性。当请愿书被大声宣读时，一些贫民甚至在场。医学人类学家已经指出，用于阐述生物学过程的叙述结构可以决定身体的感知，从而决定行为反应①。无论贫民请愿书对疾病的建构多么言过其实或雕琢过甚，它们依然能够传达出贫民对其病体的感知与理解。

｜ 结语

本章揭示了近代早期病人书写中有关疾病的两个关键层面。首先，疾病并非一种本体论意义上的实体，在所有人身上都一成不变。它们因个体的生活方式、环境和体质而有所不同，所以不同个体对同一疾病的体验也千差万别。因此，在诊断和治疗中至关重要的，是病人对症状的主观感知，而非治疗者的客观解读。对症状的解释可能是模棱两可、开放的，并且病人在许多情况下会将症状本身当作疾病。

①　例如 Lutz & White 1986：419。

1664年，塞缪尔·佩皮斯在描述自己皮肤的瘙痒红肿时，并未诊断自己患上了一种以皮肤瘙痒红肿为症状的疾病。他所患的疾病就是瘙痒和红肿[①]。

其次，疾病发作的部位并不是固定的。它们可能会停驻在身体的某个部位，也可能四处游荡，变成一种看似毫无关联的全新疾病。本章中的许多疾病故事都说明了这一观点，而接下来的最后一个例子亦是如此。最后一个例子是来自赫特福德郡（Hertfordshire）的一位吝啬女性。1702年的秋天，萨拉·考珀（Sarah Cowper）在经历了胸痛和发烧之后，感到胸口一阵痉挛。她描述了痉挛如何蔓延到她的喉咙、下巴和头部，最后停留在眼部，造成了剧烈疼痛。[24] 考珀没有将她的胸痛、发烧、喉咙痛、下巴痛和眼睛痉挛视为某种重大疾病的症状，或是彼此不相关的疾病，相反，她想象疾病在体内移动、变换。发烧变为痉挛，接着痉挛又爬上头部，沿途造成各种持续性或突发性的疼痛。

尽管本文的结论受到了研究范围和地理的制约，但这些结论指明了未来的研究路径。尽管迈克尔·斯托尔伯格通过对"气郁"的个例考察提出了该病在法语信件中的时移嬗变，但本文仍缺乏充足的史料来追踪疾病随时间推移所产生的变化。斯托尔伯格追溯了曾被认为是激情或情绪的忧郁症，在18世纪末是如何在神经刺激的框架内得到重新解释的[②]。至于在漫长的时间跨度里，病人对其他疾病的感知和体验的表达方式如何不断变化，还有待观察。本文使用的都是英文史料，它

---

① Pepys 1970 – 83:5:260.

② Stolberg 2011:159 – 90.

们反映的是该地区特有的性别规范和宗教信仰。作为一个生活在新教国家的天主教徒，也许托马斯·蒂尔兹利的信仰让他比一个生活在天主教法国或意大利的人更能毫无掩饰地表达其观点。如果能进行比较研究，将是启发性的。最后，笔者尚未将病人和医生的史料放在一起分析。不过，对病人的关注反映了文化信念对疾病叙事的深刻影响，而这在医学写作中往往是隐匿的 ①。

疾病的历史与本卷的几个关键主题是相互融合的，这些关键主题包括环境、生理过程和广义上的医学实践。早年的历史学者关注学院派医学作家的疾病理论和著作，而本文的方法则是优先考察普通病人的叙述与观点，揭示大众信仰、规范和假设如何嵌入到这些表述之中，并为疾病体验赋予意义。病人理解自己的症状并为其命名，但其使用的词汇和假设与当下不同。文化史的工具让我们看到并理解语言及其对近代早期个体、医疗保健和更广泛社会的影响。

对痛苦的关注也影响到了我们对疾病史其他方面的理解。如果疾病仅与特定的个体相关且不断变化，并由独特的症状组合定义，那么要做出可靠的诊断将十分艰难。瘟疫和性病这样的疾病尤为特殊，因为它们带来的身体病症既模糊又带有道德影响②。诊断这种污名性疾病的困难不仅影响到临床实践，也影响到病人和治疗者在诊室证明其权威的方式。例如，在18世纪早期的病例中，笔者发现众多治疗者都指责病人谎报其性史以逃避性病诊断。治疗者们强调，即使病人对他们

---

① 见 Weisser 2015: 16 – 45。

② 关于诊断此类疾病的挑战，尤见 Munkhoff 1999; Rankin 2008; Stein 2009; Staves 2010; Berco 2015。

存在所谓的否认和欺骗，他们依然能对疾病做出诊断并进行治疗。这种疾病的模糊性和道德性塑造了治疗者对自身专业技能的表达[1]。

病人视角最具价值的地方也许在于它能凸显过去和现在的相似之处和区别。今天，由于病人提出个性化治疗的要求，疾病似乎正在回归一种更加个性化的模式。通过基因组检测，科学家能在遗传病显现之前就确定其位置，药物基因组学（pharmacogenomics）可以预测病人对特定药物的反应。回溯近代早期的个体化疾病模型如何塑造临床实践、医患互动以及权威论断，可以为我们的生活提供宝贵借鉴。在陌生的过去之中，我们也可以学到很多。也许在我们看来，移动至萨拉·考珀眼部的痉挛非常怪异，但这种疾病概念揭示了我们自身信念的历史偶然性。

| 致谢

非常感谢桑德拉·卡瓦洛、伊莱恩·梁和克劳迪娅·斯坦，以及本卷的其他几位撰稿人，感谢他们阅读并评论了本章的早期版本。同时也要感谢莉莎·麦卡希尔（Liza McCahill）、海迪·格根巴赫（Heidi Gengenbach）和布朗大学中世纪及近代早期研讨会的参会者们，感谢他们富于创见的反馈。

---

[1] Weisser 2017.

注释

[1]　部分例子参见 Porter 1985 a, 1985 b; Fissell 1991; Newton 2012; Weisser 2015。虽然 Barbara Duden 1991 年的著作关注的是一名医生的著作而非病人，但她从近代早期的角度提供了最早也是最有价值的关于身体和健康的研究之一。

[2]　毫不意外，在那个时代的流行病中，对瘟疫的研究最多。主要的研究著作包括 Slack 1985; Carmichael 1986; Jenner 2012; Cohn 2010。

[3]　Adrian Wilson 2000 年的研究著作通过完全否定疾病的生物学存在，将这一观点纳入其逻辑结论。其他有益的疾病史综述（historiographical overviews）包括 Cunningham 2002; Jackson 2017。

[4]　基于医院档案的重要研究见 Siena 2004; Stein 2009。2016 年 Cristian Berco 将机构档案与公证档案结合起来，以还原医院之外的更多病人信息。一小部分针对近代早期疾病的文学研究见 Healy 2001; Shuttleton 2003; Vaught 2010; Losse 2014。

[5]　这些史料大部分都用在笔者最新的书（Weisser 2015）中，但笔者在此对它进行重新整合，将关注点放在了疾病上。

[6]　一份关于当时疾病的有用清单，见 Simon Forman 和 Richard Napier 医案簿中的 Topics of Consultations（Casebooks Project, n.d.）。

[7]　British Library, London (hereafter cited as BL), Add. MS 32500, Letter from Anne North to her daughter, 8 July 1680, f. 35.

[8]　BL, Sloane MS 2486, Margaret Baker, Cookery and medical receipts, 1650, ff. 12 v, 25 v.

[9]　Pepys 1970–83: vol. 4, 324–32. 此后笔者以卷号和页码引用这部日记。

[10]　Pepys 1970–83: 1: 62, 64; 2: 241; 3: 30, 136, 274; 4: 218,

369；5：158，162，167，312；3：136；仆人的例子见5：329。

[11] Hertfordshire Public Record offce, Hertford, Panshanger MSS, d/
EP/f29, Sarah Cowper, daily diary, 200, reproduced on microfilm in Amanda
Vickery, ed. Women's Language and Experience 1500–1940, part 1, reels
5–7; Essex Record offce, Chelmsford, Holman Manuscripts, d/Y 1/1/185/19,
Letter from Samuel Tufnell to William Holman, 4 February 1725.

[12] Royal College of Physicians, London, MS. 206/4, George
Colebrook, Letters on Medical Cases (c. 1690), 95. 关于近代早期欧洲的疼
痛的学术研究，见 R. Porter and d. Porter, 1998：97–132；Howard, 2003；
Smith, 2008；van Dijkhuizen and Enenkel, 2009；Stolberg, 2011：27–32。

[13] Hertfordshire Public Record offce, Hertford, Panshanger MSS,
d/EP/f32, Sarah Cowper, daily diary, 25.

[14] Pepys 1970–83：3：203；关于不恰当的穿着（4：222，380；5：
45，159，277；8：471）；冷饮（6：118；8：387）；头发（5：76）；削鸡眼（3：
247）；洗脚和脱帽子（7：172，207；5：277）；床罩（5：152）。

[15] Clegg 1978：1：118；Hooke 1935：344；Folger Shakespeare
Library, Washington DC, MS V.a.396, Penelope Jephson Patrick, Receipt
book, 1671–5, f.7. 佩皮斯的腿和耳朵也着凉了，见 Pepys 1970–83：8：
172。另一名男子觉得着凉"侵袭他的大腿"（BL, Sloane MS 1589, Sir
Edmund King, Md, Medical Papers, f.101r）。

[16] Yale university Sterling Memorial Library, New Haven, Microflm
MISC. 326, Alice Wandesford Thornton Papers, A Book of Remembrances, 135.

[17] 对近代早期英格兰性别规范的有益介绍，见 Gowing 2012。

[18] 关于这一点，见 Shepard 2011。Patricia Crawford 为近代早期
英格兰上层女性在写作中普遍表达虔诚提供了一些解释：（1）这些女性拥有

可自由支配的时间来履行虔诚的职责，（2）16世纪，随着修道院的解散，妇女缺乏宗教方面的指示（religious orders），以及（3）宗教作为自我表达手段所具有的诱惑力。见 Crawford 1993, esp. 73-5。

[19]　Clegg 1978: 1:108; Somerset Record offce, Taunton, dd\SAS/C 1193/4, Manuscript diary of John Cannon (1684-1742), 516; folger Shakespeare Library, Humphrey Mildmay, diary (3 July 1633-9 July 1652), MS W.b. 600: 21; Tyldesley, 1873: 157; Archer, 1994: 157.

[20]　Tyldesley 1873: 14; 引用自 134, 135。关于这种记账和写作混合的形式，见 Harvey 2012: 88-98。

[21]　BL, Add. MS 27357, Mary Rich, Autobiography, f. 35 v; Hertfordshire Public Record office, Hertford, Panshanger MSS, D/EP/35, Sarah Cowper, Daily Diary, 27. 也见 BL, Add. MS 72516, Anne dormer to Elizabeth Trumbull, 21 July 1690, f. 220 r。对于这种模式，还有一些生理学方面的解释，因篇幅所限暂不详细讨论。女性的体液被认为比男性的更湿更冷，这使得她们的身体特别易渗透且敏感。Weisser 2013 年的著作对以上论点进行了更充分的讨论。

[22]　Lancashire Archives, Preston, QSP/52/18.

[23]　Lancashire Archives, Preston, QSP/63/19; London Metropolitan Archives, London, P 76/JS 1/124/13 B; Somerset Record office, Taunton, DD\SE/45/1/57. 一些请愿者强调那些可能致命的疾病，以证明自身急需救治: Cumbria Archive Centre, Carlisle, Q/11/97/30, Q/11/115/15。

[24]　Hertfordshire Public Record office, Hertford, Panshanger MSS, D/EP/F 29, Sarah Cowper, Daily Diary, 282, 283.

第四章

动 物

卡琳·埃克霍尔姆

（Karin Ekholm）

卡琳·埃克霍尔姆（Karin Ekholm），任教于马里兰州安纳波利斯圣约翰学院，研究方向主要为近代早期解剖学研究和图像。目前正在撰写一部1570—1660年的代际史。

动物之间有何共性？动物之间、动物与人、植物和机器之间又有何区别？这两个问题与人们在近代早期如何进行医学实践密切相关。动物在医学著作中随处可见，尽管它们大多出现在为人治疗的语境中。主要的例外是用于治疗役用牲畜（尤其是马）的手册和历书。这些小册子对役用牲畜的性质进行了描述，并为兽医提供了关于维持和恢复健康的指导[①]。像教皇的大象汉诺（Hanno，约1510—1516年）那样的陪伴型动物也会受到医疗护理，虽然此类案例相对较少，但我们能够借此了解其主人和医疗从业者如何看待它们。大象汉诺和利奥十世（Leo X, 1475–1521）都住在梵蒂冈，它是葡萄牙曼努埃尔一世（Manuel I）所赠的加冕礼物。当大象汉诺生病时，教皇的内科医生为它治疗了心绞痛和便秘。根据古希腊的观念，动物和人的躯体在很大程度上以相同的方式运作，医生检查了大象的尿液，为它放血，并试图用含有金子的泻药清肠。面对如此庞然巨兽，医生们对它所适用的剂量犹疑不定，但仍然毫不迟疑地套用了常规的诊断和治疗方案。让利奥十世感到悲伤的是，这杀死了大象汉诺，它的遗体埋葬在一座宫殿的院子里，象牙陈列在圣伯多禄大教堂，拉斐尔还在一幅壁画中纪念了它。利奥十世将大象汉诺的故事铭刻在梵蒂冈的入口，他正是在此地震惊地目睹了它的到来。罗马人民对这头外来的动物感到惊奇，"在这头牲畜身上，他们察觉到了人的感情"[②]。大象汉诺得到了医生、奢侈的药物和通常仅为人做的纪念。在

①　Curth 2010: 77 – 90.

②　Bedini 1998: 145，也见142 – 62。

与教皇、百姓和医生的相遇中，大象迫使他们重新审视人与动物之间的界限。

17世纪初，一只鹦鹉和一只食火鸡被带到了伦敦，这为医生兼解剖学家威廉·哈维带来了动物与人关系上的类似问题。哈维将它们的故事作为欲求不满有碍健康的例子来讲述，他发现鸟类与患有歇斯底里症、萎黄病（green sickness）及其他情绪病的年轻女性之间存在相似之处[①]。哈维的妻子伊丽莎白拥有一只能按指挥说话、唱歌的鹦鹉。当伊丽莎白出门时，这只鸟会在屋里四处巡逻，而当伊丽莎白回家时，它会快乐地鸣叫着表示欢迎。它常常坐在伊丽莎白腿上，还一起被画进了肖像画中[②]。这只鹦鹉很喜欢别人抚摩它的背，直到有一天，它突然抽搐着死在了伊丽莎白怀中。哈维为它做了尸检，确定了它的死因是子宫里有一只腐坏的蛋。虽然鸟类通常在交配之后才能生蛋，但哈维推测，温柔的爱抚或诱人的声音可能会助长未受精的蛋，正如当时仍拥有生物学界权威地位的亚里士多德所说的那样。哈维怀疑，当鹦鹉欲求不满时，蛋就腐坏了[③]。生活在威斯敏斯特皇家动物园的食火鸡也遭遇了同样的命运。这只食火鸡是荷兰东印度公司从爪哇获得，送给了奥兰治的莫里斯（Maurice of Orange），莫里斯又将它转送给了詹姆斯一世。食火鸡在伦敦圣詹姆斯公园住了5年，身体一直很健康，直到隔壁围栏里养了两只鸵鸟。在频频听见并目睹鸵鸟交配后，食火鸡产下了第一个蛋，不久便死去了。作为皇家内科医生，哈维被准许

---

① Harvey 1653: 28.

② Keynes 1966: 48.

③ Harvey 1653: 24 – 5.

打开蛋壳，打开之后，他发现蛋已经腐烂了。他推断，食火鸡生蛋是"被某种感应（sympathy）激发的，这种感应来自一种相近的物种"[1]。"感应"指的是一种自然法则，这在当时被用以解释即使被空间和时间分隔，相似的事物如何通过无意识的联系相互影响[2]。特定种类的动物可以相互影响的观点也延伸到了环境、植物和行星。哈维推断，孤独的鸟儿的健康所受到的影响与那些迟迟未婚的年轻女性是一样的。他解释道，除了身体受到不良影响，这些成熟的处女还遭受着"精神上的极度紊乱"，像是"被蛊惑，被行星所诅咒，或是被邪魔附身了"[3]。在近代早期对生物体如何运作、患病的解释中，关于身体、心灵和无形力量关系（包括占星术和自然巫术中的关系）的讨论无处不在。

这三个故事之间的若干共性反映出了近代早期医学的大趋势。当教皇的医生给大象治病、哈维指出欲望会影响身体健康之时，他们认为动物和人的身体运转是相似的。同时，教皇的医生也对相似程度和差异会如何影响治疗提出了疑问。一系列因素影响着人们对动物和其他生物的区分，衡量的尺度也不断变换。虽然古老的思想和实践继续定义着何为动物，但随着全球探险家带回了异国动物，本土动物也以新的方式被带到了距人更近之处，这些定义的边界也经历了讨论和协商。显微镜、更清晰的玻璃、防腐和新印刷技术的发明为更多人提供了新视野。这些发展在动物如何被认知，如何被用以维护、恢复健康

---

① Harvey 1653: 26.

② Moyer 2015: 70 - 2.

③ Harvey 1653: 28.

以及如何被对待方面都发挥了作用。

伊丽莎白的鹦鹉在房子里自在遨翔，大象汉诺住在靠近教皇的一个院子中。长期以来，珍稀动物一直被当作皇家的礼物，是政治权力的夸示：非洲象被带到古罗马，伦敦塔动物园从13世纪就开始蓄养野兽，包括狮子，还有一头会潜入泰晤士河捕鱼的北极熊[1]。不过，作为一种用来陪伴而非驱役、食用或贸易的家养动物，宠物最早从16、17世纪才开始普及，它改变了人们对动物的认知[2]。在上述三个例子中，动物被赋予了情感和心智能力，而它们却曾被认为与人截然不同。利奥十世被大象身上的人类情感所打动，罗马人民也从大象身上察觉到了这种情感，哈维博士则发现鹦鹉与伊丽莎白相处的态度值得关注。自古以来，语言被认为是人与动物的区分标志，鹦鹉会说话这件事激起了哈维的好奇心，而大象汉诺能听懂葡萄牙语和印度语的能力也引人注目[3]。在生物之间寻找共性和差异的动机千差万别，一些作者之所以对动物感兴趣，是为了了解人，而还有一些作者是为了自身利益。一些文章直接讨论了界限的划分，我们能从中演绎出作者的见解和价值观。

鹦鹉和大象汉诺都拥有肖像画，汉诺的象牙悬挂在教堂中，哈维委托一位艺术家将食火鸡的蛋制成了一只杯子，食火鸡的一只腿和爪子后来被列入了博物馆的藏品目录。这些工艺品和标本显示出人们看待这些动物的多种方式。大象和鹦鹉被描绘为人的伴侣，而食火鸡则从动物园转移到一个放置珍奇物品的陈列柜中。对这三只动物进行尸

---

[1]　Hahn 2004: 17 – 22.

[2]　Thomas 1983: 110.

[3]　Serjeantson 2001; Bedini 1998: 78.

检，一方面是为了确定它们的死因，另一方面也是为了获取关于稀有物种的解剖知识。本章对人们看待、利用和描绘动物的多种方式，以及人们心目中与动物互动的意义进行了讨论。如前所述，这些关系包括人对动物的喜爱和观察。这些活动影响了人们对动物的理解；反之，人们对动物的思考方式则决定了他们如何看待动物。

自20世纪90年代以来，历史学家和人文学科的近代早期研究者对动物的对待方式的兴趣显著增加，尤其是在语言学科中。动物研究的跨学科领域也繁荣起来，这可以从大学课程、学术期刊和丛书的创设中看出。近年来，人们普遍认为动物是在文化中构建的。动物的历史总是以人为媒介，而人在很大程度上会将自身与动物联系起来。我们已经开始关注动物及其经由图像、文字和工艺品呈现和保存的方式。正如卡罗琳·沃克·拜纳姆所言，"理念、事件和实践总是在复杂的相互关系中发生变化"[1]。本章将追溯动物是如何参与这些与身体和健康有关的转变的。

古典观念与实践

近代早期，社会各阶层的医学知识和实践都受到古希腊及希腊化地区人们对动物、植物、人及其相互关系，以及它们与环境之间关系

---

[1] Bynum 2009: 33.

的见解的影响。17世纪中期以前，人们普遍按亚里士多德的标准区分动物与其他生物。在亚里士多德的著作中，动物的特征是很明显的。亚里士多德提到了鳗鱼、鼬和大象等至少50种不同生物的解剖，还撰写了大量关于动物的比较解剖学、分类和行为的著作[1]。除了专门论述这些主题的5卷书，动物在亚里士多德对生命意义、身体运转以及人、植物和动物区分方式的研究中也至关重要。亚里士多德的原理提供了一个强大而持久的解释框架，这一部分是因为即使其中的具体观察受到质疑，原理也仍能保留下来。从古代到18世纪，亚里士多德的著述持续塑造着医学理论和实践[2]。小到物质元素，大到宇宙秩序，所有关于自然事物的学问都根植于亚里士多德著作，而中世纪的学者也致力于将这些学问与基督教权威和著作结合起来。13—17世纪，大学课程专注于学习亚里士多德的哲学原理和推理方法。医学院是修读层次更高的院系之一，居于哲学和自由七艺 [liberal arts，译注：指语法、修辞和逻辑（三艺），以及算术、几何、音乐和天文（四艺）] 的训练之后。在七艺中，天文学和亚里士多德逻辑对于研究身体、健康和治疗尤为重要。由于人们认为天体力量会影响生物体，因而药用动植物和治疗时间的选择需要留意天体的运动和能量。

亚里士多德根据动物、植物和人的灵魂差异来区分它们。他所说的"灵魂"指的是一种将生物与由相同质料组成的惰性事物区别开来的内部运动源。月亮下方的所有天体都由水、土、气、火四种要素构

---

① Lones 1912: 105 – 6.

② Kristeller 1978; Schmitt 1985.

成，这四种要素又由热、冷、湿、干四种性质形成。灵魂激活了作为活动之"工具"的躯体。当躯体的质料被破坏或耗尽而无法维持灵魂的运转时，一个有机体就灭亡了。植物、动物和人都拥有灵魂最基本的能力，即滋养、生长和繁衍后代。动物和人的灵魂拥有感知、位移（local motion）、欲望等额外能力，许多物种还拥有一些基本的思维形式。亚里士多德根据动物所拥有的感官对它们进行排名，从最简单的只有触觉的动物开始，更高级的动物能相互交流并运用想象力，就像鸟类筑巢一样，但只有人拥有推理能力，能够抽象思考、说话和欢笑。亚里士多德指出，灵魂无法脱离肉体而存在，尽管关于人的二元论观点是基督教教义的核心，但通过对不朽灵魂（*immortal soul*）和有机灵魂（*organic soul*）进行区分，这两种观点就可以并存[①]。

在将亚里士多德思想应用于医学方面，希腊化内科兼外科医生盖伦居功至伟，他的著作在学院派和大众传统中长期居于权威地位。阿拉伯文的文摘和评注是中世纪学者了解盖伦著作的唯一来源，它们与亚里士多德著作一同构成了医学理论和实践的基础。文艺复兴期间，人文主义者重新发现了盖伦著作的早期手稿，出版了新的版本和译本，进而激发了人们对盖伦著作的新兴趣。盖伦曾经医治过罗马角斗士和一位皇帝，他利用自己治疗和动物解剖的经验以及医学和哲学文献知识，建立了一个在中世纪和近代早期医学实践中占据主导地位的连贯体系。盖伦对先前希波克拉底关于物种之间、个体之间以及不同生命阶段性质差异的思想做了发展。《希波克拉底文集》（Hippocratic

---

① 　Park 1988; Henry 1989; Serjeantson 2011.

Corpus, 约公元前420 — 前350年）中的书籍对四种体液做了最早的描述，四种体液包括血液、黏液、黄胆汁和黑胆汁，它们须保持平衡才能使身体健康。一个人的体液平衡情况也被称作"体质"或"气质"，它与情绪和身体特性有关，并随着季节、地区和年龄而改变。盖伦将体液与亚里士多德所说的四种品质（four qualities）联系起来。当体液失去平衡时，身心健康就会亏损，而内科医生的工作正是提供摄生法、实施治疗并使用通常以动物制成的药物来维持、恢复这种平衡。希波克拉底作家（Hippocratic authors，译注：现存《希波克拉底文集》并非由希波克拉底一人所作，还包含许多其他作者）、亚里士多德和盖伦的著作有多种形式，从新的希腊、拉丁文版本，到本土语言的译本和节选本。这些著作中的思想和方法是社会各阶层医学实践和动物认知的基础。

尽管关于健康和身体的古老观念仍然存在，但近代早期的技术发明、新动物的发现以及散佚的文本使医学从业者们必须对传统观念及实践重新进行评估。从15世纪末开始，全球探险家们带回了新的生物和标本，这些新生物和标本挑战了旧的分类，也变成了新的药物。与此同时，活字印刷术的发明、造纸术和印刷术的进步使得图像、文本和地图以包括书籍、小册子和海报单页在内的多种版式广泛传播。这些新技术使得更广泛经济层次的人都能接触关于新生物、新疗法的图片和信息。人们观察动物、对动物进行分类和描述的方式与动物在治疗和解剖学研究中的用途密切相关。对动物的观察、分类和描述越来越多地使用本土语言，而非拉丁语。

动物与博物学

博物学是在16世纪发展起来的新学科，其中包含了解和描述动物的创新性方法[1]。大量书籍将动物的外形、栖息环境、体液特征、行为和医学用途编目并提出分类体系。尽管这些书籍中的一部分仿照了古代的百科全书式历史著作和中世纪的动物寓言集（bestiaries），但它们在目标、结构和图片收录上各有不同。动物寓言集是作为宗教讽喻的动物故事及特性的汇编，同时包含民间疗法和道德训喻，其中的身心健康界限是模糊的[2]。在中世纪，动物寓言集是除《圣经》之外最常见的带有插图的手稿。植物志主要是药物知识的实用指南，而动物寓言集既包含人们所熟悉的常见动物，也包含虚构的奇异动物[3]。动物寓言集在很大程度上借鉴了《博物论》（*Physiologus*），《博物论》是2世纪亚历山大哲学学派的文献，它根据圣经故事重塑了古典记载和民俗传统，是基督教动物象征意义的宝库。《博物论》被翻译成了从埃塞俄比亚的语言到冰岛语等多个民族国家的本土语言[4]。虽然动物寓言集的制作在12—14世纪尤其繁盛，但相关的传说、谚语、象征及其综合体在近代

---

① Pomata & Siraisi 2005; Ogilvie 2006.

② McCulloch 1962; George & Yapp 1991.

③ Daston & Park 1998: 41.

④ White 1954; Curley 2009.

早期的艺术和著作中持续存在。

在15世纪，随着语言学家对老普林尼（Pliny the Elde, 23–79）的百科全书式巨著《博物志》（*Historia Naturalis*）文本和译本的修订，以及对精美的带插图手稿和印刷版本的制作，《博物志》受到广泛欢迎。在内科医生和学者中，随之产生了围绕普林尼术语及其主张准确性的争论，尤其是关于特定植物和动物的药用价值①。为了正确识别物种并验证古籍中的描述，他们开始更仔细地观察动物。收集者发明了获取和观察动物、记录和管理调查结果的新技巧，还组成了国际性团体来交换各自所见的标本和报告。博物学家在创新的同时，通过描述骇人听闻的杂交物种，以及将口头传说和流行疗法相结合，保留了中世纪动物寓言集的元素。全球探险和贸易的显著增加，使得人们对动物产生了新的兴趣。随着博物学家将研究范围扩大至北欧、新大陆、非洲和东方的动物群落，他们开始质疑传统的分类标准，并发展出了新的分类学。文艺复兴时期亚里士多德动物著作的新译本激起了讨论，即关于如何最好地将动物进行分类，以及从观察之中可以获取何种知识②。古代作者所未知的物种挑战了现有体系，并提出一些问题：动物的哪些特征是最基本的？如何对动物进行最合适的分类？如何在解剖学研究和治疗中利用动物？

在14世纪与15世纪之交，克里斯托弗·哥伦布（Cristoforo Colombo，1451–1506）及其船员描述了他们所见的大量鸟类和野兽。葡萄牙

---

① Berns 2014: 71 – 108.

② Perfetti 1999; Maclean 2005; Pomata & Siraisi 2005.

船队沿西非海岸冒险行进、越洋到达印度，带回了形形色色的生物。1502年，佛罗伦萨探险家兼地图绘制者阿梅里戈·韦斯普奇（Amerigo Vespucci, 1454–1512）惊叹道："我们看到这么多新动物，多到连诺亚方舟都载不下。"[①] 约一个世纪之后，一位到印加和阿兹特克传教的耶稣会会士若泽·德·阿科斯塔（José de Acosta, 1540–1600）惊讶于在大洪水之后，诺亚方舟的四条腿乘客居然来到了新大陆[②]。在关于新大陆的文字描述、绘画和地图中，动物占据了重要位置。随着近代早期探险和贸易的扩大，不属于旧分类体系的已知动物数量急剧增加。有报道称，美洲的负鼠和大洋洲岛屿上的沙袋鼠等动物将幼崽装在育儿袋里，而这些动物特征和习性以往都是无人知晓的。

近代早期的博物学家用多种方式为动物分类，包括字母表、栖息地、躯体构造，以及幼崽是在子宫还是蛋中孕育，或二者并而行之[③]。直到18世纪，博物学家还普遍遵循亚里士多德的动物分类法[④]。亚里士多德最基本的区分在于：有些动物具有温热的红色血液，而另一些则拥有一种无色液体，起着类似血液的作用[⑤]。亚里士多德对各个主要类群之间的共性和差异进行了探寻，例如，他指出所有无血的动物（如昆虫和甲壳动物）都很小，而多毛动物则是直接分娩出活体幼崽。最小的一级分类是物种（*species*），亚里士多德以该动物是否能生产可育后代来界定。

---

① Vespucci & Columbus 1992:31.

② Acosta 2002:61, 232, 235–6.

③ Maclean 2005:165.

④ Lloyd 1983:18–38.

⑤ Aristotle 1965:1:489a22–3.

瑞士博物学家康拉德·格斯纳（Conrad Gesner, 1516–1565）根据亚里士多德的分类整理了5卷本《动物志》（*Historiae animalium*, 1551–1558），每卷的条目都按字母顺序排列。牧师爱德华·托普塞尔（Edward Topsell，1572–1625）引用格斯纳的作品，并融入民间传说和传奇，创作了英格兰首部关于动物的重要著作《四足兽史》（*The History of Four-footed Beastes*, 1607）。像格斯纳一样，托普塞尔也以动物的名称进行排列，但他也根据役用动物是在生前生产商品（如奶制品或毛料）、死后成为商品（肉或兽皮），或是协助耕种、狩猎、运输和战争来分类[①]。

17世纪末，英格兰博物学家约翰·雷（John Ray, 1627–1705）批评了亚里士多德的分类体系。雷认为有血或无血这一区别并不重要，因为亚里士多德已经假定了无血动物体内存在一种类似的液体。此外，他认为最近关于所有动物都能生蛋的新发现，以及不同的群体拥有关键共同特征的事实，都逐渐打破了传统体系。例如海牛的结构和生殖器官更像四足动物，而非鱼类。雷提出脊柱是核心的区别特征[②]，然而关于最基本特性的分歧仍持续存在。

| 新技术：出版物、防腐和显微镜

与植物相比，动物是很难活着运输或保存的，通常只有它们的角、

---

① Topsell 1607: sig. A 3 v.

② Ray 1693.

皮、骨骼、壳、毛皮和羽毛能够在长途跋涉和新的环境中得以保存。因此，绘画在传达异国物种的外观方面发挥着核心作用。展示不同解剖阶段和不同视角的尸体的整版印刷插图最早出现在16世纪中期，但最初只存在于人体解剖学书籍中。法国博物学家皮埃尔·贝隆（Pierre Belon, 1517–1564）在其《鸟类博物志》（*L'Histoire de la nature des oyseaux*, 1555）中收录了两幅对鸟和人的骨架进行对比的插图，但直到16世纪和17世纪之交，解剖学家才开始专门研究动物的内脏。其中一些著作比较了不同生物的生理功能或器官，例如听觉或胎盘，而另一些著作则对单一物种进行了全面描述。

在人们对异国动物的内部解剖产生兴趣之前，这些异国动物出现在了以圣经、神话和家庭生活场景为内容的画作中，有时是作为核心主题，比如1515年阿尔布雷希特·丢勒（Albrecht Dürer, 1471–1528）著名木版画中的犀牛。丢勒从未亲眼见过犀牛，他只是根据报纸所刊图片将犀牛画了出来。同样，格斯纳也凭借出版物和资料提供者的资讯网络来创作动物插画。以巨嘴鸟为例，格斯纳模仿了法国探险家安德烈·泰韦（André Thevet）两年前发表的一张图像，但他根据一位通信者寄来的标本改进了喙的画法[1]。后来，波伦亚博物学家乌利塞·阿尔德罗万迪（Ulisse Aldrovandi, 1522–1605）根据格斯纳的绘画完成了他关于鸟类的博物学论著《鸟类学》（*Ornithologiae*, 1599–1603）。一些博物学家擅长绘画，如格斯纳；另一些则雇佣制图员，但雕刻师和出版商也总会参与印刷图像的制作。虽然绘画和印

---

[1] Gesner 1560: 130.

刷方法的创新使更多博物学图像的广泛传播成为可能，但这些图像需要视觉惯例方面的新知识才能读懂，例如交叉排线法。印刷插画通常会将一种完整的动物连同其内部结构、放大的细节，或是因性别、季节或成熟所发生的变化描绘在一起。格斯纳指出，他的插画无关生物的相对大小，依靠深浅色对比来显示它们的颜色，因为版画是黑白的，偶尔才会手工上色。

收藏家们想方设法维持经过酸洗和干燥处理的标本的颜色、质地和大小。用酒精保存动物的记载最早见于皇家学会1662年6月4日的记录，当天，内科医生威廉·克罗内（William Croone, 1633–1684）带来了两只狗的胚胎，他将其放在一个装有酒精的密封玻璃小瓶中保存了8天[1]。彼时在场的罗伯特·玻意耳（Robert Boyle, 1627–1691）也一直在尝试保存标本，他提出可以在兔子身上尝试同样的方法。随后几年中，玻意耳记录下了他保存了好几个月的生物，包括一颗小马的头颅、一块鱼和处于不同发育阶段的小鸡，他还向公众展示了用酒精保存的一条小蛇和一只朱顶雀。蒸馏技术在15世纪和16世纪之交得到了发展，人们制出了酒精含量足够高的烈酒来保存动物[2]。玻意耳指出，蒸馏酒的效果特别好，因为它不会使标本变色或变干，也不像盐水具有腐蚀性，而且它清澈、不油腻的特性能让人们清晰地看到浸入其中的动物体[3]。另一项技术创新是17世纪70年代发明的高透明度

---

[1]　Birch 1756: 84.

[2]　Forbes 1970.

[3]　Boyle 1663, 1665 – 6.

且耐用的坚硬玻璃，这进一步推进了用罐子收集、观赏动物的趋势 [1]。

17世纪末，荷兰解剖学家弗雷德里克·勒伊斯（Frederik Ruysch，1638–1731）和他的大女儿——静物画家拉赫尔·勒伊斯（Rachel Ruysch，1664–1750）收集了两千余个标本。他们为更好地保存标本原本的颜色和柔韧性而开创了注射技术，并怀着视觉吸引的目标展示了动物和人的躯体及部件。他们位于阿姆斯特丹的奇珍异宝陈列柜向游客开放，弗雷德里克还托人为其标本制作了40幅版画，这些版画刊登在他的10卷本目录《解剖学宝库》（*Thesaurus Anatomicus*）中，该书含有拉丁文和荷兰文的并行对照文本。在其中一张图里，两只以捆绳密封的罐子上放着鲜花和一只土耳其蝴蝶，但它们采用了不同的防腐技术。文本解释左边盛满液体的罐子里装着的是小拇指大小的犰狳胚胎以及一段来自好望角的楼梯草（*ficoides*）植株，右边干燥的罐子则装有一只停在蓟上的来自锡兰的鸟（图4.1）。威尼斯内科医生普罗斯珀·阿尔比努斯（Prosper Alpinus，1553–1617）称这种植物是最小的蓟，他在16世纪90年代发表了关于埃及药用植物的著作 [2]。通过对来自世界各地的动植物的巧妙组合，勒伊斯父女的标本模糊了解剖学标本和虚空派（*vanitas*）静物之间的界限。他们也模糊了动物、人与植物之间的传统边界，用充血的血管和硬化的肺片代表树木和草地来制作景观模型。

许多新发现的动物并非来自远方，而是由显微镜探知的。罗伯

---

[1]　Cole 1944：448 – 9．

[2]　Ruysch 1701 – 16：I：38．

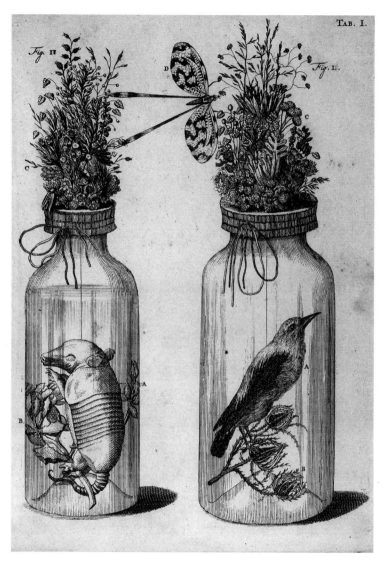

图 4.1　弗雷德里克·勒伊斯，《解剖学宝库·动物·第 1 卷》（*Thesaurus animalium Primus*），由阿普德·J. 沃尔特斯（Apud J. Wolters）出版，1710 年。来源：Wellcome Collection。

特·胡克（Robert Hooke）在《微物图谱》（*Micrographia*，1665）的前言中称赞道，通过这项新技术，"我们的认知中出现了一个新的可视世界"。他指出在地球上每一个微小物质粒子中，"我们现在所看到的生物种类，几乎与此前所能估计的整个宇宙的生物种类一样多"。显微镜还提供了常见生物的惊人景象，昆虫曾被认为是最简单、不成熟的动物，此时却成为人们惊叹的对象。胡克是特许新建的皇家学会中实验器具的管理者，他为微小的生物特征如苍蝇的眼睛和蜜蜂的螫针制做了大而漂亮的插图，并佐以极其生动的文字描述。英格兰内科医生、皇家学会会员沃尔特·查尔顿（Walter Charleton, 1619–1707）将蚂蚁的心脏、蜜蜂的乳房和虱子的头骨比作宏伟的建筑结构，而哲学家尼古拉斯·马勒伯朗士（Nicolas Malebranche, 1638–1715）则惊叹于蚊蚋的头冠和羽翅，认为蚊蚋的"器官像其他动物一样均衡合理"[1]。

荷兰显微镜学家安东·范·列文虎克（Anton van Leeuwenhoek, 1632–1723）在私人信件和皇家学会的《哲学汇刊》（*Philosophical Transactions*）上发表了无数观察数据。在1713年的一封信[2]中，他描述了驼鹿、鼹鼠、白鼬、猫、兔子、猪、老鼠、西印度熊、人和鹿的毛发放大之后的纹理、颜色和形状，并附图比较了后四种毛发，后来这幅图被制成了印刷品（见图4.2）。因此，显微镜提供了一种区分动物的新尺度：老鼠的毛发由圆片组成，人的毛发像树皮一样，熊的毛发被纵向切开时似乎布满了气泡，列文虎克认为熊毛的这一特征或许

---

① James 2000: 185 – 6; Wilson 1995: 185.

② Leeuwenhoek 1719.

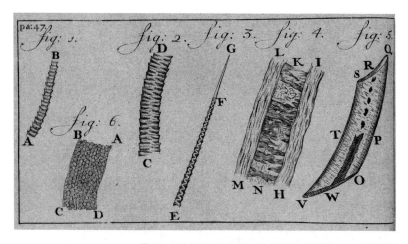

图 4.2　1713 年 3 月 25 日安东 · 范 · 列文虎克给阿德里安 · 范 · 阿森德尔夫特（Adriaen van Assendelft）的信，来源：Max Planck Institute for the History of Science，Berlin。

能帮助其漂浮。因此，新技术产生了一个新生物世界以及对于已知生物的新视角，观察者经常对其看到的东西产生分歧。约翰 · 威尔金斯（John Wilkins）是皇家学会的创始人之一，他认为一根放大的鹿毛是羽管状的，而胡克却认为它像海绵[1]。自然哲学家、内科医生和解剖学家也对观察力的限度以及技术创新的潜力持不同意见。

动物与解剖

17 世纪 80 年代，两位日内瓦医生将 17 世纪的重要解剖学著作进行

---

① 见 Doherty 2012：211－34。

汇编，并出版为《解剖学图书馆》（*Biblioteca anatomica*, 1685；见图4.3）。在关于人体与解剖学发现的医学应用一卷中，动物占据着重要地位。卷首插画展示了一个解剖大厅，其中最醒目的位置是一头狮子、一条狗、一头羊和一条蛇横陈堆叠在一张桌子旁，桌上有一个人的腹部被剖开。天花板上悬挂着动物骨架，壁龛中则陈列着鸟和人的骨架。这幅图像反映出动物作为身体运作方式的理解手段的核心作用。传统上放置在埃及神庙入口处的方尖碑让读者想起解剖学的悠久历史。方尖碑上的碑文取自小塞涅卡（Seneca the Younger）的《道德书简》（*Moral Letters*），回顾过去并展望未来，尽管我们的前辈已经做了很多，但有更多尚待完成。编辑丹尼尔·勒克莱尔（Daniel Le Clerc, 1652–1728）和让-雅克·芒热（Jean-Jacques Manget, 1652–1742）宣传此书是一个关于探索发现的丰富宝库，其中包含了有影响力的解剖学出版物的摘要和节选。

自古代以来，"解剖学"一词不仅包含对身体结构形态和姿势的研究，还包括对其运动和功能的研究。古希腊内科医生将动物作为人的解剖替代品，因为文化禁忌不容许剖开人的尸体。他们还剖开活体生物，观察内脏和液体的运转、流动。盖伦发现北非的类人猿与人最为相似，"在内脏、肌肉、动脉、静脉和神经方面，在骨骼的形状方面"，也在直立行走和以前肢作为手的方面[1]。然而，由于类人猿在经历活体解剖时的面部表情太令人不安，盖伦更喜欢将猪和山羊作为公开展示的解剖对象[2]。作为皇帝的御用内科医生，他还能接触到异国动物，比

---

[1] Galen 1956: 2.

[2] Galen 1956: 218; 1962: 85 – 6.

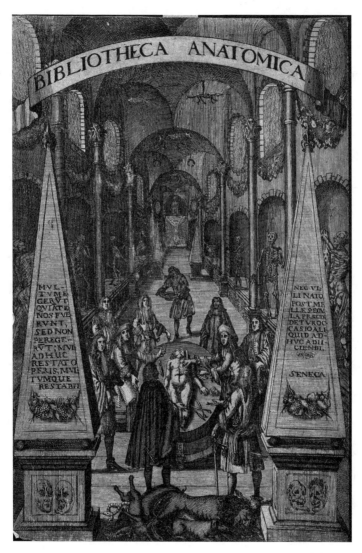

图 4.3 丹尼尔·勒克莱尔和让－雅克·芒热，《解剖学图书馆》，1685 年。来源：Wellcome Collection。

如他从皇家厨师处得到了一颗大象的心脏。尽管他挑选了某些能让人看清特定结构的生物，但并没有完全说清楚自己只解剖了动物，也没有完全说清楚自己描述的是哪种动物的器官。因此，后世的解剖学家和内科医生不同意盖伦的观察，因为他仅仅是努力在动物身上寻找人体结构[1]。14世纪的大学医学院开始每年举办对人类尸体和活体动物的解剖活动，以此向学生展示古代文献所述内容。内科医生吉罗拉莫·卡尔达诺（Girolamo Cardano, 1501–1576）提出，知晓哪种动物最适合用以观察某个特定部位应是解剖教学的前提[2]。例如，人们偏爱用羊来展示细脉网，细脉网是盖伦所述神经系统中至关重要的动脉网络。

16世纪的解剖学家开始质疑古希腊人对人体的描述，并提出了基于探索性解剖的替代性描述。维萨里（Vesalius）批评盖伦以动物解剖为基础描述人体的做法，他虽然计划以自己的著作修正古代错误，却仍保留了盖伦对人体运转的一般性理解。维萨里修正错误的方法之一，就是以版画来阐明动物和人之间的差异。为了证明盖伦将狗和猴子的肌肉与人体肌肉等而视之的错误，维萨里托人制作了一个没有皮肤的人造人体模型，上面安置着错误的肌肉[3]。但即使是主张依靠观察而非权威的创新者也难以接受他们所见。例如，阿德里安·范登·施皮格尔（Adrian van den Spiegel, 1578–1625）认为细脉网在羊体内是最容易观察到的，而人体内必然也有细脉网[4]。虽然这种结构在人体中没有

① Maclean 2001: 234 – 75.

② Siraisi 1997a: 103.

③ Vesalius 1543: 184.

④ Spiegel 1627: 317.

发现，但它在古典著作中的重要性使得近代早期的解剖学家很难摒弃它。

维萨里关注的是器官的结构，而解剖学家则越来越多地关注身体是如何运转的。为了观察体内器官的运行，解剖学家开始更多地依赖动物[1]。威廉·哈维《论心脏和血液的运动》（*De motu cordis et sanguinis*, 1628）被《解剖学图书馆》频繁转载引用，这是动物研究一个很好的例子，它既回顾了过去，又提出了对身体运转的全新解释。哈维解剖了各种各样的活体生物，观察了它们的心跳以及血液在动脉和静脉中的流动。他使用了盖伦所描述的方法，例如将血管绑起来以确定血液流向，他还坚持亚里士多德关于有机灵魂的观点。虽然他的方法和许多观点并非新创，但围绕其结论的争议仍持续了数十年，其中最引人注目的就是血液循环。自古以来，解剖学家认为有两种形式的血液从心脏向外流动来维持身体：静脉血携带营养，动脉血输送生命灵气以维持生命。哈维主张，动脉将具有生命灵气、养料和热量的血液输送到身体各部，而静脉将冷却的血液送回心脏。解剖学家们对这一观点争论不休，他们在活体动物身上重复了哈维的实验，并设计了类似的方法来研究其他身体官能[2]。

解剖学家在听取维萨里对用动物模型理解人体的警告，和日益增长的对生命过程的观察及操控兴趣之间产生了分歧。亚里士多德假设

---

[1] Bertoloni Meli 2013; Guerrini 2013.

[2] Frank 1980; French 1994.

有机灵魂可以解释他无法从质料角度（materially）解释的身心过程。从17世纪30年代开始，生物特有的力（forces）的概念受到了自然哲学家的抨击，他们试图仅以物质和机械原理解释所有的身体功能。勒内·笛卡儿（René Descartes, 1596–1650）将身体和非生命体进行类比，以论证灵魂和官能（faculty）无须解释自身的运动。例如，为了解释心脏和血液的运行，他指出，就像一个盛满凉水的茶壶在受热时喷出蒸汽一样，心脏从腔静脉接收到的凉血也会受热膨胀，直到血液像蒸汽一样逸入动脉。心脏的跳动就是这种膨胀的结果。笛卡儿通过思维实验（thought experiments）并辅以动物解剖，推断所有的身体运转都仅仅依靠机械原理。他和他的拥护者们否认动物拥有有机灵魂，并认为只有人的智慧和激情可以免受物质解释。虽然理性、语言和处理某些感官信息的灵魂将人与动物区分开来，但人和动物的躯体都遵循相同的物质原理。

笛卡儿推断，既然动物不会思考，那么它们就不会像人那样体验到包括疼痛在内的感觉。笛卡儿对动物的这一观点经常被认为驱动了残酷的动物实验项目。他的动物观点模棱两可，后人对此的解释也各有不同，但几乎没有证据表明这些观点为相关研究提供了伦理上的借口[1]。动物活体解剖的历史十分悠久，最初是用于解剖示范，后来是为了研究身体运转。解剖学家议论其研究对象表现出的疼痛，它们拼命挣扎，面目扭曲，长声尖叫。在哈维的研究之后，活体动物的实验增多了，尽管意识到这些实验所造成的痛苦，甚至在某些情况下憎恶这

---

① Cottingham 1978; Guerrini 1989, 2002; Harrison 2004; Hatfeld 2008, 2012.

种痛苦，实验也仍在持续。笛卡儿对解剖学研究的影响是概念性而非伦理性的：生命过程是否可以简化为机械原理，还是仍需一种生命力（a life force）的参与？这成为17世纪末博物学和解剖学研究中最突出的问题之一。

自16世纪末以来，解剖学家出于自身利益对动物产生了日渐浓厚的兴趣。卡洛·鲁伊尼（Carlo Ruini, 1530–1598）关于马的解剖学专著《卡瓦洛解剖学》（*Anatomia del Cavallo*, 1598）是首部专论单一物种的著作，书中配有精美插图。大约在同一时期，包括法布里西·德阿夸彭登特（Fabrici d' Acquapendente, 1533–1619）和朱利奥·卡塞里奥（Guilio Casserio, 1552–1616）在内的帕多瓦解剖学家出版了对不同物种单一器官或单一生命过程进行集中研究的著作。解剖学家常常指出他们发现了物种之间的差异，以及由疾病和畸变引起的变化，这些都有助于辨明身体是如何运作的。皇家学会秘书尼赫迈亚斯·格鲁（Nehemiah Grew, 1641–1712）将《胃与内脏的比较解剖学》（*The Comparative Anatomy of Stomachs and Guts*, 1681）附在学会的第一部著作集的目录之后。在开篇第一段，他从塞涅卡的信件中引用了几年后刻在方尖碑上的这段话。他解释道，自己广泛了解动物的相关研究，尤其是上个世纪的，但他会忽略旁人已说过的话，专注于自己对常见动物的观察。格鲁的作品是最早对一组器官进行对比讨论的著作，而版画为对比提供了便利。他描述并比较了不同物种的结构，探寻了其外形、大小和饮食之间的联系。其中一幅版画将狭窄的鲑鱼及鲽鱼的胃与袋状的鳕鱼胃并置（图4.4）。他解释说，在胃肠交界处有手指状的小囊，叫作盲肠，能够帮助消化。格鲁还指出，与四足动物仅有一

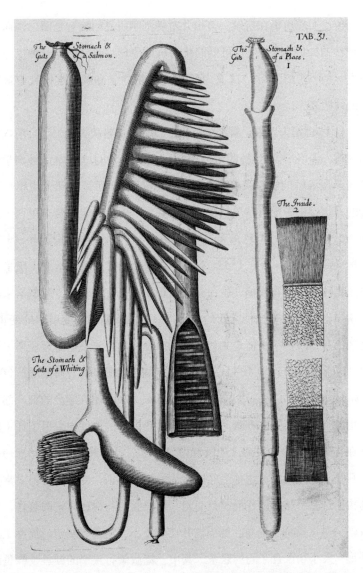

图 4.4　鱼的胃和肠的对比，尼赫迈亚斯·格鲁，《皇家学会博物馆，或皇家学会所属、格雷欣学院所藏自然及人工珍物的目录与介绍》(*Musaeum Regalis Societatis, or A catalogue & description of the natural and artifcial rarities belonging to the Royal Society and preserved at Gresham College*)，1681 年。来源：Wellcome Collection。

条盲肠或大多数鸟类仅有两条盲肠相比，鱼类有很多盲肠：鲈鱼有4条，鳕鱼有30多条"全部皱在一起"，鲑鱼有40多条"像马脖子上的鬃毛一样"挂着[1]。

关于如何选择、展示和描述标本，以及如何编排素材的决定，展现出人们是如何看待动物的。观测资料和书籍的制作，同样也是除作者之外一系列动因的结果，这些动因包括标本和仪器的采购者、绘图员、雕刻师、印刷商、出版商、赞助人、机构以及（曾经的）活体动物。在文字描述和图像包含研究对象信息的同时，它们也揭示了研究对象所接纳或挑战的表面价值及文化价值。

| 内部性质的外在表征

虽然人体内部结构及其功能是解剖学家、博物学家和自然哲学家的研究核心，但其他考量因素在近代早期医学中发挥了更重要的作用。医学从业者主要通过一个人的脸色、体重和面部特征等外在体征来判断体质、做出诊断并提出治疗方案。一般而言，医学从业者的职责是为病人提供饮食建议、内服和外用药物的使用建议，并帮助其控制运动、洗澡和睡眠的量，来恢复体液平衡[2]。动物和人一

---

① Grew 1681：42.

② Culpeper 1659：4.

样是由血液、黑胆汁、黄胆汁和黏液四种体液组成的，其中一种主导着它们的身心。虽然每个人都可能由任何一种体液主导，但每种动物都基于其外表、肌理、体温、自然栖息地或性格特征与某种体液相连。以狮子为例，黄色的毛、冷淡而残暴的行为表明它们有大量易怒的胆汁。治疗生病的动物意味着需要恢复它们的自然平衡，医学从业者还利用具有特殊品质的动物部件来治疗人。人们认为病症会因体质不同而有别，也会因年龄、居住及工作状况，以及动物和人的原居地而有别。

在近代早期的医学书籍中，插图描绘了拟人化的体液以及具有这些特质的动物，易怒的胆汁通常会拔剑，黏液则与水相伴。《牧羊人日历》（*Kalendar of Shepherds*，1506年，由1503年版重印；见图4.5）中的一幅木版画展示了按性质排列的体液：最左边站着一头胆汁质的狮子（干热），多血质的类人猿由血液主导且与气这一要素（element，译注：在古代西方哲学中，水、气、火、土是构成一切物质的四大要素）相关（热湿），羊由饱含水分的黏液主导（湿冷），忧郁的野猪在最末尾，由"与土要素的性质一样又干又冷"的黑胆汁主导。多血质者的臂上栖着猛禽，表明他对运动的热爱，或许也表明了他与气的联系，这在文字描述中有所提及。《牧羊人日历》于15年前以法语出版，内容包括一年四季的健康建议、与某些性格特质相关的身体特征、放血示意图，宗教信仰方面的建议和一幅将月份与人的生命周期相对应的日历。

到16世纪中期，雕刻师经常制作代表每种体液的系列版画。在一

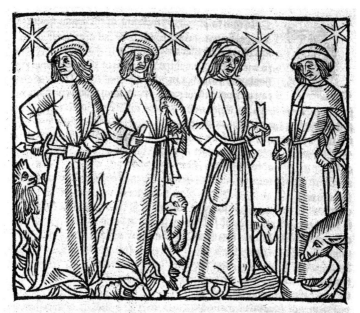

The colorylz ys of the natur of the fyer hoot & dry naturelly ys leyn
smal co worto we ful of yre hasty and mowant branies fo whych large
malycyo we dece want fo wyl q weyr they applyl thayr wyttys & as wyn
of lyon that ys to fay q wen he as weel dronkyn feyghtys & ftryffys & wyth
good wyl they lowe gray co wlo wr . The fangyn as the natur of the
ayr mo wft hoot & fo ys large & plantuo we attemperyt lo wabyl habondat
in natur iopo we la wghand fyngant flefhful reyd and gracyo we and as
wyn of the napy . That ys to fay mor in drynkyng and fo mych he ys mor
iopo we fo he dra wys neyr the ladys & nat wrefly he lo wys go wnys of hye
co wlo wr . The fle wmatyl as the natur of watyr coold & mowft & fo
he ys tryft thoghtful fueyr e wy and flerpful wyl ingenyo we habondas
i fle wnys q wen he ys mo wyl ys fat in the wyfage & as wyn of the mo w
ton that ys to fay q wen he has weel dronkyn he ys lyl to be mor fayge &
wnderftondys to ye errane mor naturelly and fo wys greyn co wlo wr .
The mefencolyl as the nat wr of the erth dry and coold he ys thryft
e wy co worto we negart fufpecyo we malycyo we and fweyr and as wyn
of the fo w that ys to fay q wen he ys weel dronkyng felays bot to fleyp
neturelly and fo wys the go wnys of blal co wlo wr.

图 4.5　《牧羊人日历》中与四种气质相关联的动物，1506 年。来源：Wellcome Collection。

幅题为《黏液质》('Phlegmatici',1566；见图4.6)的荷兰版画中，人们在一片水景中捉鹅，鹅因含有大量黏液而被认为是潮湿、迟钝且软弱的。在水景之上，坐着被认为能对水和生物体施加引力的月亮女神，她被黄道十二宫的水象星座巨蟹座、天蝎座和双鱼座围着。虽然盖伦指出存在对治疗有利的天时，但体液、元素、黄道十二宫和行星之间的紧密联系首先在中世纪晚期和文艺复兴时期的医学从业者中兴起，他们寻找天界与体液、身体部位、性格和疾病之间的联系。这些联系提供了可辨的迹象，医学从业者以此来识别身体的内部状态并实施治疗。在向内科医生咨询时通常会涉及这样的问题，即从占星术的角度看，何时进行特定活动或实施治疗（如放血，尽管放血是由外科医生执行的）是明智的。因此，医学从业者在开药、提供摄生法以恢复病人的体液平衡时，会考虑到天体和环境因素的影响，以及植物和动物的质量。

面相学（从字面上看是对某人的本质进行判断）也依赖于动物和人之间的关联体系。从业者们列出了动物面部和四肢的形状、颜色、大小和动作，并将其与所谓的性格特征联系起来。外表上与动物的相似之处成为解读人内在本质的关键。例如，脚趾向内弯曲与猪蹄相似表明性格贪婪好色，容易趋向于下流习惯；眼睛像牛一样凝滞则表明愚蠢。面相学家还通过动物声音和人声之间的相似性来判断一个人的性格。乔瓦尼·巴蒂斯塔·德拉波尔塔（Giovanni Battista della Porta, 1535–1615）将面相学与认为植物以外表来显示其药用特性的"征象学说（doctrine of signatures）"相比。这样的征象被普遍描述为造物主的字迹，是一种能辨别无法直接看到之物的手段。英格兰内科

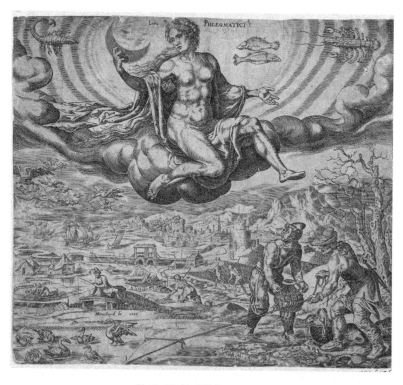

图4.6 哈尔门·扬斯（Harmen Jansz），关于四种气质的系列版画中的《黏液质》，1566年。来源：The Trustees of the British Museum。

医生托马斯·布朗爵士（Sir Thomas Browne, 1605–1682）在其1643年出版的《医生的宗教》（*Religio medici*）中解释道，上帝在生物身上写道："一些形态、构造、部分和运作恰当地结合在一起，就构成一个字，进而表达这些生物的本性。"上帝正是以这种象征性的字母称呼星辰之名，"借由这个字母表，亚当为每种生物赋予了一个符合其性质的独特名字"[①]。通过学习读懂这些征象，医学从业者可以根据病人的

① Browne 1909 [1643]: 138.

个人情况来调整建议。在某种程度上，这是一个引导主顾远离某些天然习性的问题。身体和性格之间的密切联系意味着可以通过治疗一方来改善另一方。

在英格兰首部面相学专著中，托马斯·希尔（Thomas Hill，1556）将这种实践描述为"身体天空（body sky）"。人们普遍认为观察面部和手势的能力是有用的，16—17世纪欧洲各地都出版了许多关于这一话题的图文并茂的手册，有拉丁语的，也有本土语言的。德拉波尔塔的《面相学》（*De humana physiognomonia*，1586）最初是拉丁语的，很快被翻译成多种语言，并数次再版。该书在很大程度上是对古代著作的综述，尤其是一本被认为是亚里士多德所作的面相学著作。德拉波尔塔描绘动物和人之间相似之处的木版画特别受欢迎，被广泛翻印。在一幅插画（图4.7）中，他展示了猎犬与埃泽利诺三世达罗马诺（Ezzelino III da Romano）之间的相似之处，后者是以残暴著称的13世纪封建领主。德拉波尔塔解释说，此二者都身材魁梧，鼻子扁平，眼睛乌黑发亮，眉头紧锁。在某些情况下，德拉波尔塔所描绘或命名人物的传奇性格证实了他的描述；另一些情况下则只是通用的一般性描述，例如狮子般的人。德拉波尔塔指出，方脸、方额头、浓眉且头颅中等大小的男人，有着与狮子相似的宽宏大量而勇敢的天性。

对动物和人的外部解剖进行对比的插图被比作能表现心灵或灵魂内部状态的地图，就像解剖图帮助医学生在身体内部导航一样。威廉·哈维在其1651年出版的《论动物的生殖》（*De generatione animalium*）中诉诸面相学以证明他使用某些动物作为范例的合理性。

Nebulofa frons.

Q VI nebulofam habent frontem, audaces funt, & referuntur ad taurum, & leonem. Ariftoteles in Phyfiognomonicis. Jdemq; in leonis forma, fupercilia, & nafum verfus in ima fronte inftar nubis prouenire fcribit. ἱπισχύριον úocari conijcio. Pellis eft fuperciljis, quæ obtenditur leonum oculis. Vnde leoni, cui talis facies perpetuo eft, perpetuo etiam ira affectus eft, & aliquid nubis inftar circa fupercilia prominet. Tauro femper torua frons.

Venatici canis cum epifcynio fupra oculos contemplare imaginem
cum Acciolino Pataninorum tyranno.

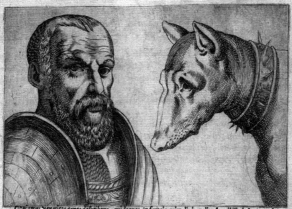

Oppianus venaticos canes defcribens, qui leones,& ferocia animalia inuadit, horribili ait fupra oculos, & fupercilia pelle. Tigridi etiam fimilis in ima fronte laxa pellis, epifcinion dictum. Ex eodem.

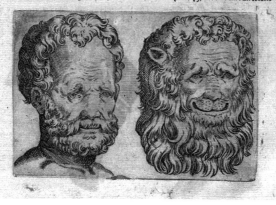

图 4.7　德拉波尔塔，《面相学》（第 4 册），由阿普德·约瑟蓬·卡丘姆（Apud Iosephum Cacchium）出版，1586 年。来源：National Library of Medicine。

他解释道，既然面相学实践者从人脸线条中了解了人的能力和性格，那么读者也应允许他推断动物和人的相似结构一定具有相同的功能。在研究像受孕这样无法直接观察到的部分和过程时，哈维极度依赖类比法。尽管哈维在许多种雌性动物性交之后立刻解剖了它们，他却无法在子宫内找到精液。于是他将磁石和传染病作为模型：就像铁被磁化，身体因触摸而受感染一样，子宫可能是通过接触精液而获得生殖能力。自16世纪中叶以来，传染病和磁石吸引了内科医生和自然哲学家的注意，他们试图解释只能通过它们作用于身体才能观察到的各种现象。

| 疾病、药物与输血

流行病在牛群和人群中传播，跨越城市和国界，引发了关于疾病性质、来源和传播方式的紧迫问题。有些疾病似乎只有通过与病人的直接接触才能引发传染，而其他一些疾病则能通过空气、水、衣物或其他动物传播。内科医生们质疑古老的传染病理论是否适用于新疾病，其中一些新疾病似乎是自然产生的，而另一些据称是从国外乘船而来的。一种常见的传统观点认为，传染病与来自某些行星或环境的发散物有关，内科医生们考虑的则是这些发散物究竟是引入还是滋生了有毒微粒。16世纪上半叶，威尼斯共和国的牛群中暴发了毁灭性的流行病，这促使帕多瓦内科医生兼教授吉罗拉莫·弗拉卡斯托罗

（Girolamo Fracastoro，约1478—1553年）撰写了首部关于动物和人类传染病传播的专著 ①。在整个18世纪都具有影响力的《论传染和传染病》（De contagione et contagiosis morbis, 1546）中，弗拉卡斯托罗提出了思考盖伦所谓"疾病种子"的新方法。当17世纪的内科医生和博物学家将放大镜对准体液时，他们发现了蠕虫样的生物或"微动物（animalcule）"（即小动物），并将其视为致病原。

　　动物制品是药物的常见原料，这些药物有药片、糖浆、药膏和熏烟，由家庭和药店根据祖传药方配制。尽管药物和食物通常由相同原料制成，但人们认为它们作用于身体的方式是不同的：当营养被吸收时，药物影响身体却不改变身体原先的性质。厨房中必不可少的原料包括鸡蛋、动物油脂、蜂蜜、蜂蜡以及常见动物的一些部位（如用于烹煮胶冻的鹿角），它们都在药方中占据重要位置 ②。托普塞尔在"论雄鹿和雌鹿"这一条目下讲述了用角、骨髓、皮和其他部位治疗动物和人的古老疗法 ③。相似地，阿尔德罗万迪（Aldrovandi）所著《鸟类学》（Ornithologiae）提及了古代、中世纪和近当代文本所述的每个物种的药用价值。在关于鸡的章节中，他对用鸡的哪些部位治疗不同的疾病、如何最恰当地选择动物以及如何准备并实施治疗提出了一些建议。一只小肥母鸡的肉汤是治疗麻风病的最佳良药，而一只在长时间打架后被杀死的老公鸡则对因黏液过浓过多而引起的发烧最为有效 ④。

---

① Nutton 1983, 1990.

② Stobart 2016: 79 – 80.

③ Topsell 1607: 131 – 3.

④ Aldrovandi 1963: 260 – 2.

动物制药有多种形式，包括用烧焦蛋壳制成的膏药、用捣烂的公鸡制成的灌肠剂，以及将活禽切开后置于患有各种疾病和伤口的病人身上。阿尔德罗万迪解释说，在咬伤有毒的情况下，鸟的体温能促使毒素排出。关于如何准备类似疗法，在以本土语言写就的手册中也很常见，比如英格兰外科医生托马斯·布鲁吉斯（Thomas Brugis）的《医学要旨》（*The Marrow of Physic*, 1640）。为了治疗疟疾，布鲁吉斯建议将两三窝活着的燕子、牛胆汁和黑蜗牛剁在一起油炸并压紧。对于治疗喉咙痛，他建议将燕窝水煮后绑在脖子上（药膏 *unguents*：18，膏药 *poultice*: 3）。其他配方的药膏、药油和胶冻则需要蚯蚓、蝎子、整只的狐狸、毒蛇和小狗崽。

药方中还包括昂贵的动物原料，比如从抹香鲸的胃和肠中采集的鲸蜡和龙涎香。在 16 世纪，一些在动物胃里形成的胃石等奢侈品的需求越来越大，它们由大型商行交易，被制作成药品和工艺品。著名的药剂师约翰·帕金森（John Parkinson）在《植物剧场》（*Theatrum Botanicum*）中以胃石来对抗毒药、毒蛇蜘蛛等生物的毒液、瘟疫、传染病和发烧，他建议将它们研为粉末，洒于咬伤或瘟疫溃烂处[1]。虽然它们最初只作单独使用，但后来人们认为可以增强其他成分的功效。来自波斯和东印度山羊的胃石比那些来自墨西哥和秘鲁猴子及豪猪的更受珍视[2]。胃石因价格昂贵且难以获得而多有伪造，瑞士植物学家卡斯帕·博安（Caspar Bauhin）在其 1625 年关于胃石的专著《东方胃石》

---

① Parkinson 1640: 1590 - 1.

② Hill 1751: 849 - 50.

（*De lapidis Bezaaris orientalis*）中推测，内科医生开具包含胃石的处方是为了赢得贵族青睐。在那些负担得起定期服用昂贵灵丹妙药和解毒剂来保持健康、抵御毒物的人中，底野迦（theriac）也很流行。盖伦所描述的底野迦由包括毒蛇血液在内的64种成分组成，每种成分都与人体特定部位相对应。在16世纪中叶，药剂师会抱怨需要为那些不为人知或难以觅得的古代原料寻找替代品，在随后数十年中，希腊内科医生迪奥斯科里德斯（Dioscorides，约40—90年）所描述的植物被重新发现，成为药物学著作的关注核心。

多榔菊（Leopard's bane）就是众多博物学家致力于辨识的植物之一。古代的描述将其根部比作蝎子尾巴，但在其他方面却含糊其辞。迪奥斯科里德斯声称它能使蝎子麻木，还能毒死豹子、猪和狼等野兽。威尼斯植物学家贾科莫·安东尼奥·科尔图西奥（Giacomo Antonio Cortusio, 1513–1603）将其鉴定为多榔菊属植物（Doronicum），中世纪的阿拉伯内科医生建议将此类植物用于治疗心脏病。在实验中，科尔图西奥将定量的多榔菊喂给狼、狗和猪，结果它们都死了。几位与他通信交流的人重复了这一实验，结果也都相同。他们的研究基于这样一个假设，即植物特性可能会与动物特性产生不同的相互作用，但实验中观察到的毒性引发了药作用于人体的担忧。解剖学家普罗斯佩罗·博尔加鲁奇（Prospero Borgarucci）表示，他希望这个问题能得到一位有权用囚犯做试验的贵族的解决。虽然并无证据表明人们用多榔菊做过这种试验，但在罪犯身上进行毒药试验的情况并不少见 [1]。

---

[1]　Palmer 1985 b: 155 – 6.

17世纪60年代中期，内科医生开始在动物之间进行输血试验，希冀健康动物的血液能够治愈身体或精神虚弱的人。法国内科医生让－巴蒂斯特·德尼（Jean-Baptiste Denis, 1643－1704）提及自己成功地在19只狗之间输血，在此之后，他尝试了跨物种输血，最早是从一头小牛输血到一条狗。尽管反对者对物种之间和个体之间的血液性质差异有所担忧，但在德尼看来，这无异于吃肉或喝牛奶。事实上，他认为输血可以帮助消化不良的病人。德尼拒绝在死刑犯身上进行输血试验，并不是出于道德的顾虑，而是担心死刑犯可能会因恐惧而晕厥，从而败坏实验的名声。在第一项试验中，德尼用羽毛管从一只羔羊身上取了几盎司血液，给一名因频繁放血而身体虚弱的发烧少年输血。这次治疗成功了。尽管随后德尼和英格兰的内科医生们重复了相同步骤，其中一位病人仍很快去世，但英吉利海峡两岸的相关研究直到19世纪初才终止。虽然这种疗法的应用是短暂的，但内科医生对哈维这一发现的意义、什么样的人可以充当献血者和受血者、血液的差异程度以及物种之间的界限何在等问题进行了丰富的思考（图4.8）。

｜ 结语

在近代早期医学中，动物随处可见。表面上，它们是医学巨著的小牛皮封面，或是装着液体的小瓶封口的猪膀胱和蜂蜡。在瓶瓶罐罐、解剖大厅和书籍中，动物被剖开、制成药物、分类，并与包括人在内

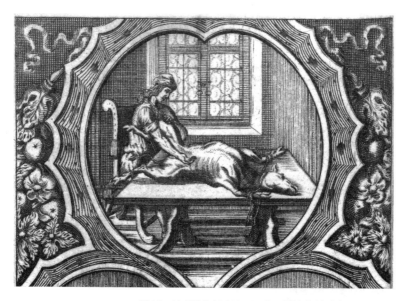

图4.8　J.A.默克林（J.A.Mercklin），《输血疗法》（*Tractatio medica de ortu et occasu transfusionis sanguinis*），1679年。来源：NB Wien: *69.o.62。

的其他物种进行比较，进而发展出了无数的用途。无论是在探险家口中，还是由显微镜首次探知，新动物的发现都挑战了传统上对于动物的想象和分类方法。格斯纳指出："要了解孔雀，你必须知道它的关联，也就是它与其他造物的亲缘关系、相似之处和相互感应。"[1] 类似地，为了理解近代早期医学的思想和实践，需要注意彼时观察动物的诸多方式，以及这些方式是如何颠覆了分类和假设、如何重新划定了物种之间的界限。

---

[1]　Ashworth 1990: 306.

第五章
物　品

桑德拉·卡瓦洛
（Sandra Cavallo）

桑德拉·卡瓦洛（Sandra Cavallo），伦敦大学皇家霍洛威学院近代史荣誉退休教授，研究医学史、性别史、空间史和物质文化史，著有《意大利近代早期的身体工匠》（*Artisans of the Body in Early Modern Italy,* 2007）和《意大利文艺复兴后期的健康生活》（*Healthy Living in Late Renaissance Italy,* 2013）。

21世纪初以来，随着历史研究对物质世界的关注普遍增加，人们对医学物质文化和视觉文化的研究兴趣激增。有学者认为，"物质转向"是近年来历史实践中最重要的转向之一，因为它从内在上克服了人类与非人类、物质与文化之间的根本区别[1]。实际上，根据最近的解释，意义是在物质事物与使用者的积极互动中表达和创造出来的，图像也可以发展出相似的论述，（因为图像）也是物质世界的一部分，而且具有影响观者思想、情绪和行动的力量[2]。而且，器物不再被简单地视为对已知实践的例证，还能作为完善文本资料、填补空白和沉默的证据，揭示其他类型的文献所无法揭露的观念和习惯。因此，对医学器物的深入研究具有巨大潜力。

随着人们认识到物质和视觉文化在近代早期欧洲人生活中发挥的重要作用，这激发了医学史对这一时期器物和图像的关注。在16世纪，随着技术的改进、工艺的发展、对更专业工具的追求以及个人对日用品需求的增加，物质性器物有了成倍增长。正如我们所见，这些趋势深刻改变了健康的物质器物管理。同样，印刷业的发展、新艺术主题和私人艺术作品的出现大大促进了视觉文化的扩张。这不可避免地影响了与医学相关的图像制作。这里仅举几例：在像解剖学小册子和草药志这种通俗医学知识出版物中，插图成了这种新印刷形式中的一个标准组成部分[3]；与此同时，肖像画的发展，以及对日常生活的描绘成

---

[1]　Joyce 2010: 181, 188 – 9.

[2]　Bredekamp 2015: 36 – 7.

[3]　Kusukawa & Maclean 2006; Kusukawa 2012.

为新的艺术体裁，意味着对医生、助产士、医学行业、医学作坊和医学机构的描绘大大增加。

更广泛的思潮也促进了有关健康的物质文化和视觉文化的发展，尤其在近代早期思潮中，人们强调直接经验在学习、认知过程中的重要性[1]。在"经验"这一类别中，人们认为感官经验在认知过程中至关重要。实际上，在近代早期的医学中，医生将五种感官视为重要的诊断方法，可以根据病人发出的气味和声音、他们的体液和伤口外观、疮肿的纹理和尿液颜色来判断他们的健康状况[2]。对感官的信赖，也为与之相关的一系列自然物质赋予了新的价值。例如，在16世纪的公开解剖过程中，人们通过准确运用人的尸体带来的视觉和触觉影响来传播解剖学概念[3]。人们相信，特殊的宝石和石头在接触身体的特定部位时能够发挥保护或治疗作用[4]。吸入或喷洒具有奇特香味的物质可以增进身心健康[5]。

这些观念的核心在于人们认为自然是有生命的，这种认知是近代早期"自然哲学"（该术语指的是现代自然科学发展之前，对包括宇宙在内的自然世界各个方面的研究）的一个核心原则。人们认为静止的自然元素具有人类无法理解的转化力量，炼金术实践（旨在将普通金属转变成珍稀金属）进一步证明了这一点。这种观念有其传统根源，

---

① Dear 2006: 106 – 31; Rankin 2013.

② Weisser 2009; Stolberg 2015a.

③ Carlino 1999a; Klestinec 2011.

④ Duffin，Moddy & Gardiner – Thorpe 2013.

⑤ Cavallo 2016.

因为普林尼和其他古代作家早已描述过各种石头和动物器官的功效，这类著作在文艺复兴时期得以复兴。但16—17世纪的博物学家并未局限于这些文本，在文艺复兴时期，自然被视为一个盛满人类未知奇迹的容器，在这一观念的驱动下[1]，学者和爱好者通过整理散佚在文本和口述资料中的信息，拓展了对不同类型的物质所具有的特性和力量的既有认知。到16世纪下半叶，这种认为自然界充满蓬勃生机的观念发生了新的转变：自然界被描绘成上帝的杰作，或是对上帝神迹的预示[2]。宗教改革者们通过强调自然现象中的神圣元素，为这些古老的信仰赋予精神内涵，使这些信仰的延续合法化。

在近代早期，存在一些将医学功效归于各种自然标本和器物的背景因素。在过去几年里，医学史家对这些发展的认识大大拓宽了他们对医学物质文化的认知范围。过去，医学史家的注意力主要局限于这一职业所使用的工具，如今已扩展到一系列器物和图像，对现代观察者而言，这些器物和图像在治疗疾病和维持健康方面的作用并非是立竿见影的。

但是我们无法将器物与其所摆放的位置和用途分开；二者联系密切，并相互赋予意义。因此，近来在医学史强调实践的刺激下，学者们更多地将注意力转向医学活动实际发生的空间。传统上对医院史、大学史和公共图书馆史的关注，已开始更多地让位于对这些机构的空间布置和器物陈设的关注，以及考察这些机构中病人、居民或使用者

---

① Daston & Park 1998.

② Ivanič 2017.

的体验[1]。同样受到广泛关注的还有那些在近代早期首次出现的医学空间，例如解剖演示厅、植物园以及用来存放自然藏品的地方[2]。

更根本的是，医学史家关注的焦点已经从对机构的关注转向他处，他们认识到了家庭在近代早期医学实践中发挥的关键作用。这些空间是预防疾病、对健康知识进行生产和再生产的关键场所[3]。这一"家庭转向"使学者们开始重视和探究近代早期的人们为一系列家居用品、家庭空间赋予的医学价值：这里仅举几例，如厨房和平底锅、书籍和图书馆、珍宝陈列柜和药用植物园、画廊和风景画等等[4]。

因此，对"医学器物"以及与有关健康的图像的构成进行扩展和重新定义，成为新医学物质史的一个关键特征。不过，近来随着更广泛的物质和视觉文化领域的新方法论的发展，研究这些标本、器物和图像的方式也受到了极大影响。更为重要的是，近来更加重视"器物的能动作用"和事物的施为性（the performative qualities）[5]。这种方法认为，器物由于自身的设计、尺寸、重量和材质能够激发使用者的特定行为，因而能够揭示书面资料无法阐明的文化信仰、实践、惯例和仪式。而且学者们更加关注器物的摆放位置、使用时间、使用者的社会地位和性别等因素，并揭示蕴含在同一器物中的不同意涵。这些关

---

[1]　Howe 2003; Henderson 2006: Ch. 5.

[2]　Findlen 2006.

[3]　Cooper 2006.

[4]　Gage 2008; Cavallo & Storey 2013; Pennell 2016.

[5]　Latour 2005a; Bennett 2010.

注产生了在方法论上的广泛影响。它们无形中推动了一种以器物为基础的对常用器物的分析①。正如玛尔塔·阿杰梅尔（Marta Ajmar）所言，如果将这些方法应用于医学史，则更能凸显许多物质的健康功效，以及"传统上与之相关的美学价值和社会价值"②。

在下文中，笔者将考察人们阐释医学器物的不同方式，并探究物质文化定义的扩展对医学史上的重要分类和设想产生了哪些影响。笔者还将强调这种方法论路径的价值，医学器物研究也许能从中受益。

专业工具：插图或原始资料？

博物馆展览

尽管20世纪80年代以来，人们对医学著作史有了新的关注，但一种更传统的医学器物认识（即受限于专业医学人员使用的仪器）仍在发挥巨大影响。最重要的是，它仍影响着医学博物馆里的展览选择，博物馆是传播历史认知的一种重要媒介，正如伦道夫·斯塔恩（Randolph Starn）的精辟论述："实际上，在多数情况下，与历史学家相比，博物馆能将更多的历史以更有效的方式传递给更多的人。"③

① Lubar & Kingery 1993.

② Ajmar 2017：263.

③ Starn 2005：68.

这里要提一下，在写作本章内容之时，一些医学博物馆正在整修，当它们重新开放时，展览的内容和形式可能会发生变化。不过，目前许多专业博物馆向观众展示的医学器物通常集中在那些旨在帮助从业者开展职业活动的器物上。一般情况下，陈列柜中会摆满外科手术器械、陈列于药剂师货柜上的药罐或是义肢和用于矫正畸形的紧身胸衣（图5.1和图5.2）。这些展品的选择默默展现了一幅近代早期的医学图景，据笔者所知，尽管我们缺少对该图景的研究，但仍可以对这些展品所传达的观念进行一般性考察。

在医学实践中，医学专业人士直接使用仪器和设备的熟练度或为病人开具处方的能力，都强调了具有正式从业资格的医生们具备独一无二的、不容置疑的专业技能，也更为普遍地强化了医患关系和医学实践中的传统等级划分。医学博物馆主要与专业医疗人员的角色和权威有关，而非与更宽泛的健康管理有关，还会掩盖其他施为者对这项工作的贡献。为了向医疗保健和维护中非专业人员的参与做出让步，一系列宣称旨在帮助普通民众照护自身健康的器物，有时会被无差别地归于药匙堆、乳头保护罩、香盒、牛奶酒罐和用于日常保健的工具中（参见皇家内科医师学会中摆放着西蒙斯收藏品的陈列橱，以及惠康博物馆中常设的医学人物展中的"自我治疗"部分，都位于伦敦）。然而，这些杂乱无章的器物营造了一种非理性的混乱图景，这与依照逻辑关系来陈列展览的医疗器械形成了鲜明对比，它们有的按照类型和目的（截肢、钻孔、取石、取胎术等）、有的按照时期或者它们旁边的人的专长（分为药剂师、外科医生、内科医生和护士的工具）有序分类。更适合展览的一组器物通常由天然护身符和宗教护身符构成。这

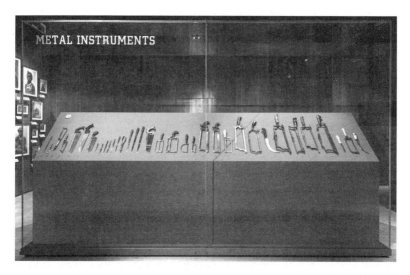

图 5.1 手术器械，博物馆展览，医学人物展。惠康图书馆，伦敦。来源：Wellcome Collection。

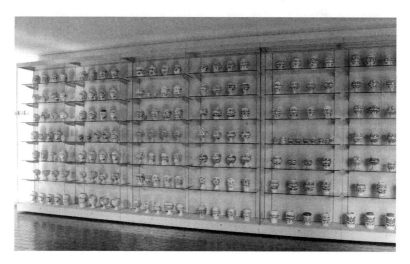

图 5.2 药罐展示，伦敦皇家内科医师学院，伦敦。来源：Royal College of Physicians。

些单独出现的器物和标本在画廊空间中通常是一个独特的整体，它们在医学博物馆中的独立展示再现了传统专业（或科学）观念与民间流传（或迷信）观念之间的对立，而忽视了围绕在这些近代早期器物力量周围的广泛共识，以及学院派医生在其提出的治疗和预防处方中对它们的常规性使用①。

在博物馆展览中未能充分展示的另一面是生产者和商业代理人对医学器物的创造和传播，无论是否明显，人们认为它们的发明、试验和推行都完全归功于医学界。这种倾向忽视了在科学史的同源领域，即物质文化史中（运用）的新方法，正如帕梅拉·史密斯和其他学者所强调的那样，学术知识和手工技艺共同推动了科学和医学器物的创新和分化②。帕梅拉·朗（Pamela Long）和彼得·格利森（Peter Galison）的"交易区（trading zone）"概念有助于界定学院派与技艺派之间卓有成效的合作领域③。受这些趋势的影响，医学史家也更加肯定一些非医学专业人士（agents）在医学物质文化创造中的贡献：医学书籍的印刷商和出版商、绘制插图的艺术家以及制备、完善医学器物与标本的工匠④。医学器物和图像日益被视为不同职业背景的人们相互协作的成果，而不仅仅是源于或被动服务于专业人员的需求。

对器物的构想和设计过程的关注也肯定了病人的贡献。例如，在身体的医学器具领域，消费者在接受或拒绝创新、要求改进产品

① Baldwin 1993.

② Smith 2009.

③ Galison 1997；Long 2011.

④ Kusukawa 2012.

和提供反馈方面，对激发设计变化发挥着至关重要的作用①。

不过，作为不同医学机构之间的媒介，医学博物馆里的长廊对器物本身所能讲述的故事几乎不感兴趣。器物通常用来展示、说明它们在专业环境中的用途，以及从进步史的视角展现其不断发展的技术特征，而非作为研究的中心。正如艾莉森·博伊尔（Alison Boyle）所言，她曾考察过之前策展人对伦敦科学博物馆中所展览的收藏品的态度，"器物的重要性在于它们特别适合某一标签或目录中描述的用途，它们并非单独放在那里，而是能够提供一种说明性的例证"②。这种方法也出现在许多已出版的、对近期生产的医疗器械的研究中③。

|　作为原始资料的器物

不过，我们可以采用替代性方法将器物置于分析的核心，通过考查它们的外形、起源、样式特征和美学特征将它们用作考察工具，而不仅仅是对已知事物的直观展现。下面，笔者将展示一些研究实例，这些研究使用创新方法成功地对医生们的传统工具（药箱、药罐和医生的宣传广告）进行了分析，将它们视作原始资料，带我们重新认识

---

① Rabier 2013.

② Boyle 2014:42.

③ 例如 Kirkup 2006。

了缺少文本依据的医疗、健康实践。

例如，通过对这个著名药箱内盖上的风景画（图 5.3）进行美学分析和年代测定，我们可以判断其所有权属于罗马侯爵温琴佐·朱斯蒂尼亚尼（Vincenzo Giustiniani），他以航海闻名，因此揭示了令人意想不到的贵族旅行者所需的专业药物知识[1]。

1545 年，"玛丽·玫瑰"号船在普利茅斯（Plymouth）沉没，船上大药箱里的东西完好无损，通过对药箱内所装之物进行深入考察，我们可以发现海上外科医生职业活动的多样性[2]。尽管海上外科医生的职权范围有界限上的划分，但医学行业不同分支的技能在他们身上并存，他们的药箱里放着行医时所用的专门工具、用于内科治疗的药物（理论上只有医生才能开具）、药剂师用来生产药物的制药设备以及理发师用来帮助顾客维护个人卫生的耳勺、牙签和剃须刀。直到 1626 年，禁止海上外科医生从事超出外科实践界限的医疗活动的禁令才解除，他们才被正式允许像进行外科手术那样开展内科治疗和药物治疗。然而，"玛丽·玫瑰"号上的物质遗存表明，近一个世纪之前船上的医疗实践便如此多样化。关注同一空间里使用的一组器物，对我们了解实际的医疗实践具有重大意义。

此外，对"玛丽·玫瑰"号上药品容器出处的分析（通过它们的设计和材质来确定），以及对其中所含药物残留的分析表明，其中很多器物和物件都源于海外，有可能是外科医生在前往亚洲和其他欧洲国

---

① Baldriga & Capitelli 2001.

② Summerford 2011.

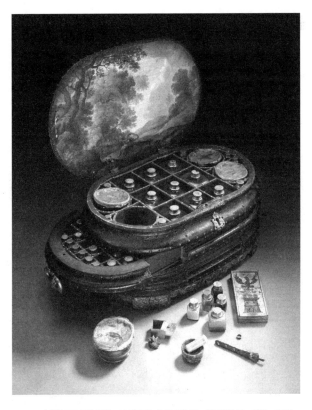

图5.3 朱斯蒂尼亚尼的药箱，16 世纪末或 17 世纪初。科学博物馆，伦敦。来源：
Science and Society Picture Library。

家的行医旅途中获得的（图5.4）。这项研究将外科医生的药箱描述为
一个"全球性器物"，里面的内容成了跨国消费和交换的证据，将海上
外科医生的形象重塑为一位充满好奇心的知识分子，这位海上外科医
生利用自身职业的地域流动性，在他曾经造访的遥远国度收集药用植
物和物件，并尝试了之前闻所未闻的治疗方法。

　　同样，对流行一时的伴随某种特殊药物销售的，或是用来促销某

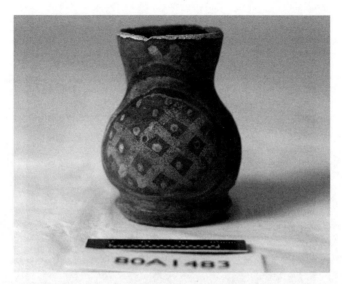

图 5.4　带木塞的锡釉蓝荷兰壶，里面有药物残留，16 世纪上半叶。玛丽·玫瑰博物馆，普利茅斯。来源：The Mary Rose Trust。

种特殊药物的印刷品的研究也有了有趣且意想不到的发现。通过印刷品中的文本内容，我们可以看出医疗从业者在营销其产品的过程中发挥了积极作用[1]。不过，近来在对这些传单的美学分析和材料特征的分析中出现了新的视角。研究表明，传单的外观能够反映出一些信息，可能与药物发明人的专业地位以及药物在经验派医生的广阔世界中的地位有关。例如，威尼斯"经验派医生"（根据他自己的定义）斯库蒂洛（Scutellio）（图 5.5）的药物制剂的印刷传单所呈现的特征（精美的水印纸上印着小而整齐的字符，小标题式的文本结构清晰明朗，页面四周还有素净的花边），立刻凸显出他的产品与庸医

---

①　Porter 1989；Gentilcore 2006.

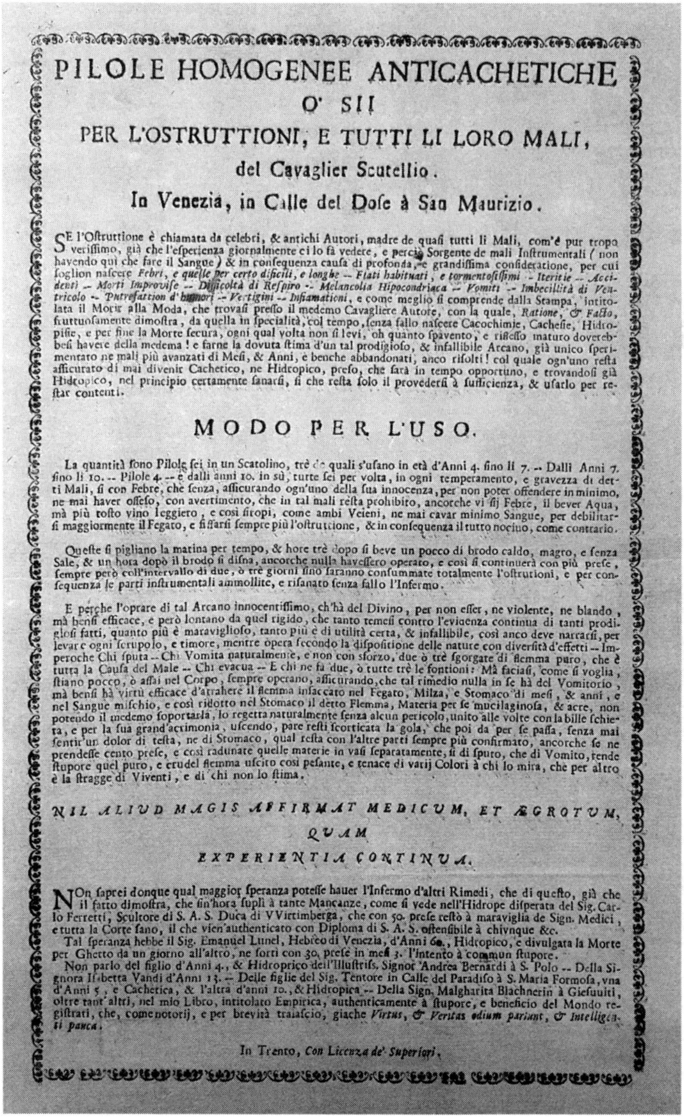

PILOLE HOMOGENEE ANTICACHETICHE
O' SII
PER L'OSTRUTTIONI, E TUTTI LI LORO MALI,
del Cavaglier Scutellio.
In Venezia, in Calle del Dose à San Maurizio.

SE l'Oftruttione è chiamata dà celebri, & antichi Autori, madre de quafi tutti li Mali, com'è pur tropo veriffimo, già che l'efperienza giornalmente ci lo fà vedere, e perciò Sorgente de mali Inftrumentali (non havendo qui che fare il Sangue) & in confequenza caufa di profonda, e grandiffima confiderazione, per cui foglion nafcere Febri, e quelle per certo dificili, e longhe — Flati habituati, e tormentoffiffimi — Iteritie — Accidenti — Morti Improvife — Difficoltà di Refpiro — Melancolia Hipocondriaca — Vomiti — Imbecillità di Ventricolo — Putrefattion d'humori — Vertigini — Infiamationi, e come meglio fi comprende dalla Stampa, intitolata il Morte alla Moda, che trovai preffo il medemo Cavaliere Autore, con la quale, Ratione, & Fatto, fruttuofamente dimoftra, da quella in fpecialità, col tempo, fenza fallo nafcere Cacochimie, Cachefie, Hidropifie, e per fine la Morte ficura, ogni qual volta non fi levi, oh quanto fpavento, e riflefso maturo dovrebbeli havere della medema ! e farne la dovuta ftima d'un tal prodigiofo, & infallibile Arcano, già unico fperimentato ne mali più avanzati di Mefi, & Anni, e benche abbandonati, anco rifolti! col quale ogn'uno refta afficurato di mai divenir Cachetico, ne Hidropico, prefo, che farà in tempo opportuno, e trovandofi già Hidropico, nel principio certamente fanarfi, fi che refta folo il provederfi à fufficienza, & ufarlo per reftar contenti.

MODO PER L'USO.

La quantità fono Pilole fei in un Scatolino, trè è quali s'ufano in età d'Anni 4. fino li 7. — Dalli Anni 7. fino li 10. — Pilole 4. — e dalli anni 10. in sù, tutte fei per volta, in ogni temperamento, e gravezza di ventri Mali, fi con Febre, che fenza, afficurando ogn'uno della fua innocenza, per non poter offendere in minimo, ne mai haver offefo, con avertimento, che in tal mali refta prohibito, ancorche vi fij Febre, il bever Aqua, più tofto vino leggiero, e cofi firopi, come ambi Veieni, ne mai cavar minimo Sangue, per debilitarfi maggiormente il Fegato, e fiffarfi fempre più l'oftruttione, & in confequenza il tutto nocino, come contrario.

Quefte fi pigliano la marina per tempo, & hore trè dopo fi beve un pocco di brodo caldo, magro, e fenza Sale, & un'hora dopo il brodo è difna, ancorche nulla haveffero operato, e cofi fi continuerà con più forte, fempre però coll'intervallo di due, o trè giorni fino faranno confumate totalmente l'oftruttioni, e per confequenza fe parti inftrumentali ammollite, e rifanato fenza fallo l'Inferno.

E perche l'oprare di tal Arcano innocentiffimo, ch'hà del Divino, per non effer, ne violente, ne blando, mà benfi efficace, e tanto lontano da quel rigido, che tanto temefi contro l'evidenza continua di tanti prodigiofi fatti, quanto più è maraviglofo, tanto piu è di utilità certa, & infallibile, cofi anco deve narcarfi, per levare ogni ferupolo, e timore, mentre opera fecondo la difpofitione delle nature con diverfità d'effetti — Imperoche Chi fputa — Chi Vomita naturalmente, e non con sforzo, due ò trè fgorgate di fiemma puro, che è tutta la Caufa del Male — Chi evacua — E chi ne fà due, à tutte trè le fontioni! Mà faciafi, come fi voglia, ftiano pocco, ò affai nel Corpo, fempre operano, afficurando, che tal rimedio nulla in fe hò del Vomitorio, mà benfi hà virtù efficace d'atrahere il fiemma infaccato nel Fegato, Milza, e Stomaco di mefi, & anni, e nel Sangue mifchio, e cofi ridotto nel Stomaco il detto Flemma, Materia per fe mucilaginofa, & acre, non poteudo il medemo foportarla, lo regetta naturalmente fenza alcun pericolo, unito alle volte con la bille fchierta, e per la gran'acrimonia, ufcendo, pare refti fcorticata la gola, che poi dà per fe paffa, fenza mai fentir'un dolor di tefta, ne di Stomaco, qual refta con l'altre parti fempre più confirmato, ancorche fe ne prendeffe cento prefe, e cofi radunate quelle materie in vafi feparatamente, fi di fputo, che di Vomito, rende ftupore quel puro, e crudel fiemma ufcito cofi pefante, e tenace di varij Colori à chi lo mira, che per altro è la ftragge di Viventi, e di chi non lo ftima.

NIL ALIUD MAGIS AFFIRMAT MEDICUM, ET ÆGROTUM,
QUAM
EXPERIENTIA CONTINUA.

NOn faprei donque qual maggior fperanza poteffe hauer l'Infermo d'altri Rimedi, che di quefto, già che il fatto dimoftra, che in'hora fupli à tante Mancanze, come fi vede nell'Hidrope difperata del Sig. Carlo Ferretti, Scultore di S. A. S. Duca di VVirtimberga, che con 50. prefe reftò à maraviglia di Sign. Medici, e tutta la Corte fano, il che vien'authenticato con Diploma di S. A. S. oftenfibile à chivnque &c.

Tal fperanza hebbe il Sig. Emanuel Lunel, Hebreo di Venezia, d'Anni 60., Hidropico, e divulgata la Morte per Ghetto in un giorno all'altro, ne forti con 30. prefe in mefi 3. l'intento à commune ftupore.

Non parlo del figlio d'Anni 4. & Hidropico del'Illuftriff. Signor'Andrea Bernardi à S. Polo — Della Signora Ilabetta Vandi d'Anni 18. — Delle figlie del Sig. Tentore in Calle del Paradifo à S. Maria Formofa, vna d'Anni 5. e Cachetica, & l'altra d'Anni 10., & Hidropica — Della Sign. Malgharita Blacknerin à Giefuuiti, oltre tant'altri, nel mio Libro, intitolato Empirica, authenticamente à ftupore, e beneficio del Mondo regiftrati, che, come notorij, e per brevità traiafcio, giache *Virtus, & Veritas odium pariunt, & Intelligiti panca.*

In Trento, Con Licenza de' Superiori,

图 5.5　随着预防代谢异常（cachochymia）药丸销售的宣传单，由 M.F. 斯库蒂洛制作。来源：Archivio di Stato di Venezia, pubblicata atto n. 27/2018。

售卖的产品不同，那些庸医用的是花哨粗糙的红色木版画①。各种医疗服务提供者的不同风格使他们在挑剔程度不同的客户网络中获得了各自的位置。

　　最后一个使用创新方法来研究专业医疗工具的案例与常常填满医学博物馆橱窗的药罐有关。通过分析这些经常用来装饰容器的写实绘画，我们可以恰当地了解使用某些药物的文化背景。人们经常用色情图像来宣传能够激发性欲的药物。图5.6展示了一个装着款冬的药罐，据说这种草药具有催情、治疗咳嗽的功效②。它描绘了一对亲密拥抱的夫妇：画中的男人抚摸着女人的乳房，而女人大概抚摸着男人的生殖器。药罐上的铭文是从男性的视角来赞颂性愉

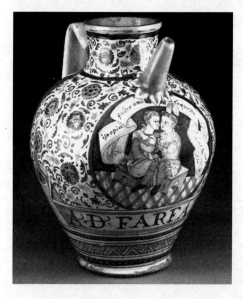

图5.6　不知名的珐琅药罐，制造于卡斯特利（Castelli），意大利，约1548年。来源：Philadelphia Museum of Art, The Dr. Francis W. Lewis Collection, 1903-1928.

①　Minuzzi 2017.

②　Ajmar – Wollheim 2010.

悦（上面写着："我是这片土地上最幸福的人，1548年"）。事实上，这种画在专业容器上的清晰图像可能在药房的公共空间里展示（在容器的背面写着制作这种药物的药房的名称缩写），这说明当时人们普遍持有的性欲观与我们预期的大不相同。将这一图像与一系列家用陶器上发现的清晰图像进行类比[①]，可以发现性愉悦并不总是像通常所认为的那样属于不道德的范畴。即使在宗教改革时期，性欲通常与清教徒的态度有关，一种令人满意的性生活也被视为对理想配偶或未来配偶的渴望，因为它有益于健康，有助于受孕。因此，对药剂师药罐的深入研究为证明医学与性欲的持续联系提供了宝贵证据。

｜ 器物、感官以及医学、自然知识的生产和完成

解剖学器物

近代早期通常与医学器物、图像和空间的激增联系在一起，它们专门用于教学和研究。尤其是16世纪出现了人体视觉化的各种形式，旨在提供关于人体内部构造的认知。16世纪欧洲医学院的解剖演示厅成倍增加，在这些新解剖演示厅的墙上展示着重新接合后的人体骨骼结构和经过干燥处理的身体各个部位。这一时期还出版了大量带有插

---

① Matthews – Grieco 2006.

图的解剖学著作，其目的在于促进医学生教育。微型的人体三维模型向那些未接受过学术训练的医疗从业者传授解剖学概念，这些从业者因距离、职业等级或性别而无法参与大学的解剖学习。时人对人体研究兴趣的增加体现在维萨里、法洛皮奥（Falloppio）等革新派解剖学家所引入的新研究方法中。到16世纪中叶，解剖学课程已经从仅仅使用传统的解剖学插图转变为对人体结构的真正探索。

但器物的表面含义或意向性含义常常和它的目标不同。正如许多研究所强调的那样，除了明确的教育功能外，解剖标本、器物、图像以及展示它们的空间还体现了多种文化含义。就像常常发生的那样，尤其是当解剖标本展现在非医学专业的观众面前时，它们引发了观众一系列出乎意料的反应。

例如，图5.7中这些珍奇器物，即几英寸长的微型象牙人体模型，一旦拿开它们上面的部分，里面的微型器官便会显露出来。这可能有多种用途。它们通常象征着怀孕待产的母亲，一般由男性内科医生持有，以使这些具有从业资格的男性医疗人员在分娩和女性主导的女性医学中的角色合法化。尤其是当医生"使用这一器物"时，该器物体现了内科医生对生殖过程更高层次的理解，以及他在确保健康怀孕和安全分娩方面的高超技能。同时，由于这些人体模型小到无法传达具体的解剖学知识，因此它们可能被简单地视作对堪称奇珍异玩的象牙工具类收藏品的补充，富裕的医生经常收集并展示它们，以此作为经济和事业成功的象征。[1]

然而，窥私欲和好奇心并不局限于精英阶层的器物，它们延展到了更粗俗的人体画像，与象牙解剖模型相似，它们也是交互式的，能

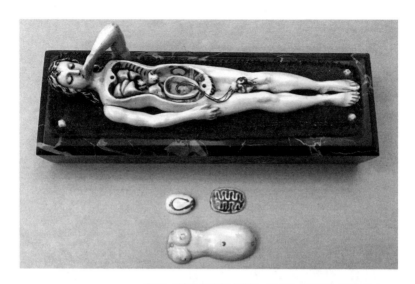

图5.7　用象牙雕刻的人体模型，约1500—1700年。来源：Alabama
Museum of the Health Sciences, The University of Alabama at
Birmingham。

够让使用者参与到实际的人体解剖中。印刷的解剖学翻盖书成为早期
印刷业的一项创新，自16世纪首次出现时便取得了巨大成功，也就
是说，出版的图像包括一张或多张纸片，当纸片被掀开时，人体内部
构造便显现出来（图5.8）[1]。翻盖书（flap books，译注：一种可折叠的
小册子，纸张沿着边沿附着小纸片，这些小纸片都可以掀开看到其掩
盖的内容）和大报 [broadsheets，通常定义为"可折叠的纸片（fugitive
sheets）"，译注：旨在使用纸片展示被掩盖的内容] 也被印刷出来描绘
行星的运动，或者只是为了娱乐：其中一幅翻开后展现出了一位女性
的内衣（图5.9）。它们也能充当政治、宗教讽刺的载体，例如在教皇

---

① 　Carlino 1999 b; Brown 2013.

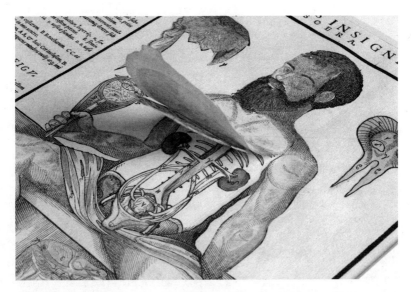

图 5.8 解剖活页，带有手工上色的木版画和可移动的翻盖，翻开便可显示内部器官，16 世纪 70 年代或 80 年代。来源：Wellcome Collection。

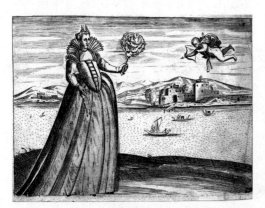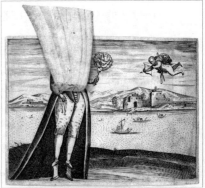

图 5.9 《裸露的妓女》（'Courtesan Exposed'），版画，费兰多·贝尔泰利（Ferrando Bertelli），1563 年。来源：The Elisha Whittelsey Collection，The Elisha Whittelsey Fund，1955。

肖像画翻页后显示出他是魔鬼。在该体裁中，用纸片折叠的解剖图（anatomical fugitive sheets）特别受欢迎。它们表明，16 世纪发展起来的人体文化是一种普遍现象，不只限于大学的学术世界。多卷本的翻盖书通常以拉丁文写成，很可能用作医学生的手册或备忘录，但带有叠放部分的单页没有适宜的教育功能。由于这些大报上的内容是用本土语言写的，各种器官的名称经常被简化，因此无法详细向医学生传授所需的解剖学知识。而且它们通常包含各种错误，对人体的描述也是过时的，并未包含文艺复兴时期解剖演示厅中的形态学和生理学发现，而观察和实际经验在解剖演示厅中已取代了对人体解剖学的纯理论式理解[①]。

理发师－外科医生经常将解剖学的大幅挂图挂在他们店铺的墙上以进行宣传，彰显自己的学问。但这些大开张纸取得的巨大商业成功表明它们也吸引了非专业观众，这些观众不但意识到它们的教育内容，也体会到它们的宗教和道德含义。一方面，这些大开张纸提供的基础人体解剖图满足了那些渴望知识、不具备阅读能力却渴望了解身体构造及其各部位所处位置之人的求知欲。另一方面，通过对身体内部构造所体现的上帝创造物完美性的思考，进一步增强了这些图像的吸引力[②]。尤其是在新教国家，对人体 —— 被理解为大自然的奇迹 —— 的好奇同时还伴随着一种渴望实现"认识你自己（*nosce te ipsum*）"的道德使命感[③]。

这一时期对人体解剖学的迷恋也解释了为医学生组织的一年一度

---

① Carlino 1999a.

② Daston & Park 1998.

③ Findlen 2006: 278.

的解剖表演对社会上各行各业观众的吸引力。16世纪，有越来越多来自当地社区的观众前来观看、参与解剖尸体，犹太人、教师、工匠、屠夫、鱼贩和搬运工等挤满了新建的解剖演示厅[①]（图5.10）。至于大学里的解剖深受大众欢迎的原因，感官知觉的作用不容低估。通过视觉和触觉提供的解剖信息——因为身体各部位会在剧场最高排的人之间流转，这些与人体秘密的相遇以及死亡的现实触发了强大的视觉、触觉和情感体验。毫不奇怪的是，到16世纪末，真正意义上的解剖学研究已经转移到了更小、更隐蔽的空间，讲演者和学生可以在那里单独进行私人解剖[②]。

自然物与器物

因此，未受过教育的人确实参与到了对自然预兆的研究热情中，在同一时期，这种情绪引导着博学之人在他们家中建立私人的自然博物馆。这些博物馆中收藏着各种自然标本，尤其是稀有罕见的物种（自然物）以及外来的器物和新奇技术（器物）。这在当时被称为"私人珍奇馆"，收藏品主要是为了展示，但它们只对特定的参观者开放。通过例证来呈现它的特征，进而说明自然的复杂性，创造活体植物收藏的目的亦在于此，其中包括外来植物和稀有的本土植物[③]。公共植物园无疑是这种思想风尚的主要表现形式，它还引发了学界的广泛关注。

---

① Ferrari 1987；Klestinec 2011：103.

② Klestinec 2011.

③ Egmond 2010.

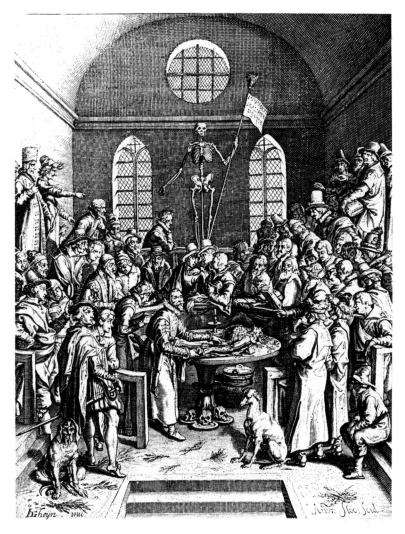

图 5.10　16 世纪末的解剖演示厅，老雅克·德·海恩（Jacques de Gheyn the Elder），1633 年。来源：Getty Images。

但这一时期的私人活体藏品也在激增：除了著名的博物学家之外，普通市民、绅士和专业人士、学者和富裕之人纷纷建立花园①。还有更多的人将植物和种子晒干后作为药材，这是近代早期家庭中流行的另一项活动。

但是，如果认为这些收藏完全是出于拓展、再现自然知识的渴望，则过于简单化了。与前面讨论的象牙医学器物收藏以及一般的艺术品收藏类似，这是渴望提升个人在知识界的地位，希望能够将自己的名字与重要的自然"珍稀物"联系起来。在16世纪，收藏成为一种时尚，并成为定义一位学术团体成员身份的新标准：拥有自然便获得了新的价值。因此，一个人收藏柜中标本的稀有程度、花园里植物的种类都是其鉴赏能力的证明，可以将高雅之人与粗俗之人区分开来②。

不过，粗俗之人也参与了这些项目。实际上，16世纪对植物学的狂热加强了他们与当地草本植物学家的联系，无论是在外国还是在欧洲。这些见识广博但通常很谦虚的民众提供了有关植物医学特性和用途的宝贵信息，这是博物学家所不知道的，他们利用对当地植物群的新兴趣向收藏家、消费者提供草药和种子③。

普通人也是评判一件收藏品是否成功的仲裁者。在新创建的医学研究场所，自然物与器物的组合很快与收集的人体遗骸融合在一起。骨骼、经过防腐处理的尸体、经过干燥处理的器官和罕见的人体部位（译注：指一些不常见的、畸形的人体器官）被拿来装饰新建立的解剖

①　例如 Bussadori 1988。

②　Swan 2008.

③　Egmond 2010: esp. 69.

演示厅的墙壁，新解剖演示厅通常毗邻植物园。在这些地方，人体标本中穿插着各种罕见的自然物和精巧的器物，通常可以在私人珍奇馆中发现这些器物（图 5.11）。

有趣的是，这些综合性收藏的主要价值并不在于教学。展览的奇异器物并没有用于支持教学和科学研究，反而增强了解剖演示厅对公众的吸引力。即使是在解剖演示厅没有使用的时候，也能看到大量来自各行各业的付费参观者们，那些藏有珍稀藏品的私人珍奇馆将他们拒之门外，但他们仍渴望看到这些藏品。经营这些场馆变得有利可图。在阿姆斯特丹，解剖助手成为导游，编造一些有关个人珍稀收藏品的奇闻逸事，甚至还出版藏品目录，然后从藏品售卖和游客门票中牟利[1]。这些具有公共机构性质的医学收藏的成功，取决于它们拥有让博学之人和非专业观众惊叹的能力。大众的称赞非常有助于打造一批藏品的名气以及布展者（通常是解剖学教授）的声誉。有趣的是，消费者的接受度也是赋予私人珍奇馆地位的一个关键因素。在社交方面，私人珍奇馆能吸引到一些更高雅的参观者，但公众的共识同样重要。著名的博物学家阿尔德罗万迪和因佩拉托（Imperato）详细记录了他们的自然博物馆所有参观者的名字，以及对当中喜爱之物作出评价之人的名字[2]。

在近代早期，解剖学器物更广泛来说是自然物，服务于各种目的，跨越社会地位的边界，并包含各种文化目的，不仅仅是学术和教育目

---

① Hiusman 2015.

② Findlen 1999.

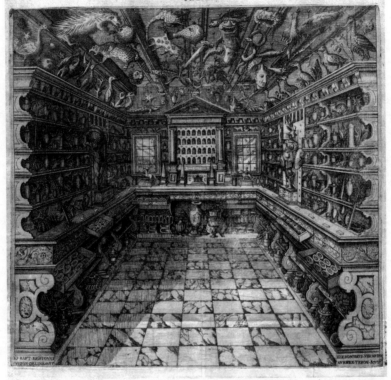

图 5.11　贝内德托·塞鲁蒂（Benedetto Ceruti）和安德烈埃·基科（Andrea Chiocco），《维罗纳的弗朗西斯·卡尔乔里博物馆》（*Musaeum Francisci Calceolari iun. Veronensis*），1622 年。来源：SLUB Dresden / UB Freiberg。

的。直到17世纪末，人们才开始认为医学收藏品对未受过教育的观众而言产生的吸引力是不合适的。人们将人体标本从公众视线中移除，并用新引进的能够保存软器官的药物制剂来填充它，人体标本从展示器物变成了纯粹的研究、教学工具。它们成了职业身份的象征[①]。

自然物、宗教器物和图像的力量

护 身 符

文艺复兴时期，人们对自然神奇力量的兴趣激增，这也使得当时的人认为自然界的每一种要素都具有治疗和预防疾病功能，例如石头、矿物、动物和植物，并将它们广泛用于抵抗疾病和精神困扰。

人们认为一切自然元素都具有惊人的特性，这一认识具有深刻的古典根源。不过，随着使用本国语言的印刷业发展，这些观念在16世纪和17世纪初成为更多人的共识。印刷商为更多人提供了古代作者所著的必读书籍，同时还出版了一系列关于自然的古典知识手册，以及由同时期医生和自然哲学家汇编的最新著作。大量带有插图的草药书、食谱书、关于石头（宝石）特性的著作，甚至还有对迷信中的流行错误进行驳斥的作品，它们都支持自然物具有力量的古老观念，并对这些

[①]　Guerrini 2015.

自然物的功效进行了理论解释①。它们的结构便于用户使用，将每个自然元素（通常按字母顺序排列）及其可以治愈或预防的身心疾病联系起来，增强了这些文献的实用价值，使得这些书籍非常受欢迎。

因此，对古代智慧的敬意，以及这一时期作家所掌握的知识权威，赋予了"自然巫术"（这是现代历史学家的常用定义）的信仰以学术合法性。这些作品通过印刷文字和图像传播，进一步使自然物的力量具有可信性。尽管这一时期天然护身符会带来好运的观念有时被视为狭义上的"民间文化"中古老信仰的残余，但这些实践建立在为学界广泛认同的自然观念之上。例证之一是所谓的鹰石（*aetites*）。在将近两个世纪的时间里，经常在多次重印的名医著作中系统性地提及它在助产和保胎方面的功效，食谱、草药书、助产书和药物辞典等其他体裁的医学著作中对此也有系统性的提及②。有证据表明，欧洲各地各个社会阶层都使用鹰石。宫廷、贵族和普通家庭在分娩时都会依赖这种强大的护身符。鹰石的售价适中，更加证实了它作为一种主要商品的地位。

迄今为止，近代早期的历史学家主要关注两类护身符：一种是促进生育和保护新生儿安康的护身符；另一种是用来抵抗瘟疫的护身符。但护身符的使用范围更为广泛。人们认为护身符可以治疗各种疾病，无论是精神上的还是身体上的，就像我们所知的宝石功效那样。这里仅举一例，意大利人写的关于各种宝石的《珍宝之宝》（*Tesoro delle*

---

① Copenhaver 2006.

② 例如 Bairo 1561：198；Matthioli 1585［1544］：1451；Mercurio 1618：240；Lemery 1721［1691］：7。

gioie, 1602）一书中提到了黄宝石：

> [第一] 抑制情欲，第二消除悲伤，第三消解愤怒，第四止血，第五防止身体的不良运动，第六消除谵妄，第七防止猝死。若佩戴时接触身体，或含于口中吸之，则能防止瘟疫，排出毒素，使将死之人恢复健康，对疯者也有裨益。[1]

此外，尽管现代历史学家通常将拥有力量的自然物等同于宝石和石头，但时人认为动物的某些器官和物质也能产生治疗效果，因此也可以作为医疗护身符。例如，理发师-外科医生的论文建议将仍然温热的羔羊的肺，或者"剖开的公鸡、鸽子、小公鸡或青蛙"的肺用于病人头部，从而治疗头痛、疯癫和发炎的大脑[2]。

自然元素通过何种机制发挥其药用特性，这一问题依然令现代读者感到困惑。许多近代早期的作家将这些机制描述得高深莫测。他们在其他事例中提供了取决于竞争原则的理论解释。然而，在近代早期文化中，不同的概念体系相互依存、相互融合。作者在论述中通常根据天然护身符的热、干、冷、湿程度对其进行分类，认为它们可以矫正由内部或外部因素引发的体内体液失衡。这种机制与盖伦派的"对抗疗法"一致。但对抗疗法常常会引发交感：人们认为构成护身符的物质的性质会因相互之间的相似性而引发感染，也就是说，器物与疾

---

[1] *Tesoro delle gioie* 1602：20 - 21.

[2] D'Amato 1669 [1632]: 62.

病之间的相似性和吸引力。但另一方面，我们不应将交感机制与某种物质纯粹的磁性作用相混淆。例如，人们认为琥珀有一种天然吸引力，但它也能使身体摆脱痛苦[1]。

自然物的属性影响身体的媒介多种多样。在《带来快乐的宝物》一书的引文中，我们可以发现一些反复出现的告诫，即"佩戴护身符时应该接触肉体"，这表明护身符的特性会通过皮肤进入身体。然而，接触并非护身符发挥功效的唯一方式。这篇引文还说黄宝石是通过吸吮发挥效用的，而其他自然物则在空气中散发出看不见的蒸汽或难以察觉的颗粒，然后让病人吸入[2]。在磁力和交感的解释中，护身符的特性从未进入人体，而是将使人痛苦的毒素从身体中引出来。总之，在许多情况下，护身符可以在没有接触的情况下影响身体；相比之下，靠近似乎是一个先决条件。这一原则也适用于宗教护身符。

宗教器物

近代早期的人无法辨别自然标本和宗教器物的力量。16世纪以来，宗教改革者将一种更显著的精神内涵归于对隐藏的自然力量的信仰。自然元素的医疗功效更加被视为神在自然界中如何运作的证明[3]。尽管据说有很多改革者和反改革者反对使用护身符，但只要排除恶魔的影响，它们的神秘力量便会被理解为上帝创造奇迹的一个方面[4]。事实上，

---

[1][2]　Baldwin 1993.

[3]　Ivanič 2017.

[4]　Černý 2013.

近代早期的物质文化表明，自然力量与护身符的宗教力量之间的界限越来越模糊。

例如，在贝尔纳迪诺·德蒂（Bernardino Detti）的画作《德拉佩尔戈拉的圣母玛利亚》(*Madonna della Pergola*, 1523)（图 5.12）的右侧，小天使给婴儿耶稣的拨浪鼓等器物便吸收了这两个层面。它将狼牙的力量（在自然著作中，人们相信它可以缓解牙疼）与宗教器物结合在一起，比如十字架、神羔像和一根珊瑚（人们相信它们都是可以保护婴儿身心健康的物质）[1]。像这样的混合护身符，表明了近代早期思想中的神学信仰与自然力量信仰是如何交织在一起的。

这些发现具有广泛意义。它们对据说由近代早期教会划定的正统与非正统的安抚性物件之间的显著区别提出了质疑，并对该时期宗教和所谓迷信之间日益分离的学术论断提出了挑战。

这种模糊性也延伸到了圣徒遗物上，圣徒遗物是超凡的宗教护身符。对圣徒遗物力量的信仰依靠的是基督教信条，即身体和灵魂是密不可分的。因此，人们相信人死后仍有一些精神力量留在遗体中，尤其是在圣徒和圣洁男女的遗体中[2]。这些信仰也延伸到了那些曾与他们身体接触过的器物上。圣女卡泰丽娜·维格里（Caterina Vigri，1415–1463）未腐化的遗体在死后两个世纪仍散发着治愈的力量，这些力量渗透到了覆盖它的衣服上。甚至用来清洗尸体的水和布也因其神奇的治疗特性在博洛尼亚市民中供不应求[3]。

---

① Musacchio 2005.

② Santing 2009.

③ Pomata 1999.

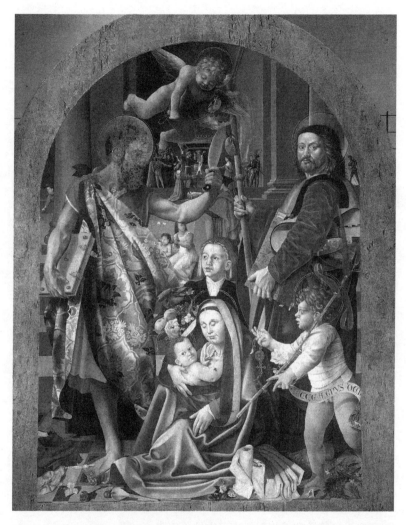

图 5.12　贝尔纳迪诺·德蒂，《德拉佩尔戈拉的圣母玛利亚》，1523 年。来源：Comune di Pistoia /Museo Civico。

然而，就像天然护身符一样，圣物不仅通过与病人身体的直接接触来传递能量，也通过接近来传递能量。人们通常将其放在病人的床边，从一个地方搬到另一个地方，供卧床不起的亲友使用，希望可以缓解他们的病痛。尽管经过鉴定的圣物是仅限于富人的珍贵财富，但那些生活简朴的人仍能通过向当地教堂或附近的圣地求借来获得其功效。在需要的时候，这是常见的做法[①]。

图像与文本

人们认为神和自然的力量也存在于图像中。人们相信圣徒的图像具有治疗或保护的功能，因此一系列圣徒图像的生产成了印刷业中一项蓬勃发展的活动。尽管天主教会负责从理论上证明圣像的神奇特性，但它从未能控制它们的生产[②]。刻有向圣母或圣玛格丽特(Saint Marguerite)祈祷的祈祷文羊皮画卷也很受欢迎，不断投入生产，孕妇会为保护胎儿带着它[③]。实际上，天主教赋予祷文的力量，这意味着护身符之所以能够发挥其预防、治疗效果，不仅源于它们的制作材料或者来自绘制或刻在上面的图像，也来自刻在器物上的文字。

但是，图像影响健康的观念并非仅限于圣像，也包括一些世俗主题的图像。例如，人们已充分讨论过畸形身体的图像对"母亲的想象

---

① Mercurio 1645 [1602]: 382.

② Rosser 2015.

③ Musacchio 1997: 56.

力"和胎儿的形成有一定影响①。但受到影响的不仅是女性的心智，人们认为女性的心智是虚弱、易变的。最近的研究已经阐明了人们声称的淫秽图像对一对夫妇的影响，其中也包括男性伴侣。在15—16世纪，色情图像不但能激发性欲，还有助于受孕，是家庭物质文化中一种相对普遍的构成部分②。这些图像通常藏在卧室的窗帘后面，或珠宝盒内盖和其他家具上，只有当夫妇希望看到时才能看到（图5.13），人们认为这些图像不仅有利于生育，而且有助于生出健康、没有缺陷的孩子，因为图像中出现的完美人物会对"父母双方的种子"产生深刻影响③。换言之，人们认为图像不是死气沉沉的，而是能对身体和精神发挥影响的。长期以来，这些观念被视为民俗信仰，而最近，它们也被证明是完全适用于学院派文化的。

正如弗朗西丝·盖奇所证明的那样，16—17世纪意大利的艺术作家和杰出医生都宣扬图像具有促进转化的效果，他们为高雅、受过高等教育的公众写作。这一时期的医学理论认为器物上的图像会保有该器物的一些自然属性，然后通过眼睛传达给感官，从而激发深刻的想象，并对躯体产生效应④。例如，火焰的图像会通过这个过程将某种程度的温暖传递给观者的身体。因此，人们积极地使用平静的山水画等图像来达到治疗目的，使观者重新实现情绪平衡⑤。同样，这种逻辑使

---

① 例如 Park & Daston 1981；Roodenburg 1988；Huet 1993。

② Musacchio 1997：48 – 53.

③ Gage 2016：92.

④ Gage 2016：Ch. 4.

⑤ Gage 2017：255.

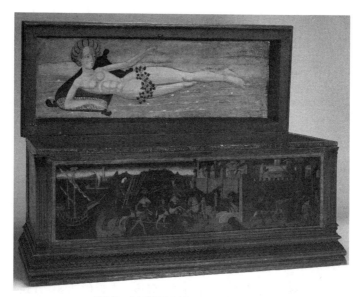

图 5.13　意大利的结婚箱（约 1460 年），描绘了希腊人和亚马逊人在特洛伊城墙前的战斗。由保罗·乌切洛（Paolo Uccello，佛罗伦萨，1397—1475 年）创作，盖子内有一躺卧的裸体。来源：Yale university Art Gallery。

近代早期的人们将药效归于广泛的自然、宗教和世俗器物，摆脱了现代所说的理性，却使我们对事物的分类变得更加灵活。

家中的器物与空间："家庭转向"

家庭实验室

珍稀的自然物、山水画、祈祷图像、圣物和护身符都是摆放在家中的器物。随着对近代早期家庭物质文化研究兴趣的激增，医学史家更加关注日常使用的器物和空间，尽管这些器物和空间显然与医疗实践无关，但它们在日常的健康管理中发挥着作用。在本章的最后部分，笔者想概述目前正在开展的家庭医学物质研究的几个不同方向及其研究成果的更广泛含义。

医学史家对"家内医学"或"家庭医学"的兴趣早已有之。在20世纪80年代后期和20世纪90年代，一系列研究表明，家庭是一个定期提供医疗保健的场所，诊断技术和医学知识曾被视为正规从业者的领地，如今却在家庭中被非专业的医疗人员使用，人们将家庭自制的药物分发给病人[①]。基于行为文献、私人信件、日记和家庭汇编食谱集里的证据，这部分研究已经证明了自我诊疗在近代早期医疗照护中的重要性。早期研究强调，病人及其家属能够做出他们自己的医疗判断，并渴望自主开展治疗活动。近来的研究已经在某种程度上修正了病人具有自主性的图景，指出家庭健康照护并非完全是自主的，而是结合了非专业和专业的建议，以及药剂师制作的药物和家庭制作的药物[②]。但人们仍然意识到了家庭医学与商业化、货币化医学在服务范围上的不同。一方面，人们认为以家庭为基础的医疗是为了自给自足，治疗对象仅限于家人、朋友和邻居；另一方面，人们对它的描述似乎与商业逻辑无关，市场仅局限于家门之内。

对家庭药房的空间和物质维度的关注引发了对上述论断的质疑。

---

① Beier 1987；Nagy 1988；Pollock 1993；Stine 1996；Hunter 1997.

② Leong & Pennell 2007；Leong 2008；Stobart 2016.

通过研究家庭存货清单，细致地重现德意志、英格兰贵族妇女及其仆人用来制备药物或者用于药物实验的空间、工具和家具，我们有了出乎意料的发现：这些女性制作的药品规模很大。这些女性在家里大批量地生产成百上千种药物，将这些地方变成了实验室，里面附带有额外的储物空间、装潢讲究的图书馆和宽敞的药用花园[①]。贵族妇女的医疗实践不仅针对个人或家庭消费，还面向更广泛的消费群体，包括其庄园的居民、穷人和庞大的同辈社交圈。女性（制作的）药物传播到很远的地方，远远超出街区及其所在地区，发挥了关键的社会功能——建立、维持恩惠关系、依赖关系和同盟关系[②]。就社会资本而言，做一个非专业的医学"专家"是有利可图的。鉴于此，将家庭医学与商业化医学加以对比的倾向似乎是有问题的，因为专业的医疗用品"市场"也会受到威望、社会义务和慈善责任等因素的深刻影响。

下层阶级的家庭医疗实践甚至更加符合商业意图。特莎·斯托里在她对贫穷的罗马寡妇马达莱娜（Maddalena）的研究中证明，家庭小规模制作的化妆品和药品显然是为了获得经济利益[③]。此外，斯托里详细再现了马达莱娜的生产设备和自然环境，研究结果与预期相反，很少有家庭拥有能够复制她的业务所需的物质资源和空间资源。

因此，与过去长期流行的认识相比，对空间和器物的关注提供了一种更平衡的关于家庭医学和以市场为导向的医学之间关系的图景。

---

① Rankin 2014 a; Leong 2008.

② Rankin 2007 : 23 – 53.

③ Storey 2011.

家庭生产的药物可能不像过去所认为的那样普遍，但人们对家庭自制药物的需求（以非个人或更个体化的渠道分布）是相当可观的，并带动了一系列家庭事业的发展。

书籍与手稿

研究医疗物质文化的另一有效路径是将医学上的重要文本视为研究对象。这一路径将两类器物置于它的分析中心：家庭医学手稿以及家庭拥有的可阅读的与健康相关的印刷书籍。过去几年里，家中收集的大量食谱、医学笔记和草药书受到了学界的广泛关注。对其内容的关注再现了将它们所包含的信息组合在一起的复杂过程，以及口述、印刷和经验文化对这些汇编作品的贡献[①]。近来，关注点转向了编纂者在手稿上留下的有形痕迹以及它们可能提供的重要信息。例如，通过比较上面的笔迹、签名和所有权说明可以反映家中男性、女性成员对这些汇编的贡献，提供了一幅家庭医学知识的图景，这（指家庭医学的图景）是一种多元建构而非个体建构。这些发现对家庭医学与女性之间的持续联系表示怀疑[②]。

但是，对器物－文本的关注为研究提供了令人振奋的新机遇，不仅包括对手稿及其作者的研究，也包括对印刷文本及其读者的研究。16世纪和17世纪早期的一个显著特征是本土语言的医学印刷品数量

---

① Pennell 2004；Laroche 2009；Pennell & Dimeo 2013.

② Leong 2013.

呈爆炸式增长，它们为一家之主提供了实用建议，包括如何识别、收集和保存药用植物，如何制作药物以及如何坚持健康的饮食和生活方式[①]。不过，这些文本不再被简单地视为手稿。通过使用书籍史学家的分析工具，医学史学家已经开始探究读者与书籍之间可见的互动标记。关注阅读者在页面上留下的不同类型的注释（下划线、索引、参考书目、经验性笔记、附加的或供选择的信息和人名翻译等）。尽管到目前为止，这些研究关注的只是少数典型文本，并且优先考虑那些精英人物书写的文本，但它们反映了这种分析的可行性，即可以突显近代早期家庭中不同读者阅读医学书籍的多种目的和用途[②]。

此外，在许多文本中发现了多位后来所有者的签名，可见其中一些书籍自出版之日开始已经有了很长的寿命。这使仅仅依据版本数量来判断一个主题或一种体裁的受欢迎程度的观点变得更为复杂[③]。签名也提供了关于读者性别和社会背景的重要认知，这通常是一个难以记录且仍然存在争议的问题[④]。如果结合文本对象的物理特征对所有者的标记进行深入分析，可能会得到关于该书的目标读者群体的有用信息。例如，纸张、墨水和装饰元素的质量低下，页数少，印刷字样粗劣、字体粗大，页面布局结构凌乱以及文本内容简化等，这些都表明它们面向的是受教育程度低的读者，因为（他们）可以负担得起这些书籍

---

① Fissell 2007.

② Fissell 2014; Leong 2014.

③ Cavallo & Storey 2013: Ch. 1.

④ Laroche 2009: Ch. 2.

而且不会被它们的外观吓倒 [①] 。

家具陈设

随着 (学界) 近年来的关注从医学转向健康、从治疗转向预防，医学器物的定义也进一步扩大，不只包含文本的物质性。近代早期的家庭不再被简单地视为照顾病人身体的空间，也被看作增进健康的主要场所。"病人自主"的概念通常与病人、医疗从业者之间关于疾病的诊断和治疗的商讨和决策有关，如今已经有了进一步扩展，包括常规参与的预防实践。尤其是在家中采取的、日常管理被称为六种"非自然因素"（饮食、睡眠、锻炼、卫生、情绪和空气）的举措越来越受到关注 [②] 。不可避免地，学术兴趣也延展到了能够在家中追求健康生活方式的器物和空间。其中包括可以在家里进行适度身体锻炼的器物，例如台球桌、滚球游戏和铁圈球运动；用来制作有益健康的热饮的台式设备；据说可以在睡眠期间促进消化的床帘；粗糙的布料、梳子和头刷等有助于清除阻塞皮肤和头皮毛孔的危险障碍物；以及许多其他方式。在16世纪和17世纪初，这些普通器物作为维持健康的方式开始流行。私人信件、绘画、所谓的"摄生法（关于健康生活的建议）"以及其他一系列文本中都有提及它们的用途，从运动书籍到行为指南。随着健康问题越来越普遍，家庭物质文化正在被"医学化"。

---

① Cavallo & Storey 2017: esp. 41.

② Cavallo & Storey 2013, 2017.

| 结语

没有哪个器物本身便是医学的，但在近代早期，大量的器物和标本成为医学关注的焦点，或者具有了增进健康的意义。一系列相互关联的复杂因素促成了这些转变，其中包括：实践经验作为一种知识载体在近代早期的文化中被赋予了更高的价值；物质被赋予了无形的自然力量和神圣力量；以及一种新的信念，即相信人类能够揭示自然元素中蕴含的秘密，并使它们为己所用。同样，收藏和展示的新潮流、因印刷术的引入带来的医疗建议传播，以及赋予家庭和家庭生活的新价值，都大大促进了医学物质文化的拓展。

最重要的医学物质对象是人的身体。关于人体奥秘研究的激增不仅引发了专家们的好奇心，也激发了广大民众的求知欲。人体促进了新场域的创造，也致力于学术研究和展览。它推动了一种广泛的新物质文化的产生，该文化旨在通过生动的二维或三维形式将人体解剖学视觉化，促使更多民众接触人体结构的奇迹。同样的激情围绕着对矿物、动物和植物世界（可具体化为花园中的植物收藏）、珍奇馆中的标本，以及经过干燥处理的草药或彩绘的草药图的研究。人们普遍认为，这些自然物不仅是为了调查和展示，也是治疗疾病、维护健康的方法。同样，对自然哲学中护身符力量的信仰也是近代早期医学的一部分，人们通常随意地称之为"巫术"。在这一时期，护身符在宗教中进一步合法化。人们认为图像、文本、宗教象征和自然物对健康都有影响，专家则将它们描述为依据相似原则对身体施加影响的东西。

对器物及其被理解、制作和使用的关注非常有助于重新阐述近代早期医学史的分类和假设，它们仍然反映在博物馆的展览中，尤其是：将医学物件与宗教或巫术物件区分开来的趋势、将民间医学与学院派医学区分开来的趋势，以及将自然知识和医学知识的生产描绘成一种精英职业，仅限于专业人士和所谓"文人共和国"的有识之士。相反，对器物的研究表明受教育程度较低、在社会中居于弱势地位的非专业人员广泛参与了身体和自然世界的新文化。他们是标本的发现者和收集者，是对健康有重要意义的器物的生产者，也是解剖表演和展览的观看者以及具有医疗效果的图像和护身符的消费者。将家庭置于分析的中心只会进一步印证这种广泛参与的医学图景。人们不仅逐渐认为家中的家具会在维护健康方面发挥作用，而且正如家庭空间、器物和文本的使用所表明的那样，家庭成为实践、测试和试验医学以及获取医学知识并将其系统化的主要场所。因此，对视觉、物质文化的研究大大拓宽了我们对近代早期医学是什么以及它由谁制造的理解。

注释

[1]　见 http://artsci.case.edu/dittrick/2013/08/27/the-elusive-past-of-ivory-anatomical- models/ (accessed 30 September 2018)。

第六章

经 验

艾丽莎·兰金

（Alisha Rankin）

艾丽莎·兰金（Alisha Rankin），塔夫茨大学历史副教授，著有《治愈女神的女儿：作为医者的近代早期德国贵族妇女》（*Panaceia's Daughters: Noblewomen as Healers in Early Modern Germany*, 2013），发表十余篇文章。与伊莱恩·梁合著的《1500—1800 年医学与科学中的秘密与知识》即将出版，为关于文艺复兴时期欧洲毒药试验的新书。研究项目有：近代早期医学中的时间概念；欧洲人与"外来"药物的接触。

"经验"是医学文化史最核心同时也是最难以确定的概念之一，尤其是对近代早期的欧洲而言。在医学史的编纂中，20世纪70—80年代的"文化转向"将疾病经验作为一种手段，主张将焦点从医生转移到他们所治疗的病人身上。医学史家强调近代早期病人的视角和关切，包括疾病的影响、宗教在治疗中的重要作用，以及男性和女性的不同视角。这种对健康和疾病总体经验的新兴趣位于一个重大趋势的前沿，该趋势旨在延展医学史的范围，使医学史超越"医学进步"的机构和权威[1]。

　　然而，病人对自身病痛的感知仅仅是近代早期医学经验的其中一个方面。事实上，相比于病人，"经验"一词更可能被近代早期的医学从业者使用，包括内科医生、药剂师、外科医生、助产士、无执照的经验从业者和家庭治疗者在内的各类治疗者，都越来越多地将经验知识作为医疗能力的标志。"经验"时常被中世纪内科医生贬低为无执照的经验从业者才会使用的方法，到了16世纪却成了医学从业者的时髦术语，尤其是在印刷业的发展使本土语言的医学印刷物大量增加之时。近几十年来，历史学家已经开始探索这一趋势，并梳理出了学院派内科医生和未受过专业医学教育的人们在谈及治疗时，将经验作为权威之象征的不同方式[2]。研究范围业已超出人们生病时的所为，将人们意在维持健康的所为也涵盖了进来[3]。

---

① 可参见 Porter 1985 a, 1985 b; Beier 1987。

② 可见 Pomata 1998, 2005, 2010; Pender 2006; Leong & Rankin 2011; Siraisi 2013; Cavallo & Storey 2017。

③ 尤见 Cavallo 2011; Cavallo & Storey 2013, 2017。

在欧洲扩张和殖民背景下涌现的本草（*materia medica*）中，经验也发挥了几乎同样重要的作用。正如本世纪初以来的史学研究所呈现的那样，殖民探险与开发带来了新的治疗方法。"经验"在证明这些疗法的合理性方面扮演了主要角色。历史学家们研究得越多，就越能找到引证病人使用新的外来药物的经验以强调该药物疗效的史料。在许多案例中，本土经验对于此类论证至关重要，对近代早期药物贸易的商业活动而言也是如此 ①。

这些不同的线索相互交织，形成了一幅近代早期医学文化史的复杂经验图景。该领域许多有独创性的史学著作与社会史、文化人类学、哲学和文学研究密切相关，而一些较新的著作亦与思想史中的动态紧密相连。本章将借助一些具有独创性的研究成果来证明病人、从业者和医疗市场之间相互交织的关系。

疾病的经验

在医学文化史中，经验与20世纪70年代的一次重要"转向"——即病人（patients）或者说是罹患者（sufferer）的转向——密切相连。1976年，社会学家尼古拉斯·朱森提出，"病人（sick man）"和医生在

---

① 尤见 Bleichmar 2005; Barrera – Osorio 2006, 2012; Jenner & Wallis 2007b; Furtado 2008; Parrish 2008; Stephenson 2009; Wallis 2011。

病床边的境遇曾是谈判和交换的场域，但到了18世纪晚期，临床境遇不再是人们主要感兴趣的话题①。朱森的文章紧随1973年米歇尔·福柯（Michel Foucault）《临床医学的诞生》（*The Birth of the Clinic*）英文版之后，提出了"医学凝视（medical gaze）"的概念，即在启蒙运动之后用科学和客体化的眼光看待病人②。朱森和福柯都不是经过专业训练的历史学家，也均未对病人及其经验进行专门的研究，事实上，福柯将病人视为近代医学的虚构。这两位作者看待经验的角度也截然不同。尽管如此，他们还是以自己的方式将医学史拓展到了一个由专业医生之外的学者来讨论的范围，并呼吁对医患关系中病人一方的历史考察中存在的漏洞加以关注。在描述18世纪的转变时，他们模糊地假定，病人在欧洲近代早期的医疗实践中比现代拥有更多的权力和权威。

历史学家们很快便着手填补这一漏洞。[1] 书写新的病人经验史的最强烈呼声来自英国历史学家罗伊·波特，他在经典论文《病人的视角——自下研究医学史》（*The Patient's View: Doing Medical History from Below*）中表明，对医生的关注至少忽视了前现代健康和疾病故事的一半。波特提出了一个雄心勃勃的"研究议程"，以定性和定量资料为基础，其中包含"经验的基本映射与分布"：人们如何思考生与死，如何应对疾病，人们的信仰体系和对人生各个年龄和阶段所受痛苦的解释③（图6.1）。对病人经验的关注之所以重要，不仅是因为它在该

---

① Jewson 1976.

② Foucault 1973；也见 Cooter & Stein 2016。

③ Porter 1985 b.

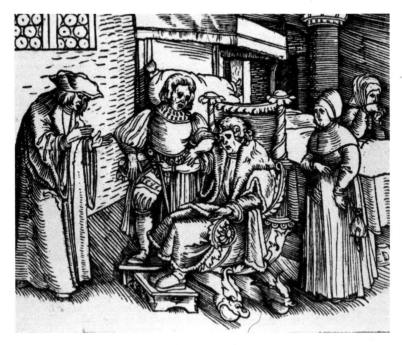

图 6.1　马尔西利奥·菲奇诺（Marsilio Ficino），《论流行病》（*Tractatus...de epidimiae morbo*），1518 年。来源：National Library of Medicine。

领域开辟了新途径和大量新课题，还因为它拓展了历史学家考察的史料种类。学者们的注意力不再仅仅局限于内科医生的学术著作，他们挖掘了与早期病人相关的丰富文献以提取信息：日记、信件、病案簿和家庭账簿，最近则是药方[1]。对病人经历的研究也很快与日渐增长的对身体作为史学研究主题的兴趣联系起来，尤其是在芭芭拉·杜登《皮肤之下的女性》一书问世之后，此书阐述了研究过去的性别、病人经

---

[1]　尤见 Porter 1985 a; Beier 1987; Marland & Pelling 1996。

验和身体史的方法论难题和收获①。杜登此书依据的是一位学院派内科医生的病案簿，在该著作问世后的几年时间里，许多历史学家都致力于用病人自己的话来描述他们②。

针对如何运用经验记录这一难题，有些学者认为"经验的证据"短暂到历史学家无从了解，该观点最著名的持有者是琼·瓦拉赫·斯科特③。学者们试图寻找精妙的方法来解决棘手的证据难题，从呈现疾病的多重叙述 [由圭多·鲁杰罗（Guido Ruggiero）首倡]，到强调近代早期对疾病的理解与当下并不一致，正如克劳迪娅·斯坦在天花案例中所述④。一些历史学家通过病人的信件和日记了解疾病经验，如最近的迈克尔·斯托尔贝格、奥利维娅·魏瑟尔和笔者⑤。然而，这些看似坦诚的记录也可能受到抄写员、病人自身的偏见以及病人所倾向的自我呈现方式的干扰。它们充满了诱人而具体的细节，是难以通过其他方式获得的，但斯科特提出的证据难题仍然存在。虽然我们永无可能完全获知近代早期欧洲真实的疾病经验，但我们仍然可以用侦察的眼光来解读这些史料，以获得病人对自己身体看法的线索、他们所求助的从业者的阶层，以及他们对健康和疾病的定义。

例如，1575 年，哈森施泰因的安娜夫人 (Lady Anna of Hassenstein) 在给一位有权势的贵妇 —— 萨克森选帝侯夫人安娜 (Electress Anna of

---

① Duden 1987, 1991.

② Wear 1985; Wilson 1985; Beier 1987; Stolberg 2011.

③ Scott 1991.

④ Calvi 1989; Ruggiero 2001; Stein 2009.

⑤ Stolberg 1996, 2011; Newton 2012; Rankin 2013; Weisser 2015.

Saxony）的信中，诉说了自己的缠绵病势。她写道：

> 只要我稍微骑一会儿马，不管是慢的或快的，或稍微有些着凉，或做了大量运动，我的子宫就会升向心脏，就得有人仔细地照顾我，直到我恢复过来。我的身上缠着绷带，散发出强烈的气味，还得用其他方法。更要命的是，在过去的两年里，我的例假（即月经）三个月才来一次，颜色也不正常，我的头剧烈疼痛，这种疼痛无法驱散，当它从头部猛烈地下涌到胸口、背部和其他位置的时候，我只能让人用温暖的衣服把我裹起来，费心照顾我。最后，当子宫和头部的疼痛严重时，我还长时间地剧烈打嗝或咳嗽，停下来之后，我会极度虚弱、精疲力竭，以至于很难相处。[2]

这一连串症状凸显了近代早期欧洲对疾病和身体的几个重要认知。首先，哈森施泰因的安娜的疾病经验中不光有她所感受到的症状。她不仅叙述自己的痛苦，还提及自身病情给周围人带来的困难（最有可能是她的女仆）。她的陈述中夹杂着对这种连累的提及，比如"人们不得不费尽心思照顾我，直到康复"以及"人们受累辛苦照顾我"。这些观点强调了当时疾病的公共属性。无论是贵妇还是卑微的农场工人，欠佳的健康状况都会影响到密切接触者，现今依然如此。哈森施泰因的安娜把这种连累置于疾病叙述的中心。

在哈森施泰因的安娜的陈述中，同样引人注目的是她对疾病因果概念的认可程度。她形容自己的麻烦是由环境诱发的：无论是低温还是运动（尤其是骑马）。寒冷诱发了身体上的麻烦——"游走的"子宫，必须由强烈气味和外用药膏来调养平息。除了这种不适，她还患有月经不调，这在近代早期的欧洲被视为一种严重的生理问题，因为每个月规律的经血排出可以帮助女性清除有害的体液。在安娜的案例中，她认为月经的稀少导致了头部剧烈、极度的疼痛，这种疼痛进而成为一股强烈的"影响"，下涌至胸口、背部和其他位置，最终引发打嗝和咳嗽，让她精疲力竭。

哈森施泰因的安娜对疾病的解释与学院派医学理论中的重要观点有所重叠，这些理论遵循了希腊权威，尤其是盖伦的学说。运动和环境在六种"非自然"或外部原因中占据重要地位，而"移动的子宫"概念可以追溯到《希波克拉底文集》（图6.2）。与此同时，安娜对疾病的看法也反映了大众对身体的观念：大多数近代早期的医生遵循盖伦的思想，并不相信子宫真的能在体内移动，而安娜却感觉到子宫"上升"到了胸口。同样，危险"影响"的想法虽与盖伦的四种体液理论相关，却并非体液理论的直接映射。正如芭芭拉·杜登和吉安娜·波玛塔（Gianna Pomata）所言，非医学专业人士倾向于将身体视为一个永恒、相互关联的流动场所，有别于体液理论所包含的平衡概念[1]。事实上，乌林卡·鲁布莱克（Ulinka Rublack）曾提出质疑，近代早期人们的身体是否不仅在感知上有别，而且实际的运作也不同[2]。

学院派医生和外行对病体的认知是相互交融的，这并不令人惊

---

[1] Duden 1991; Pomata 1998.

[2] Rublack 2002.

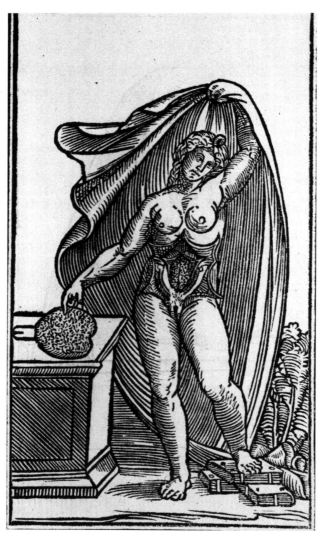

图 6.2　雅各布·贝伦加里奥·达卡尔皮（Jacopo Berengario da Carpi），《评论集》
（*Commentaria*），1521 年。来源：National Library of Medicine。

讶。像大多数贵妇一样，哈森施泰因的安娜随时可以接触到学院派的内科医生，但这未必是优势，正如她对自己"请了这么多医生，却几乎毫无起色"表示沮丧。她无疑对学院派医生所提倡的疾病叙事有所了解，抱怨"医生们有许多不同意见，很多人说这是子宫造成的，还有人说是胃或脾造成的（因为我左侧小肋骨下面也疼），但是没有一个人能帮到我"。然而，她最终对病因提出了自己的解释："我只能认为它是从令人不舒服的子宫里产生的。"[3]对医生诊断的怀疑促使她去寻找选帝侯夫人安娜，因为她从沃尔德克伯爵夫人（Countess of Waldeck）处获知，选帝侯夫人安娜的药治愈了伯爵夫人妯娌身上类似的疾病。

因此，个人的经验和来自可信熟人的证言至少与学院派内科医生的地位一样重要，甚至更重要。哈森施泰因的安娜写信给选帝侯夫人安娜，部分是出于绝望，部分是因为她坚信后者的药会起作用。就像如今的病人一样，近代早期的病人会相互讨论提建议，并根据可信密友的建议寻找具体的疗法。在这个案例中，哈森施泰因的安娜的期望似乎已然实现，至少有一部分是实现了。第二封信的日期是1575年7月13日，信中写道："我发现夫人送的药粉非常适合我，对减轻病情很有用。"于是她请选帝侯夫人再送一些。[4]尽管在第二封信中，她提到症状只是有所缓解而非完全治愈，但她似乎认为，在改善病情方面，选帝侯夫人安娜的药物比内科医生更值得信任。

这段插曲表明，从病人的角度看，治疗经验是如何与期望紧密联系在一起的。哈森施泰因的安娜对选帝侯夫人安娜改善病情的能力表达出了极大乐观，以至于她在第一封信中承诺，只要选帝侯夫人能以药相赠，自己和丈夫将永远效忠于她。近代早期的内科医生虽然在社会上受到尊敬，得享丰厚薪酬，但在疗效认可度方面的地位却岌岌可危。更高的社会和学术地位意味着对他们的期望也更高，因而地位下降的空间也比较大。正如笔者曾在别处提及的长期患病的德意志女公爵——罗赫利茨的伊丽莎白（Elisabeth of Rochlitz, 1502—1557），她对那些没能改善她病情的内科医生勃然大怒，但对理发师－外科医生的评价则要友善得多[1]。哈森施泰因的安娜同样不愿意对内科医生们的努力给予太多肯定，却称赞萨克森的安娜（Anna of Saxony）的药粉的功效，即使它并未带来完全的康复。

将病人经验纳入医学史的一个主要后果便是将以往不属于历史叙述的声音也吸纳进来了，尤其是哈森施泰因的安娜等女性的声音。在近代早期欧洲的贵族和中产阶级家庭中，女性越来越多地接受良好教育，并积极参与书信交流。在扩展学术研究的参数后，显而易见，女性一直是健康讨论的参与者。奥利维娅·魏瑟尔最近对女性和男性病人的研究，尤其证明了疾病的性别研究方法的价值[2]。

然而，这些努力仍主要集中在精英病人身上。要从下层阶级和社会弱势群体中的病人那里获取经验仍旧非常困难，尽管一些历史学家曾试图还原他们的声音。为了获知贫穷病人的困境，玛格丽特·佩林（Margaret Pelling）所著《普通的大多数》（*The Common Lot*, 1998）使用了1570年诺里奇（Norwich）人口普查的信息，该普查在挨家挨

---

[1]　Rankin 2008, 2013.

[2]　Churchill 2012; Rankin 2013; Weisser 2015.

户调查的基础上列出了贫困居民。佩林的研究首先是人口学的，尽管她强调将经济和人口统计数据与社会历史资料和工具相结合的重要性①。最近，魏瑟尔试图通过研究17世纪晚期英格兰教区济贫基金的贫民请愿书，更加接近贫穷病人的态度。尽管这些史料几乎都曾由抄写员转介，遵循一定的程式化惯例，但它们仍在疾病的构建方面呈现出了一些迥异于上层阶级病人的有趣的一致性。疾病往往被描绘成意外事故或霉运的后果，有别于上层阶级病人由环境主导的疾病叙事，如哈森施泰因的安娜。他们倾向于关注外在的虚弱，不同于安娜描述她移动的子宫时揭示出的神秘内在过程。同样地，在贫穷病人的叙述中，上帝和灵魂远远没有那么重要②。魏瑟尔的路径为疾病经验中潜在的重大阶级差异给出了引人好奇的初步尝试，并为进一步研究提供了前景可观的领域。

| 宗教经验与上帝－医生

尽管有着潜在的阶级差异，宗教－灵魂结构仍然是近代早期疾病经验的一个重要因素。虽然哈森施泰因的安娜用自然原因来解释自身疾病，而非将其描绘成神圣惩罚，但她仍希望上帝能治愈自己。在给

---

① Pelling 1998.

② Weisser 2015.

萨克森的安娜的第一封信中，她提及对方的药在沃尔德克伯爵夫人的妯娌身上大获成功，称"没有医生能帮上忙，但上帝仍可以通过夫人的药来相助"。由于在使用选帝侯夫人的药之后有所恢复，哈森施泰因的安娜在第二封信中表达了对"上帝和阁下的最大谢意"。她暗示自己的康复并非得益于尘世从业者，而是来自上帝。这种暗示在病人的疾病描述中是一个常见主题，尤其是当他们求助于非学院派内科医生的从业者时。罗赫利茨的伊丽莎白直言不讳，"一个穷人，在上帝的恩典下，也能像富人一样帮助别人"，以此来为自己依靠外科医生而非内科医生治疗的决定辩护①。

病人如何看待上帝在疾病和治疗中的作用？像哈森施泰因的安娜和罗赫利茨的伊丽莎白这样的病人倾向于将上帝视为仁慈的治疗者，但并不将疾病视为对罪行的神圣惩罚（图6.3）。罗赫利茨的伊丽莎白特别提到上帝是"最好的医生"，并一直将自己的康复描绘为神助。萨克森选帝侯夫人也建议一名病人"让仁慈的上帝，我们唯一真正的医生，帮助[你]恢复健康"②。迈克尔·斯托尔伯格在他所研究的病人信件中也注意到了类似倾向。

然而，许多病人确实担心罪孽可能是导致健康不佳的根本原因。在1552年的一场重病中，罗赫利茨的伊丽莎白除了求助于内、外科医生和其他从业者，还向路德宗牧师卡斯帕·阿奎拉（Caspar Aquilla）寻求帮助和建议。在她康复后，阿奎拉来信赞扬她承受了作为一种

---

① Rankin 2013: 188 – 202.

② Rankin 2013: 190.

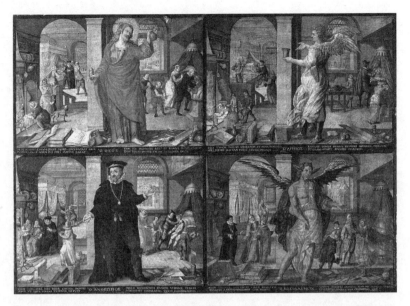

图 6.3 《作为治疗者的基督》('The Medical Pratitioner as Christ'),由 E. 范·潘德伦(E. van Panderen)和 J. 格勒(J. Gelle)先后完成的彩色版画,17 世纪早期。来源: Wellcome Collection。

"神圣净化"的"上帝的肉身惩罚"的疾病。他"非常欣喜 …… 阁下已将自己完全交给神,真心悔改,为所有的罪忏悔",这清楚表明伊丽莎白担心自己的病是因罪行所致。[5] 这封信为她强调"唯有上帝"而非曾经使用的各种尘世药物助其康复提供了重要语境。这种情况并非个例。戴维·哈利(David Harley)的研究表明,神圣医学(spiritual medicine)是 16 世纪英格兰加尔文宗病人的核心关怀,疾病被描绘成上帝对悔罪的召唤,牧师则是至关重要的治疗求助对象 ①。

医学隐喻也引导病人寻求灵魂的健康。有一种宗教"药方书"体

---

① Harley 1993 a, 1993 b.

裁［如《患病灵魂的药草园》（*Herb Garden for the Sick Soul*）］为灵魂治疗提供指导，与药方为肉身的服务相对应。例如，萨克森的伊丽莎白女公爵（Duchess Elisabeth of Saxony, 1552–1590）图书馆中的3卷本《灵魂医学书》（*Medicine Book for the Soul*）声称包含一个"来自上帝圣言的高尚药方或灵魂补药，例如在唯一真正的内科医生——耶稣基督建议下发现的草药"。[6] 同样地，瘟疫暴发期间提供建议的小册子频频将灵魂健康和肉身健康直接联系起来，如埃里克·海因里希（Erik Heinrichs）最近的研究所述 ①。健康欠佳之时，想从病人那里获得关于他们灵魂历程的直接叙述就更困难了，不过大量关于灵魂治疗的文献表明，对灵魂的关注在许多病人的疾病经验中居于相当重要的地位 ②。

但这种对治愈灵魂的关注不应被解读为天国和尘世疾病观念之间的冲突迹象。病人将对肉身和灵魂健康的追求紧密地融合在一起。萨克森的伊丽莎白在寻求灵魂"补药"的同时，也急切地找寻治疗肉身的自然药方。事实上，灵魂药方书这种体裁利用了药方的流行，这表明药方是病人所熟悉的类别。然而，我们应该认真看待伊丽莎白认为是上帝而非各种药物或治疗者帮助其恢复健康的这一观点。

病人的患病经验对于驱动其自身的医疗保健（包括自我护理和治疗者的帮助）至关重要。实际上，自20世纪90年代末以来，医学社会史和医学文化史领域的许多研究都聚焦于病人和治疗者相互交织的故事，并展示了通常由病人所掌握的权力。早在20世纪80年代中期，

---

① Heinrichs 2018.

② Wear 1985; Harley 1993b; Rankin 2013: Ch. 5.

凯瑟琳·帕克（Katharine Park）和哈罗德·库克（Harold Cook）就指出了"医疗市场"的存在，后来的研究则描述了病人在多大程度上操控着这个市场[1]。吉安娜·波玛塔利用法律档案证明病人和治疗者经常会签订医疗合同，这能给予病人极大的保护。帕克利用大量各类史料阐明性别和阶层如何影响病人对治疗者的选择。她证实文艺复兴时期的治疗并非严格按性别或阶级区分，还强调病人会接触各种各样的治疗者，他们往往基于朋友、亲人和其他治疗者的经验证言来做出选择。迈克尔·斯托尔伯格最近在对茨威考（Zwickau）内科医生约伯·芬泽尔（Hiob Finzel）的研究中给出了其病人在人口统计学上的分类，说明了其顾客的多样性[2]。因此，波特对探索"病人视角"的呼吁已经转变为对更广阔的治疗图景的探索。

｜ 经验和医学实践

在这种病人和治疗者的公平交易中，经验成为近代早期医学从业者们日渐重要的讨论话题。在大学之中讲授的中世纪经院医学基于古代和阿拉伯学者的权威学说，尤其是盖伦、希波克拉底、阿维森纳和拉兹（al-Razi）。一些中世纪的作者会在医学写作尤其是药物和疗法

---

[1] Park 1985：Ch. 3；Cook 1986.

[2] Pomata 1994，1998；Park 1998；Stolberg 2019.

领域加入自身经验，内科医生的写作则倾向于严密地遵循前述的学术传统①。事实上，内科医生基于文本的学问使他们有别于其他治疗者，他们倾向于以贬损的态度来描绘（无书本知识的）经验，将经验与女性和地位较低的"江湖医生"联系起来②。当人文主义从15世纪末开始影响医学学术时，内科医生们强调希腊罗马原典优于阿拉伯译本，他们重新聚焦于"对话"，但保留了基于文本的知识的中心地位。与此同时，自然本身开始被视作一种文本，欧洲各地的内科医生开始将经验和观察融入到著作中③。楠川幸子（Sachiko Kusukawa）在本卷第八章中指出，16世纪的宗教改革帮助确立了新的权威观念，这一趋势延伸到了医学领域。

事实上，这一经验转变在德语国家中尤其强烈。关于打破传统的瑞士医生帕拉塞尔苏斯（Paracelsus, 1493–1541）已有很多研究，帕拉塞尔苏斯批评盖伦医学的主要原则，将"经验"置于他基于化学的新医学的核心，并嘲笑"那些被锁在书本和书斋里的人"④。然而，帕拉塞尔苏斯并不是首位提出经验是疗法重要组成部分的德语国家治疗者。斯特拉斯堡的外科医生希罗宁姆斯·布伦瑞克（Hieronymus Brunschwig, 1450–1512）强调自己关于蒸馏简单药物的畅销德语著作，包含了"从许多有经验的医学大师那里获得的经验"，他以手工

① Siraisi 1990; McVaugh 2009.

② Park 2006.

③ Pomata 2005; Pomata & Siraisi 2005; Ogilvie 2006; Siraisi 2013.

④ Paracelsus 1922: 29, 190.

艺的比喻来敦促医学的实践途径①（图6.4）。其他外科医生也在手稿中有类似叙述。1488年，泰洛的西格蒙德公爵（Duke Sigmund of Tirol）收到外科医生克劳斯·冯·马特雷（Klaus von Matrei）赠送的一本书，其中写着"我，克劳斯·冯·马特雷，已经用我自己的双手证明了以下所有条目"的保证。[7] 普法尔茨伯爵路德维希六世（Count Palatinate Ludwig VI）所持的一份医学手稿题为《一本关于药方和手术的好书，勃兰登堡的马格雷夫·卡齐米尔的私人内科兼外科医生莱昂哈特·格茨的尝试与经验》（*A lovely book of recipes and surgery, which . . . Margrave Casimir of Brandenburg's personal physician and surgeon Leonhardt Götz tried himself and brought into experience*）。[8] 同样，寡妇凯瑟琳娜·沃纳林（Katherina Wernerin）在她1563年的医学处方集开头写道："从24岁到58岁，我照顾了许多病人，[我]从许多年长、有经验的医生那里学习和经历[治疗]。"[9] 这种对经验的强调恰好与帕梅拉·史密斯关于北欧兴起"手工认识论（artisanal epistemology）"的概念相吻合，这一概念突出了15世纪晚期工匠经验的重要性②。

然而，对经验的关注不能简单局限于工匠和其他较低阶层的从业者。埃里克·海因里希最近发现，在16世纪的前几十年，一些不太知名的德语国家内科医生强调以经验为基础的医学的必要性，这与布伦瑞克的著作处于同时代，比帕拉塞尔苏斯的改革呼声更早。这种

---

① Brunschwig 1500: fol. a 2 r; 关于布伦瑞克，见 Taape 2017。

② 例如 Smith 2004; Wallis & Wright 2014。

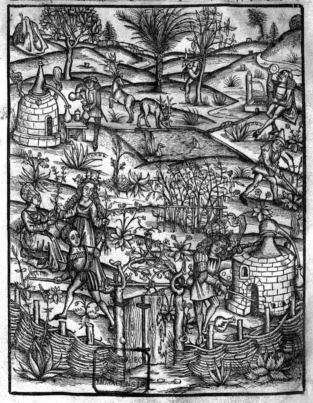

图6.4　希罗宁姆斯·布伦瑞克，《简单原料的蒸馏技艺》(*Liber de arte distillandi de simplicibus*)，1500年。来源：Bayerische Staatsbibliothek。

趋势既是由于认识到地中海地区的资料遗漏了一些北欧药用植物，也是意图打压意大利人文主义者。例如，科隆的内科医生约翰·沃克斯（Johann Vochs）在1507年发表了一部关于瘟疫疗法的论著，嘲笑了那些仰赖古代著作而非自身经验的内科医生，强调了在实践中测试、观察药物的必要性。这部作品以拉丁文写就，向受过良好教育的读者们传递了经验的重要性，并以攻击那些被书本束缚的意大利人为目标[1]。尽管许多意大利人文主义者也从著作中汲取经验，但沃克斯和其他德语国家的内科医生对于经验重要性的强调更为明确。最典型的例子是多特蒙德镇（Dortmund）的医生塔奎尼乌斯·施内伦伯格（Tarquinius Schnellenberg）于1546年出版的畅销瘟疫论著，它将简单的本土草药描绘得比外来药物更有效。施内伦伯格强调了自己"多年的实践"，以及对"我自己看到并且使用的（药物）"的信赖[2]。正如艾利克斯·库珀（Alix Cooper）和克里斯汀·约翰逊（Christine Johnson）的研究所述，许多德语国家的人明确地对本土药物加以重点关注，而非舶来药物[3]。或许并非巧合，德语国家的内科医生是最早撰写病例研究集的群体之一，研究集名为《疗法》（*Curationes*）和《观察》（*Observationes*），他们同时也是欧洲学院派书信作者共同体的热心参与者，会互相交换临床经验中的趣闻[4]。

---

① Heinrichs 2018.

② Schnellenberg 1555: fol. 2 v; 另见 Heinrichs 2018。

③ Cooper 2007; Johnson 2008.

④ Pomata 2011; Siraisi 2013.

即便是为依赖古代文献辩护的内科医生也认为有必要对"经验"这一议题发表见解，尤其是在以本土语言写就的著作中。例如，马尔堡大学教授约翰内斯·德吕安德尔（Johannes Dryander）在《实践小册子》（*Practicyr Büchlin*，1537）的前言中承认了一个普遍的误解，即"从学校中习得技艺的医生和从书本中习得技艺的医生，其医术不如从日常经验中习得技艺者"。他坦率地承认了学院派医学的不足之处，并断言"一切医学（无论是学校习得还是实践习得）都只是经验，除此之外别无他物"。事实上，他认为经验的核心地位恰好解释了为何学习盖伦著作如此重要，因为盖伦正是极大地仰仗于经验。人们可以从盖伦和其他权威那里学到"这种药草或那种根茎"的效用，如何正确地净化，以及"在你阅读并学会它之后，应用到你的病人身上"。他继续写道："这将是你的实验或经验，就像它在一千年前被尝试、证明和接受一样。"通过将书本知识描述为经过检验的经验，他承认了经验的首要地位，同时也认为不应抛弃学术惯例[1]。这种对经验的巧妙曲解只是为了将其首要地位具体化，尤其是考虑到《实践小册子》包含的是简单药方，而非盖伦学说。

正如德吕安德尔在书中明确指出的，医疗实践中的"经验"通常特指药方和其他治疗方法，这是最近许多史学研究关注的焦点[2]。长期以来，疗法是非专业医学的一个重要方面，也是个人经验最有可能渗入学术著作的领域。到了16世纪，药方已经成为非专业人士疗法的核

---

① Dryander 1537: fols A 5 v – A 6 vff.

② Pomata 2005; Stolberg 2011; Rankin 2013, 2014 b; Leong 2018.

心，某种程度上也成为学院派医学的核心，在全欧洲的印刷医学史料和手稿中随处可见，在过去的20年里，这一直是热门的学术主题①。药方、药物和疗法也代表着学院派和非专业人士之间，以及从业者和病人之间进行交换的丰富地带，这一地带模糊了以往医学史中经常假设的界限②。与此同时，疗法并不是学院派内科医生关注经验的唯一领域，蓬勃发展的解剖学和自然史领域都强调内科医生自身对植物和人体的观察③。

经验和帝国

个人的观察和经验绝不局限于对当地药物、本草学和人体的评估。它们也成为描述欧洲探索及殖民扩张过程中所遇新药物、动物、植物和民族的重要工具④。对"新"植物、动物及其潜在医疗用途的生动描述伴随着殖民扩张早期（包括西班牙向西的航行以及葡萄牙向非洲和南亚的航行）的报告。葡萄牙人得到了获取许多欧洲长期珍视的

---

① 关于药方，尤见 Hunter 1997；Leong & Pennell 2007；Cabré 2008；DiMeo & Pennell 2013；Leong 2013；Rankin 2013。

② Park 2006；Stolberg 2013, 2014.

③ 例如 Klestinec 2011；Kusukawa 2012。

④ 关于经验与帝国之间关系的一般性论述可以在 Smith & Findlen 2002；Bleichmar 2005, 2012；Cook 2005, 2007；Barrera - Osorio 2006；Costa 2015 中找到。

药物的便捷途径，而西班牙人的航行则带来了大量潜在的新异国奇药。这些药物得到了药物学论著所含经验性描述、另外的特定使用实例的支持。早期著名的例子是愈创木，这是一种产自加勒比地区的树木，被认为是治疗法国病（梅毒）的良药，此病于1495年在意大利南部首次出现，迅速成为一场横扫欧洲的灾祸。德意志人文主义骑士乌尔里希·冯·赫顿（Ulrich von Hutten）就是该病的早期病人，他用第一人称写下了疾病经验、寻找治疗方法的早期尝试，以及使用愈创木之后几乎奇迹般的康复。这部作品最初以拉丁语写就，又迅速被译为英语。虽然赫顿使用了盖伦医学术语来描述自己的疾病和早期康复尝试，但他特别关注使用愈创木之后的快速康复。他嘲笑内科医生们起初忽视这种新疗法，随后却又为了利益而选用它[①]。在他的描述中，包含疗法的直接经验是确定新兴有效药物（如愈创木）特性的关键方法，这种直接经验的基础则是新大陆土著的类似用法。

除了赫顿这样的病人，许多内科医生也对外来新药的疗效持乐观态度，他们的观点几乎总是基于经验知识。对经验的依赖在16世纪60年代出版的两部关于外国药物的著作中尤为明显，即葡萄牙内科医生加西亚·达·奥尔塔（Garcia da Orta）所著《关于印度单方和药物的对话录》（*Colloquies of Simples and Drugs of India*, 1563），以及西班牙内科医生尼古拉斯·莫纳德斯（Nicolás Monardes）所著关于新大陆药物的《两本书》（*Two Books*, 1565）。这些文本既依据医生自己的观察，也依赖于其他知情者的证言，这些知情者包括男性和女性，有病

---

① Hutten 1519, 1536.

人、士兵、贵族、土著人，以及其他内科医生 [1]。

奥尔塔的《对话录》在经验习得知识和文本习得知识之间建立了直接明确的对比。这部作品展现了一位（虚构的）来访的西班牙内科医生鲁阿诺（Ruano）和奥尔塔本人之间的对话。他们系统地讨论了印度及其周边地区最受欢迎的药用植物、矿物和动物产品，奥尔塔现实生活中的朋友迪马斯·波斯克（Dimas Bosque）最后也加入了对话。在对话中，鲁阿诺呈现了接受希腊和拉丁（以及较小比例的阿拉伯）古典学教育的欧洲人文主义医生的视角。相反，奥尔塔则利用自身经验来批驳或肯定古代和近代的权威。例如，在解决关于芦荟通便性质的争议时，奥尔塔说道："我有过经验，也很多次见过这种效果会引发伴随出血的剧痛。" [2] 一般情况下，奥尔塔在发现权威的错误时会立即反驳，在书中某处，他严厉告诫鲁阿诺不要"试图用迪奥斯科里德斯或盖伦来吓唬我。我只是说出事实，说出我所知道的" [3]。他的论断基于广泛的经验观察，包括对病人的观察，味觉、嗅觉和视觉的感官描述，大量的旅行以及与当地人的谈话。同时，奥尔塔在很大程度上仰仗古人，并在其他地方证实其观点。帕尔米拉·丰特斯·达·科斯塔（Palmira Fontes da Costa）认为奥尔塔使用这种方法的主要目的是成为印度药物的新权威 [4]。他主要专注于欧洲人熟悉的药品，只有少数例外（比如用于解毒的胃石）。在某些方面，他的方法论是北欧植物学

---

[1] Orta 1563; Monardes 1565; 也见 Bleichmar 2005; Barrera－Osorio 2006; Costa 2015。

[2] Orta 1913：15.

[3] Orta 1913：60.

[4] Costa 2012; 也见 Costa 2015。

家已经讨论过的方法论的映射，他们用自身经验知识来反驳迪奥斯科里德斯和普林尼的著作。

　　除了解决关于已知药物的争议，经验知识还能表现新药物的价值，尤其是来自美洲新大陆的药物。我们已经看到乌尔里希·冯·赫顿是如何利用自己作为病人的经验来论证愈创木的奇妙特性。塞维利亚内科医生尼古拉斯·莫纳德斯也使用了这种策略，效果甚至更加显著。塞维利亚是来自新大陆西班牙领地的船舶所停靠的第一个港口 [①]。从新西班牙进口并使用药品多年后，莫纳德斯在西班牙出版了一部作品，题为《两本书，一本关于来自东印度的有效药物，另一本关于绝妙的解毒药物》(*Two Books, One on the things from our East Indies that are useful in medicine...the other book on marvellous medicines against poison*)。在达·奥尔塔的《对话录》出版两年后，《两本书》做出了更宏伟的承诺，即新发现的西班牙领地出产了许多"新的药物和疗法，人们可以用其治疗、帮助许多 [除此之外] 无法治愈的疾病"。经验为莫纳德斯的这些主张提供了主要依据。与达·奥尔塔不同，莫纳德斯从未旅行过，但他明确指出塞维利亚作为新大陆主要港口的地位意味着"所有物品都先抵达此处，因而人们能以更多的经验…… 来了解它们"。莫纳德斯随后称，自己"在这座城市提供治疗的30年经验和实践"中获得了大量新药，并"小心谨慎地在许多不同的人身上进行试验，以最大的勤奋获得了诸多成功" [②]。因此，他对新大陆药物的赞扬

---

① Bleichmar 2005; Barrera - Osorio 2006.

② Monardes 1565: fols a 6 v - a 7 r.

几乎完全基于对这些药物的使用经验。

　　虽然莫纳德斯饱受商业麻烦和破产的困扰，但他的《两本书》取得了巨大的成功，并迅速再版。他后来又写了两本关于西班牙美洲领地药物的书籍，并于1574年以《药物史》（*Historia medicinal*）之名一起出版。同年，卡罗勒斯·克鲁修斯（Carolus Clusius）完成了《两本书》的翻译，后来进行了修订，而全本《药物史》则在1577年被翻译成英语，标题为《新大陆喜讯》（*Joyfull Newes out of the Newe Founde World*）[①]。和《两本书》一样，《药物史》也包含了病人、熟人和其他知情者经历的轶事。著名的例子是莫纳德斯提及他所治疗的一名热那亚男子声称新大陆会将球根牵牛（mechoacan root）用作有效的通便剂，莫纳德斯那时才首次注意到这种具有通便作用的植物。起初莫纳德斯强烈建议不要使用这种植物，因为"对于效用，没有任何文献记载或已知信息"，但当这位病人坚持要用的时候，他才发现它确实很有效。接着，他在另外几名曾于新大陆用过这种药物的病人身上进行了试验，最后又在自己身上进行了试验，直到对这种药物的总体疗效感到满意[②]。诸如此类对于具体应用实例的描述在这三部作品中比比皆是。虽然历史学家需要对莫纳德斯的主张持良性的怀疑态度，这将在下一节的商业部分进行更充分的讨论，但他广泛使用经验知识作为证据，这表明他期待经验知识能为读者带来巨大价值。

　　莫纳德斯也频繁地描述美洲印第安人对这些药物的使用。例如，

---

① Monardes 1574; Barrera–Osorio 2012.

② Monardes 1574: fols 30 v–31 r.

在一个名为裂榄树脂（Caraña）的树脂条目中，他提到"印第安人用它来治疗肿胀和各种各样的疼痛"，获取方式则是从树上削砍枝条[1]。他解释道，人们认为檫树（sassafras）可以治疗许多疾病，将檫树皮泡水喝下，"这个方法是印第安人展示给法国人，而后法国人又展示给我们的"。虽然莫纳德斯对外国药物在原产地的使用做了许多中立或正面的描述，但他也提到了一些他认为欧洲方法更优越的案例。例如，他提出美洲印第安人没有"重量和长度"，以及他们炖檫树皮的方法是非常不精确且反复无定的[2]。在墨西哥菝葜（sarsaparilla）的例子中，他解释说，"这种药草最初的使用方法与现在迥异"，就像西班牙人最初"像印第安人那样用它来治疗病症，当然它有许多重大效用"。然而，人们最终认为它对欧洲人来说药性太烈，于是用它制造药水[3]。在《药物史》的第2册中，烟草被形容为最佳的神奇药物，该书描述了土著对烟草的具体药用方法，但也轻蔑地提及它在神秘占卜仪式中的作用。在某些案例中，莫纳德斯在同种药物下对比了欧洲的药用和美洲印第安人的典礼仪式性使用，例如一种被称为柯巴脂（copal）的树脂。他介绍"印第安人将它制成香水用以祭祀"，而塞维利亚的西班牙人将它用作香料来"治疗头部的寒症"[4]。在莫纳德斯的描述中，虽然本土经验在最初的知识流转中很重要，但西班牙征服者拥有更为高超的理论性认识，因而能对这些绝妙药物进行新的（在他看来是更好的）

---

① Monardes 1574: fols 4 v – 6 r.

② Monardes 1574: fol. 54 r – v.

③ Monardes 1574: fol. 19 r – v.

④ Monardes 1574: fols 4 v – 5 r.

应用。

　　美洲印第安人和欧洲人的方法孰优孰劣，这个问题往往并无定论。1589年，内科医生约翰·维蒂希（Johan Wittich）出版了一部简短的德文译本，是莫纳德斯关于菝葜、檫树、楝树（china）和愈创木的描述，目标读者为理发师－外科医生，书名为《论愈创木》（*On Guaiac Wood*）。维蒂希将不同的应用方式作为前言的主要内容，指出"印第安人、意大利人、法国人和德意志人为各种疾病调配和使用（新大陆药物）的方式是如此多种多样"。然而，他并没有否定美洲印第安人的方法，而是声称想展示"印第安人 …… 调配这些 [东西]…… 是如何比我们德意志人做得更好"。他接着说："这样一来，你就可以把印第安的疗法和我们的疗法进行公平比较，判断哪一种对你的病人最有用。"[1] 尽管实际的文本并没有完全兑现公平比较的承诺，但维蒂希仍对印第安土著的药物用法展现出了相当积极的态度。莫纳德斯关于檫树讨论的早期德文译本由一名未署名的内科医生完成，并于1580年出版，译本中提及："在与异国药草和植物有关的事物中，人们说得很多，对它们的真实了解却很少，个中例外则是那些用特别谨慎和勤奋的态度来试验或体验它们的人。"在此，经验同样被推举到了最重要的位置，包括本土使用者的经验[2]。

　　由此，经验为来自西班牙和葡萄牙新领地的药物价值提供了证据，尤其是能得到像奥尔塔或莫纳德斯那样的欧洲学院派内科医生

---

① 　Wittich 1592: fol. A 4 v.

② 　Monardes 1580.

的担保。与此同时，我们必须谨慎处理经验和帝国之间的联系，避免过度简单化。休·卡格尔（Hugh Cagle）认为，如果像通常那样将奥尔塔描述为经验之声，并将其与鲁阿诺基于文本的医学并置，就忽视了奥尔塔身处［印度］果阿邦（Goa）的复杂情况。奥尔塔的文本在本质上是一种植物志，人们可能会期待它包含丰富的图像，因为图像是当时欧洲植物志传递直接经验的一种常见方式。但与之相反，奥尔塔的书中并没有包含他所讨论的药物的图像。卡格尔指出，如果要添加图像，就得和说孔坎尼语（Konkani）的工匠密切合作，而葡萄牙的天主教当局对这种合作持猜忌态度①。相似地，丹妮拉·布莱希玛（Daniela Bleichmar）注意到，莫纳德斯和他书中的一些知情者对知识从美洲印第安人向欧洲人转移的描述有所差别，前者通常将其描述为一种相当直接的事业，而后者作为前往新大陆的欧洲旅行者，倾向于把美洲印第安人描绘成充满敌意、不愿透露医学秘密的人。对于莫纳德斯所处的大洋彼岸而言，经验是昭然而轻松的；但对于更接近经验来源的人而言，这是一场艰苦的战斗②。隆达·席宾格（Londa Schiebinger）在对18世纪生物勘探的研究中注意到，本土知情者在对殖民地新药物发现的描述中持续流行。她认为，这些殖民地的"生物接触区（biocontact zones）"一直是高度复杂的交换空间③。"经验"在许多欧洲文本中被描绘得相当风趣，例如维蒂希翻译的莫纳德斯著作，但与此同时，单纯的语言也掩盖了复杂谈判不仅存在于征服

---

① Cagle 2015: 117 - 18.

② Bleichmar 2005: 91 - 6.

③ Schiebinger 2005.

者和被征服者之间，也存在于他们的各种子团体之间的事实。

经验与商业

这种对经验的巨大兴趣背后的驱动力不仅仅是增长知识和改善健康的无私尝试。正如莫纳德斯特别提到的，其主要的激励力量来自商业。他在《药物史》的第1卷末尾提出希望能发现更多新药，"勤奋和经验将证明它们，为我们带来巨大收益"[1]。正如布莱希玛所指出的，"profit"这个词有着明显而刻意的双重含义[2]。同样，奥尔塔的文本也显示出了他对市场的敏锐了解，他将药物名称按字母顺序排列，并记录了它们在多种语言中的不同名称，为商人提供了便利的参考[3]。在售卖异国药物时，经验的价值是显而易见的，莫纳德斯的英译本即可证明。这版英译本是由商人约翰·弗兰普顿（John Frampton）完成的，而非内科医生。正如帕特里克·沃利斯（Patrick Wallis）所言，英格兰的异国药物进口量在17世纪呈指数级增长[4]。

胃石是商业、经验和帝国综合力量的一个极端案例。胃石是反刍动物胃里一团坚硬而无法消化的物质，常被当作解毒剂和万能药。如

---

① Monardes 1574: fol. 39 r.

② Bleichmar 2005: 90 – 2.

③ Cagle 2015: 110.

④ Jenner & Wallis 2007 b; Wallis & Wright 2014.

奥尔塔所述，最有价值的胃石来自波斯山羊，他还描述了它在各种疾病中的用途①。莫纳德斯于1565年出版的《两本书》第2卷是关于毒药的解毒剂，其中对波斯胃石有很长的描述，莫纳德斯称它除了对毒药有效，还能"治愈多种多样的病症"②。《两本书》的最后几页包含详细的"我凭着经验亲眼所见"胃石成功的轶事③。例如，他描述了胃石在贝加公爵夫人之子身上的应用，而这部书正是献给贝加公爵夫人（Duchess of Bejar）的：莫纳德斯称这名男孩戏剧性的康复使自己信服了胃石的价值。他还讲述了发生在一位名为路易斯·德·奎瓦（Luis de Cueva）的医生身上的戏剧性解毒故事，这位医生不慎在某次狩猎旅行中从一个满是毒虫的池塘里喝了水，险些丧命。幸运的是，一位同伴携有胃石，才得以救他。总而言之，莫纳德斯记录了10个使用胃石治疗疾病或意外中毒的案例④。

这些用胃石疗愈病人的戏剧性描述具有立竿见影的作用，影响了全球贸易和当地生态。在《药物史》中，莫纳德斯声称一位秘鲁绅士读了《两本书》中的记述后，在秘鲁的动物身上发现了胃石。这位绅士判断，这些新发现的胃石对那些从印度经葡萄牙而来的人而言，疗效即使并非更好，至少也是相似的。莫纳德斯称胃石的消息是西班牙领地"最神奇、珍贵的事情"，因为现在它们更容易获得了，也"更可信、可靠了"。他很快改变了对波斯胃石的看法，因为西班牙人有了

① Orta 1913: 362 – 6.

② Monardes 1565: fol. k 2 v.

③ Monardes 1565: fol. 33 r.

④ Monardes 1565: fols o 1 r – p 1 r.

进入胃石交易的潜在途径。他称东印度胃石的欺骗性很强，"每发现10块真胃石，就有100块假胃石"——这与《两本书》形成了直接对比，后者声称伪造能被轻易识破[1]。莫纳德斯后来在第二本书中详述了这些秘鲁胃石并补充了证据，说明由于安第斯山的动物（可能是小羊驼）生活的环境相似，因而秘鲁胃石具有与波斯胃石相似的优点。他声称秘鲁胃石不仅能抵抗各种毒药，还能治疗发烧、瘟疫、忧郁、麻风病和寄生虫病等。此外，他还提及了一些秘鲁胃石用于治疗各种疾病的趣事[2]。

奥尔塔和莫纳德斯关于胃石的报告是医学著作和贸易相互促进的主要案例。奥尔塔对波斯胃石的详细描述促使莫纳德斯写了一篇热情洋溢的报告，进而刺激了西班牙读者在南美寻找替代品的行动。玛莎·斯蒂芬森（Marcia Stephenson）研究了秘鲁胃石热的影响，发现对奇珍异宝（及利益）的渴望代价高昂：对野生小羊驼和原驼的彻底屠杀反过来又影响了以它们为生的原住民。一位17世纪牧师贝尔纳韦·科博（Bernabé Cobo）指出，每杀死100只动物仅能找到一至两块胃石[3]。在这种情况下，莫纳德斯对秘鲁胃石唾手可得的吹嘘令人胆寒。这场屠杀也凸显了药物贸易的高额金融风险，尤其是像胃石这样昂贵、成功即能带来巨额财富的异国奇物。

即使在欧洲，经验也经常被用在药物的广告宣传中，尤其是那些获得了特殊销售许可证的经验主义从业者。贾斯汀·瑞斯特（Justin

---

① Monardes 1574: fol. 72 r – v.

② Monardes 1574: fols 110 v – 112 v.

③ Stephenson 2009.

Rivest）对17世纪和18世纪法国特殊药品许可证申请的研究，已经解释了有关药物应用的证言在何种程度上支持着药商[①]。神圣罗马帝国的帝国药品许可证和英格兰的皇家许可证申请也呈现出类似的模式，在仔细签署并密封的申请书中，病人的证言是主要证据，许可证中有时也会提到这些病人的证言。[10] 从医学从业者的角度来看，本章开头所讨论的病人经验有着巨大的商业利益潜力。

｜ 结语

本章讨论的所有主题都非近代早期才出现的新事物。在选择药物和疗法时，病人总是将经验作为标志。同样地，内科医生和其他从业者早就开始通过治疗的经验来昭示其行医实践，商人也早已开始对疗效提出虚夸的主张。然而，近代早期有其新现象，那就是经验作为一个重要的认识论类别得到了广泛接受。无论我们现在多么怀疑莫纳德斯关于疗效的虚夸主张，当时许多人都尊重并认可他，尤其是他源于实践的经验。近代早期内科医生和其他从业者倾向于把治愈的人的名字作为自身信誉的附加证明，尤其是那些著名贵族。奥尔塔对希腊文本和基于经验的"真理"的比较，凸显了这一理念在何种程度上是各种知识主张的基础。

---

① Rivest 2017.

这种对作为证据的经验的信心的增强，与科学史上长期以来对"经验"和"实验"的关注相吻合。这两个词语在整个中世纪都互为近义词，但它们在近代早期开始分化，因为经验开始意味着过去的事件，而实验开始象征人为的试验。依据主流的学术观点，这种转变主要是由数学科学推动的[1]。然而正如我们所见，医学从业者的经验观在16世纪有了很大发展，他们日渐依赖经验证据，这在"实验思想"的发展中作用显著[2]。事实上，医学对经验和实验关系的影响是几项最新研究的主题，并有望成为该领域更深入研究的一个富有成果的领域[3]。

因此，经验在医学文化史中的作用已经远远超出了其最初的领域，即主要关注"病人的视角"和对治疗的主观认知。病人仍然是研究的重要焦点，但对经验的文化研究已经拓展到身体与性别、宗教、殖民主义、商业、职业边界和实验科学等。然而纵观医学文化史半个多世纪的曲折之途，各种形式的经验始终是其研究的首要领域之一。

注释

[1] 最早的长篇研究是迈克尔·麦克唐纳（Michael Macdonald）所著《神秘疯人院》（*Mystical Bedlam*，1981b），该书使用了占星医生拉尔夫·内皮尔（Ralph Napier）的大量医案，以构建17世纪英格兰疯癫和医患互动的社会史。

[2] Anna of Hassenstein to Anna of Saxony, n.d., SHStA dresden,

---

① Schmitt 1969; Dear 1995，2006.

② Leong & Rankin 2017: 167; Cook 1990.

③ 尤见 Ragland 2017; Rankin 2017。

Geheimes Archiv, Loc. 8534/4, fol. 152 r.

[3]　同上。

[4]　Anna of Hassenstein to Anna of Saxony, 13 July 1575, SHStA dresden, Geheimes Archiv, Loc. 8534/4, fol. 160 r.

[5]　Hessisches Staatsarchiv Marburg, Bestand 3, 77, fol. 317 b.

[6]　UB Heidelberg, Cod. Pal. germ. 801, fol. 7 r.

[7]　UB Heidelberg, Cod. Pal. germ. 214, fol. 1 v.

[8]　UB Heidelberg, Cod. Pal. germ. 184, fol. 1 r.

[9]　SLUB Dresden, Mscr. Dresd. B 201, fol. 1 v.

[10]　Österreichisches Staatsarchiv, RHR Grat et Feud, Ärzte und Arzneiprivilegien; Tilburg, 1689.

第七章
心灵 / 大脑

安格斯·高兰
（Angus Gowland）

安格斯·高兰（Angus Gowland），
伦敦大学学院思想史教授，著有
《文艺复兴时期的忧郁世界：语境
中的罗伯特·伯顿》（*The Worlds
of Renaissance Melancholy: Robert
Burton in Context*, 2006），发表了
多篇关于近代早期医学心理学的文
章。

目前学界关于文艺复兴时期欧洲医学心理学的文化史研究尚属空白。相较而言，至少从迈克尔·麦克唐纳和罗伊·波特在社会史领域关于近代早期英国的颇具影响力的研究开始，疯癫（*madness*）的医学治疗已经成为学界确立的一个特征[1]。实际上，自雷蒙德·克利班斯基（Raymond Klibansky）、埃尔温·帕诺夫斯基（Erwin Panofsky）和弗里茨·萨克斯尔（Fritz Saxl）关于忧郁症的不朽著作问世以来[2]，已涌现出大量与此相关的思想史研究成果。不过，文化史学者的研究兴趣主要是从宗教和社会层面来探究这一时期的疯癫问题[3]，而且他们对医学话语和实践的探讨常常是零散的，会屈从于这方面的担忧[4]。为什么会这样？笔者认为部分原因在于医学史家对米歇尔·福柯著作的反应。作为兴起于20世纪60年代反精神病学运动的一位关键人物，福柯对晚近的文化史学者产生了很大影响。但在福柯看来，近代疯癫的医学化并不像传统精神病学史所表明的那样是一种关于个性解放的进步式叙事。恰恰相反，它反映了权力机构对人类主体的影响，这是西方"规训"知识和社会技术扩张过程的一部分[5]。福柯认为，传统上对"现代精神病学是持续进步的"这一论述的强调是一种不适宜的过度简化，虽然医学史家赞同福柯的这一观点，但他们对福柯的许

---

① MacDonald 1981 b; Porter 1987 a, 1987 b.

② Saxl 1964; Schleiner 1991; Brann 2002; Bigotti 2012.

③ Midelfort 1999 a; Scull 2016: 86 – 121.

④ 18世纪的相关研究可见 Stolberg 2011: 163 – 95。

⑤ Foucault 1961, 1963, 1975; Cf. Zilboorg 1941; Hunter & Macalpine 1963.

多其他观点并不赞同。尤其是他们围绕所谓的疯人"大禁闭（Great Confinement）"展开了一场持久的争论，福柯在《疯癫与文明》（*Folie et déraison*）中指出，17—18世纪整个欧洲都发生了这种情况 ①。

在笔者看来，关于"大禁闭"的争论造成了一个负面影响，即分散了研究前现代欧洲的历史学家的注意力，使他们对"一种福柯式的医学文化史可能是什么样子"这一问题缺乏慎重考量，关于"大禁闭"的争论也造成了（学者）执着于福柯著述中这一最不牢靠且最无趣的部分。福柯后期的著述不再对现代科学和社会机构进行大规模解释，而是转向了一种编年体式的、内容广泛的、对话语在主体性生产中发挥的作用的关注 ②。实际上，对文化史学者来说，这比福柯早期关于疯癫的著述更有价值。福柯后期的这些著述对研究性史和身体史的学者产生了深远影响，但研究前现代心理学的历史学家，把探究近代早期医学话语及其在主体性之历史构成中的作用的任务，留给了文学学者和跨学科的情感史学者 ③。

在本章中，笔者旨在阐明我们如何通过概述这一时期（1500—1650年）欧洲医学心理学的文化史来填补这一空白。笔者希望通过介入"医学话语"的内容和影响来理解一系列相关的医学思想与实践方法，并利用这种路径来调和思想史与社会史的方法，因为两者常常陷入对立（医生的理论与病人的"经验"相对立）。在笔者看来，这一时期的医学话语完善了一系列语言资源和概念资源，这些语言

---

① Foucault 1961 : 56 – 91 ; Midelfort 1980 ; Porter 1990 ; Scull 1990 ; Still & Velody 1992.

② Foucault 1976 – 84, 2001.

③ 例如 Paster, Rowe & Floyd-Wilson 2004。

资源和概念资源构成了一种独特的"存在方式（ways of being）"，确立了身体模型和心理模型，构建了内科医生认识病人、治疗病人的方式，也构建了主体思考自我、定位自身和表达自我的方式。具体而言，笔者认为，医学资源通过完善对人体的描述、阐释身体与灵魂的关系、对健康和疾病给出定义，以及提供维持身心健康的摄生法，确立了规范的概念框架和经验的可能性范畴。这种说法并非不合时宜：因为这一时期的医学不仅被视作上帝赐予的礼物，可以用来减轻人类的痛苦，还传播了以自我照护为基础的生理知识和心理知识[1]。

接下来，笔者将重点关注医学主体的构成，并遵循福柯在《什么是启蒙？》（'Qu'est-ce que les Lumières？'，1978）一文中的观点，即主体的历史构成可以沿着知识、权力和伦理这三条交叉轴线展开分析[2]。不过，笔者将对这一观点加以调整，用来探究近代早期主体的形成，而非现代主体的形成，其中伦理轴也包含精神性。然后，笔者将先概述医学生理学和心理学构建"医学主体（medical subject）"的方式，接着转入主体是通过何种方式被构建成一位患有心理、精神疾病的病人。笔者将尤为详细地关注忧郁症（忧郁症是疯癫的一种）。笔者还会探究医学话语与非医学话语之间的关系、医学知识在学院派医学相对稀缺的环境下通过哪些方式传播，以及医学实践者在怎样的社会背景下对它进行解释和应用。

---

[1] Ficino 1998 [1489]: 216 - 17; Vesalius 1543: sig. *4 ; Crooke 1615 : 12 - 16 ; 通 常 见 Harkness 2006。

[2] Foucault 1984 : 48 - 9；另见 Hacking 2002 : 1 - 26。

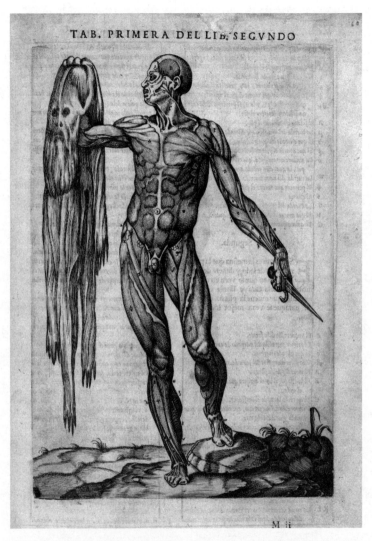

图 7.1 《一个男性手中拿着剥下来的人皮》（'Male Figure Holding Flayed Skin'）。赫尔基亚·克鲁克，《对人体的描述》（*Sōmatographia anthrōpinaē Or a description of the body of man /By artificiall figures representing the members, and fit termes expressing the same*），1616 年。来源：Wellcome Collection。

不过，笔者首先将对盖伦医学进行简明扼要的说明。尽管在很大程度上，盖伦医学是一个稳定的知识和实践体系，但它并非一个静止不变、僵化封闭的整体。盖伦医学以各种方式呈现出多层次性、地方性和动态性。大体而言，盖伦医学延续了中世纪晚期的医学，至少在1630年以前一直盛行。不过，在16世纪，盖伦医学吸收了大量来自医学人文主义、解剖学、新柏拉图主义哲学和神秘学领域的创新，这些创新引发了讨论和争议，并在欧洲各地产生了不同程度的影响。盖伦医学遭遇了其他理论的挑战和渗透，其中最直接、最明显的是帕拉塞尔苏斯、范·海尔蒙特（Van Helmont）及其追随者，还有亚里士多德学派的自然哲学家和倡导复兴"希波克拉底学派"的运动者。它在地理分布上也有差异，虽然意大利北方的大学依旧是欧洲学院派医学的中心，但它在法国、德意志、瑞士、西班牙、英格兰和低地国家也保留着可辨别的独特传统。随着新教运动和天主教宗教改革的开展，盖伦医学越来越受到宗教因素的影响。正如本卷其他章节所表明的那样，盖伦医学并不是学院派精英的专属领域，它不仅在空间和时间上受到调整和修正，还在近代早期社会、文化的各个层面流传，并渗透到精神、文学、政治和家庭生活中。不过，在文艺复兴时期，盖伦医学并不是完全稳定或多样化的。这一时期的盖伦医学由一套普遍认同的核心理论和原则构成，主要继承了中世纪晚期盖伦和其他希腊、阿拉伯内科医生和哲学家遗留著作中的解释。这些理论和原则为整个欧洲医学作家群体内部的讨论和各类医学从业者的活动提供了概念框架。鉴于这种普遍稳定性，尽管笔者给出了一些说明，我们还是可以对这一时期盛行的盖伦医学心理学做出简要概述。

盖伦派医学心理学

在文艺复兴时期，盖伦主义如何将主体构建为医学知识的一个对象？最基本的是，关于人的知识包括身体知识、灵魂知识、二者的互动以及与外界环境的互动。身体通常是希波克拉底式的有序排列，按照物质元素的分布组合成体内的各个部位（比如骨骼、动脉和器官）和构成各部位的物质（例如体液、自然灵气、生命灵气和动物灵气）[①]。灵魂是生命体可理解的"形式（form）"或"实体（actuality）"，这符合大多学院派内科医生所认同的亚里士多德学派的"质料说"。因此，人可以被理解为非物质形态（灵魂）和物质形态（身体）。根据人类有机体的活力原则，灵魂可以在不同方面用来解释身体营养与成长的"植物性运作（the vegetative operations）"，感官、知觉、情感和动作的"敏感性运作（the sensitive operations）"，以及思考力和意志力的"理性运作（the rational operations）"[②]。相应地，人们认为身体和灵魂紧密相关，二者的相互作用和影响会带来健康或疾病。在"自然因素（res naturales）"的传统分类中，健康有机体的构成不仅包含身体元素、体质、器官、精气和体液，还包括生命体基本活动所必需的灵魂官能。

---

① Crooke 1615: 30.

② Fernel 1578: 80 - 3.

同样，"非自然因素（*the res non naturales*）"可以影响"自然因素"，从而界定医学病因和医疗干预的范围——"灵魂激情"与空气、饮食、睡眠和失眠、运动和休息、排泄和饱食一样重要。虽然非物质的、不朽的理性灵魂被排除在直接的物质影响之外，但灵魂的生长性和敏感性运作可能会受到它们所寓居的身体的变化的影响，而且它们本身也会导致生理上的变化。微妙的灵气在此过程中发挥着重要的调节作用，它们常被描述为体内"灵魂的工具（instrument of the soul）"，也是解释诸多疾病的病因、症状和治疗方法不可或缺的一部分①。

　　身体和灵魂的相互作用也被纳入了盖伦的体质论或气质论中。体质有时被认为是生命体的"实体形式"，源于自然元素的性质，它们在体内的混合会产生一种理论上的完美平衡状态和八种特征不同的相对稳定的不平衡状态②。这些不平衡状态或是单一型的（热、冷、湿、干），或是混合型的（热和干、热和湿、冷和湿、冷和干），每种状态都能通过对一系列生理和心理征兆的解释来辨别。这一理论使医生能够将病人独特的"身体禀赋（*idiosyncrasies*）"归入体质类别中，并确定哪种健康失衡可以通过治疗恢复③。它也巩固了一种具有性别差异的病理学和治疗学：女性的身体通常比男性的身体更寒冷湿润。更广泛地说，它为学院派医学对心理和身体征兆的分类和解释提供了框架，正如盖伦医学准则所言，"灵魂的行动遵从于身体的气质"。

---

① Fernel 1578: 68 - 9, 78 - 80; Lemnius 1561: fols 6 r - 18 r.

② Fernel 1578: 55 - 6; Lemnius 1561: fols 23 v, 80 v - 83 v.

③ Lemnius 1561: fols 30 r - v.

XLII.

Die Seele deß Menschen. Anima hóminis.

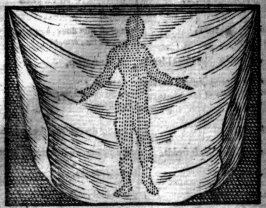

Die Seele	Anima f. 1.	Corpus, n. 3. der Leib.
tst deß Leibes Leben/	est córporis vita,	Vita, f. 1. das Leben.
einig in dem gantzen :	una in toto :	Unus, a, um, einig. Totus, a, um, gantz.
Allein eine Wachsthümliche/	tantùm vegetatíva,	Vegetatívus, a, um, Wachsthümlich.
in den Pflantzen; zugleich eine Sinnliche/	in plantis ; simul sensitíva,	Planta, f. 1. die Pflantze. Sensitívus, a, um, Sinnlich.
in den Thieren; auch eine Vernünftige/	in animálibus ; etiam rationális ,	Animal, n. 3. das Thier. Rationális, c. 3. e, n. 3. vernünftig.
in dem Menschen. Diese/ bestehet in dreyen Dingen : Erstlich in der Vernunft	in hómine. Hæc, consistit in tribus : primò in mente	Homo, m. 3. der Mensch. Consístere, a. 3. bestehen. Tres, c. 3, ia, n. 3. pl. drey. Mens, f. 3. die Vernunft.

ODER

尽管对各种体质的描述长期以来一直被纳入流行的性格学文献中，但随着16世纪本土性医学著作的大量涌现，它们的影响力大大增加。这些著作阐述了人们的身体状况、心理和情感倾向以及他们的行为特征之间的联系。笔者认为，在这类医学文献中，荷兰医生列维努斯·莱姆纽斯（Levinus Lemnius）的《论身体的习惯和体质》（*De habitu et constitutione corporis*, 1561）具有广泛的代表性，托马斯·牛顿（Thomas Newton）将它译成英文①。作为一部认识自我的知识宝典，《论身体的习惯和体质》一书反复强调它在维护身体健康和道德生活节制方面的价值②。正如这类著作清楚表明的那样，盖伦医学提供了一种独特的自我审视与自我管理模型。医学上的自我认知是关于一个人的体质如何影响自身肉体和灵魂的运作的知识。它是辨别、衡量一个人身体缺陷和道德缺陷的必要条件，能够确认它们是否以自然形式存在，以及它们如何以自然形式为基础并通过非自然形式修正自身。其目的是使自身尽可能恢复"健康完好的性格或诚实正直的体质"③。莱姆纽斯和其他许多内科医生都认为，微妙灵气在这一治疗过程中是关键因素，作为调节灵魂和身体运作的"主要工具"，它们应该得到维护和珍惜，以助长心理和道德上的美德与恶习④。

现在，我们可以对人类主体的医学构成做出一些一般性观察。首

---

① Lemnius 1633 [1576]；类似的英文著作参见 Elyot 1547；Boorde 1547；Cogan 1588；La Primaudaye 1589；Clever 1590；Vaughan 1600；Walkington 1607。

② Lemnius 1633 [1576]: 1.

③ Lemnius 1633 [1576]: 52 – 3.

④ Lemnius 1633 [1576]: 12 – 13.

先，尽管人们通常认为体液是影响个体身体特征和心理性格的主要内因，但将其描述为一种类型的"体液"主体性是具有误导性的[1]。这种描述不仅排除了对作为健康或疾病身体的其他自然组成部分的考量，还传达了一种唯物主义决定论的观点，这并不符合身体与灵魂的相互依赖关系。甚至这些体液自身也相互关联，而且超出了它们在人体内的直接躯体功能。它们不仅与四种体质、元素和身体构造（流体部分、同一种类的部分、灵气、内热）有关，还与四季、四个年龄阶段、外部"气候（climate）"和星体有关。医学主体并非源于体液的物质存在，而是源于大量复杂的可能发生相互作用且相互纠缠的身体和心理因素，以及外部的自然元素、超自然元素和超自然原因[2]。因此，作为一门推测性技艺，盖伦医学将身体视作发生诸多征兆和重要联系的场所：在身体的不同部位之间，身体、精神和灵魂之间，以及人、自然界、宇宙和上帝之间。所有这些都必须得到解释并运用于治疗中。从症状学来看，盖伦医学与其他关于人类躯体、心理和天体方面的发现、解释和运行有连续性，例如占星术、手相术、相面术、面相学和释梦术，并且在一些情况下也与这些技艺混合[3]。这些技艺极大地扩展、丰富了医学主体可被描述的话语空间。要想从医学上认识自身，首先要认识自身的特质，这不是简单地从某种特性或在体内占绝对优势的体液来看，而是与年龄、性别、生活方式和其他变量有关。它需要考虑一个人的身体和灵魂以哪些方式受到有益或有害的环境与天体的影响。

---

① Paster 2004.

② Lemnius 1633 [1576]: 209; Cardano 1663 [1557]: 146a – 154b.

③ Maclean 2006b: 79 – 109.

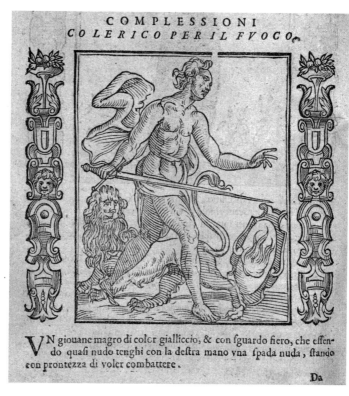

图 7.3 《胆汁质》（'The Choleric Temperament'）。切萨雷·里帕（Cesare Ripa），《图像学，对美德、想象力、情感、人类激情、天体、世界及其部分形象的过度描述》（*Iconologia, overo descrittione d'imagini delle virtù, vitij, affetti, passioni humane, corpi celesti, mondo e sue parti*），1611 年。来源：Wellcome Collection。

　　盖伦医学心理学还通过推测情绪、想法与行动之间的联系模式，与道德和精神联系在一起。例如，干而热的"胆汁质体质（*choleric complexion*）"通常伴随着情绪暴躁、傲慢和任性[1]。这种行为方式将个

---

[1] Lemnius 1633[1576]：210 – 11.

人特质与社会存在联系起来，因为当不良习俗和教育对体质产生影响时，"暴躁的行为"和可怕的生活方式通常会随之而来[1]。同样，盖伦派内科医生不像他们的对手帕拉塞尔苏斯派医生，尽管盖伦派内科医生没有明确地将自己称为精神治疗的实践者，但他们经常会强调照护身体这一医疗职责中的精神方面，如果忽视精神方面，就会给灵魂带来危险后果[2]。主体在伦理和精神上要对他们自身恶毒或罪恶的行为负责，即使这些行为源自他们身体的混合部分。实际上，甚至当这些混合物引发邪恶的恶魔力量时，医学治疗也可以提供合适的治疗手段[3]。16世纪末，医生们试图通过宗教改革和反宗教改革运动的阐述将他们的技艺置于精神框架内，"精神医学"模式变得更加突出和重要[4]。

| 从灵魂到心智：精神疾病与疯癫

现在，笔者将转向对文艺复兴时期盖伦主义以何种方式创造更具体的主体结构的探讨：那些被视为疯癫和精神疾病的病理学形式。笔者首先将从知识的角度来研究，然后再转向权力和伦理（或精神性）。

---

[1] Lemnius 1633 [1576] : 208 – 10 ; 进一步的阐述，见 Huarte 1575。

[2] Lemnius 1633 [1576] : 2 – 4 ; 见 Corneanu 2017。

[3] Lemnius 1633 [1576] : 37.

[4] Grell 1993 ; Harley 1993b ; Lederer 2006.

在学院派医学中，我们现在所说的"心智（mind）"在拉丁语中称为"*mens*"，有时更传统地称为"*animus*（即理性灵魂）"，它既属于灵魂也属于身体。心智的运作通常被描述为大脑中灵魂的各种官能，这些官能可分为两类。在第一种分类中，它们被视为敏感的灵魂官能，其功能通常分为外部感官的感知官能、内部感官的官能（常识、幻想、想象、认知和记忆）以及引发躯体运动和食欲或情绪倾向的"运动（motive）"官能。在第二种分类中，心智的运作也被视为理性的或"有理智的（intellective）"灵魂的运作。这通常包括意志力、理解力或智力。在这一框架内，没有任何一种心智的诊断和治疗方法能够将其与身体分开，相反，心智的运作被纳入了各种疾病的病因、诊断和治疗中。心智疾病是整个机体的疾病。新柏拉图主义的哲学家－医生也持同样观点，例如马尔西利奥·菲奇诺坚持一种物质和非物质灵魂的二元论[1]；帕拉塞尔苏斯派医生也持相同观点，认为疾病的精神－恶魔、心理和肉体方面相互交织[2]。因此，在盖伦医学和其他领域中，人们没有将"精神疾病"单独作为医学的一个专门分支，也将其视作精神病学的前身。相反，有关精神病理学的复杂论述被整合到了关于人类有机体健康与疾病的论述中，在盖伦派医学文献中，对精神疾病的讨论分散在医学的五个分支（生理学、病理学、卫生学、症状学和治疗学）以及理论医学和实践医学的体裁中。对以精神症状为主的疾病的治疗与以身体症状为主的疾病的治疗方法相同，也是采取药理学、外科、

---

[1] Giglioni 2011.

[2] Paracelsus 2008[1531]: 720 – 936; Webster 2008: 142 – 68.

摄生学和星相学或巫术的治疗方法①。

　　不过，我们可以发现，文艺复兴晚期的学院派医生越来越倾向于将多种"心智疾病"放在一起分析。第一本清楚论述脑部疾病的盖伦派医学论述是1549年荷兰医生贾森·范·德·维尔德（Jason van der Velde）撰写的《论脑部疾病》（*De cerebri morbis*）。但随着费利克斯·普拉特（Felix Platter）的《论实践法则，关于查明、预知、预防、治疗病痛》（*Praxeos: seu, De cognoscendis, praedicendis, praecavendis, curandisque affectibus homini incommodantibus tractatus*，1602–1603）的出版，17世纪初开始出现关注精神病学的明显趋势。在《论实践》第Ⅰ卷中，这位著名的瑞士医生讨论了不同类型的感官障碍，不仅包括外部感官的痛苦，还包括想象力、理性和记忆等主要内部感官的痛苦。普拉特将后者统称为"心智"，并描述了它们的功能如何受到各种类型疾病的影响：精神衰弱（*mentis imbecillitas*）、精神躁动（*mentis consternatio*）、精神淡漠（*mentis alienatio*）和精神厌倦（*mentis defatigatio*）②。其他学院派论著也相继出现，包括德国医生、历史学家和诗人弗朗茨·希尔德斯海姆（Franz Hildesheim）的《大脑与头脑内部疾病论文集》（*De cerebri et capitis morbis internis spicilegia*，1612）；葡萄牙的犹太裔天主教信徒埃利奥·蒙塔尔托（Eliau Montalto）的《考古学》（*Archipathologia*，1614），以及1615年威尼斯内科医生柯蒂奥·马林利（Curtio Marinelli）出版的两本著作《论影响灵魂高级官能

---

① Platter 1602 – 3:2:123 – 69; Burton 1989 – 2000[1621 – 51]:2:1 – 266.

② Platter 1602 – 3:1:1 – 179.

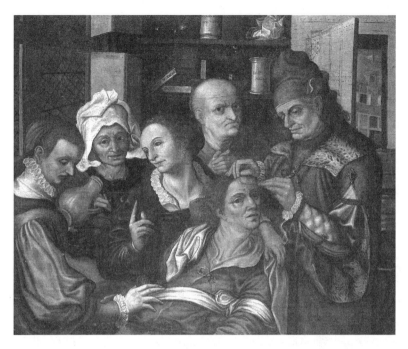

图 7.4　疯癫。彼得·于斯（Pieter Huys）的油画（约 1561 年），一位外科医生正在取出愚蠢之石。来源：Wellcome Collection。

的疾病》（*De morbis nobilioris animae facultates obsidentibus*）和《论影响灵魂控制力的疾病》（*De malis principem animam vexantibus*）。不过，虽然这些著作包含了对"心智"的具体关注，但它们主要被视为对脑部疾病或灵魂疾病的探讨[1]。学院派医学和自然哲学一样，从灵魂到心智的长时段转变是零碎的，而且在这个阶段是不完整的[2]。

文艺复兴时期盖伦医学对心智、灵魂或头部疾病的讨论和医学其

---

[1]　Burton 1989 – 2000 [1621 – 51]: 1: 130.

[2]　Vidal 2011; Mengal 2005.

他领域一样，通常与中世纪晚期的前辈们保持连续性。那些认为主要位于大脑的疾病以及严重影响想象力、理性和记忆官能的疾病通常被归入谵妄（或疯癫）这一病理类别中。和古典医学理论一样，谵妄主要分为三种：疯狂、躁狂症和忧郁症。但是，许多其他疾病常被纳入"精神疾病"的范畴：中风、眩晕、嗜睡、昏迷、昏睡、深度昏迷、记忆力减退、全身僵硬症、癫痫、变狼术（Lycanthropy，译注：源于古希腊的一个神话传说，据说病人相信自己能够变成狼，并做出狼的行为）、梦魇症、狂犬病、神志不清和震颤。此外还包括影响外部感官的疾病，如失明、失聪、耳鸣和青光眼，以及那些通常被认为是超自然的疾病，如圣维特斯舞蹈症（St. Vitus's dance）、恶魔附身或着魔。在帕拉塞尔苏斯及其追随者的著作中，可以找到不同的分类和病因，但也有许多重合之处。1567年，帕拉塞尔苏斯在《论剥夺理性的疾病》中（*Von den Krankheyten, so die Vernunfft berauben*）包含了癫痫、躁狂症、圣维特斯舞蹈症、学者的窒息（*suffocatio intellectus*）和"真正的精神错乱"。然后，他又将其分为由月亮引起的精神失常、遗传自子宫的精神错乱、由食物中毒引起的狂乱、忧郁症和恶魔附身[1]。然而，在大众医疗实践中，这些分类并不稳定。英格兰占星医师理查德·内皮尔（Richard Napier）在医案簿中将病人的精神异常分为多种类型，其中一些来自学院派的传统理论（如忧郁症、躁狂症和精神失常），还有一些来自大众的固有认知，只是间接地映射到了学院派著述中，如闷闷不乐、头昏和心绪不宁[2]。这些类型中没有歇斯底里症，因为

---

[1] Paracelsus 1941 [1567]: 135 – 212.

[2] MacDonald 1981 b: 115 – 25; 可查阅 Kassell 2005: 128, 150, 168 – 9, 188, 202。

传统上把歇斯底里症视为一种主要影响子宫而非心智的疾病。不过，17世纪的内科医生们越来越倾向于将歇斯底里症视为一种源自大脑的精神疾病[①]。

| 以忧郁症为例

因此，文艺复兴时期的医学构建了大量不同类型的疯癫和"心智疾病"，它们在特定条件下以不同的方式对身体、灵魂和精神官能造成共同损害，与之相对应，可以通过身体治疗、心理治疗或精神治疗，或将这些疗法组合起来治疗。正统的盖伦派医生倾向于将他们的注意力平均分配给不同类型的疯癫和其他心理或精神疾病，但从16世纪开始，忧郁症受到了越来越多的关注。古典时期以来，有关忧郁症的理论得到了很大扩展，它被视为文艺复兴时期最重要的疯癫类型[②]，而且它在一些语境中几乎"包罗万象"。在本章的剩余部分，笔者将主要关注这种疾病，它在知识、权力和伦理上可视为医学主体的一种类型，以此对精神疾病的医学话语的特征和范围做出有效概括。

---

① Boss 1979; Arnaud 2015.

② Gowland 2006.

知　识

　　在学院派盖伦医学中，医生们对忧郁症的解释、诊断和治疗达成了一种普遍共识。对这种疾病的认识离不开对黑胆汁质的认识，如其词源所示，影响二者的主要物质原因是黑胆汁（$\mu\varepsilon\ \lambda\alpha\iota\nu\alpha\ \chi o\lambda\eta$）。莱姆纽斯解释道，黑胆汁质是最恼人的，因为它寒冷干燥的性质与"维持、保护生命"所需的热量和水分是直接冲突的[①]。这种气质通常是脾脏无法清除体内过量的黑胆汁造成的，黑胆汁通过使灵气变得低沉暗淡而影响情绪和心理倾向，并且能够通过此类相似症状来识别，如个体会变得乖戾、反社会、悲伤、恐惧和多疑[②]。不过，根据亚里士多德《论问题》（*Problemata*）第30章第1节中对自然哲学的讨论，一些医生认为，当忧郁的黑胆汁被适度加热、与血液混合时，这种忧郁的气质会出现智力超群和富有创造力的迹象[③]。忧郁症理论通过关注黑胆汁过量对身体和灵魂官能的阻碍作用，拓展了忧郁型气质的解释框架。和长期以来一直存在的传统医学理论一致，根据体液主体所在的位置，忧郁症通常被分为三大子类：头部、季肋区或全身，这种分类可以追溯到以弗所的鲁弗斯（Rufus of Ephesus, 约公元100年在世），尽管每一子类都有其独特、可识别的病因和症状，但它们有一个共同之处，即根据这一疾病的定义，忧郁症是一种没有发烧的、慢性的谵妄，主

---

① Lemnius 1633 [1576]: 215.

② Lemnius 1633 [1576]: 221, 224, 225.

③ Du Laurens 1599: 85 – 6，见 Klibansky, Panofsky & Saxl 1964; Brann 2002。

要影响大脑的想象力[1]。

由于中世纪晚期盖伦派理论受到阿拉伯医学的影响，忧郁症病理分类的范围和复杂性逐渐增加。受行星影响的占星学解释尤为重要，人们普遍认为土星和水星是这一疾病的主要天体原因[2]。而且，（它的）子类也得到广泛认同。中世纪盖伦派医生吸收了阿拉伯情欲疾病的学说，理论化出"爱情忧郁症"的概念，相应地，他们的讨论也吸收了一连串外部原因、心理原因和身体原因，黑胆汁依然很重要，仍被视为这一疾病的先决条件[3]。16世纪晚期，这些"爱情忧郁症"理论构成了探讨一组特别的情感型忧郁症症状的基础[4]。医生们也很早注意到了女性所经历的某些忧郁症症状尤其严重[5]，女性有时被认为更容易受到精神失调和情绪紊乱的影响，因为受到子宫和邪恶的月经的影响，女性更易受到这种疾病的侵扰。一些学院派医生，如西班牙内科医生路易斯·德·梅尔卡多（Luis de Mercado）在《论女性的情感》（*De mulierum affectionibus*）一书中认为，女性会受到某些特殊型忧郁症的影响，据说它们会折磨处女和未婚女性[6]。

通常来说，病理性忧郁症的症状是忧郁型气质的表现恶化后的结果，它们可分为三种不同的子类。三种传统型忧郁症的身体症状包括

---

[1] Burton 1989 – 2000[1621 – 51]: 1:162 – 5.

[2] Klibansky, Panofsky & Saxl 1964: 82 – 102.

[3] Ferrand 1990 [1623]: 242 – 51.

[4] Sassonia 1603: 89.

[5] Mercuriale 602: 31，引自 Calabritto 2011a: 70。

[6] 1602 [1579]: 162b – 169b; 也见 Castro, 1604: 2: 116 – 24。

皮肤发黑、发白或发红；瘦削；眼睛凹陷；肠胃胀气；头昏；迟缓和失眠。根据常被引用的《希波克拉底箴言》（*Hippocratic aphorism*）第6章第23节，它们的主要精神症状是没有明显外部原因的长时间恐惧和悲伤，因为黑暗低沉的郁气上升至大脑，影响了人的想象力和理性官能。据说这种症状还经常伴随着焦虑、妄想和幻觉、厌世、喜欢孤独闲散和渴望死亡。情欲型忧郁症病人的许多症状与此相同，还有与爱情激情相关的其他症状，如叹气、脉搏不稳定和注意力不集中。宗教型忧郁症病人通常表现出对被罚下地狱的极度恐惧和绝望情绪。各种忧郁

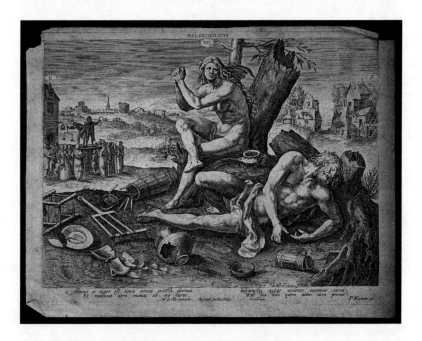

图7.5 《忧郁质》（'The Melancholic Temperament'）。拉斐尔·萨德勒（Raphael Sadeler）仿马丁·德·沃斯（Martin de Vos）的雕刻版画，约1632年。来源：Wellcome Collection。

症的预后取决于病情的严重程度，从特殊失衡状态下的恢复健康到自杀而亡，各不相同。疗法的多样性与忧郁症"非自然"类别中潜在病因的多样性相吻合，既包括心理治疗，也包括身体治疗。这些治疗方法通常是通过增加热量和水分来调整忧郁症病人的体液失衡，符合正统治疗中的"对抗疗法"原则，通过想象力和理性官能的作用来抵消由忧郁激情引发的认知失常。但是，那些并不严格遵守盖伦派医学原则的医学家及反对体液论的医学家也建议使用化学疗法、巫术治疗和一些流行的民间疗法，其中许多都没有明确的理论依据，或者有的认为可以通过相似的事物来治疗，如帕拉塞尔苏斯派的"标志性"医学原则（译注：该原则认为，外观上与人体部位相似的药草可以用来治疗该部位的疾病）①。

不过，这里出现了一个实际的诊断问题，即如何判断忧郁主体是病理性忧郁症还是一个表现出相似症状的忧郁型气质的人。根据盖伦理论，黑胆汁严重过量时会腐败或燃烧为热而干的"烧焦"状态，这时，黑胆汁占据主体的状况就会变成病理性忧郁症，（这种"烧焦"状态）也会发生在一些"非自然的"、超自然的或天体影响的病因出现的时候。忧郁型气质和一种慢性疾病在症状表现上的高度相似性给内科医生和病人带来了一个问题。亨利四世的内科医生、蒙彼利埃大学的解剖学教授安德烈·杜·劳伦斯（André du Laurens）提出了一个解决方法，他认为在没有明显妨碍或损害身体或心智官

---

① Burton, 1989 - 2000 [1621 - 51] : 2 : 217 - 18, 260 - 1.

能尤其是想象力和理性的情况下，忧郁型气质就是健康的 [1]。牛津大学学者兼牧师、自诩为忧郁症病人的罗伯特·伯顿（Robert Burton, 1577–1640）区分了"短期的"忧郁和"长期的"或习惯性的忧郁。如果认为自己是病理性忧郁症，首先要认识到自身的这种状况"很难消除" [2]。

关于医学实践者和病人在这一方面是如何协商的问题，尽管很难给出定论，但病例研究给出了暗示性答案；这同样论及一个更普遍的问题，即盖伦医学理论对忧郁症的区分如何得到持续性应用。英格兰的内科医生们采用了这一分类法，如内皮尔将"忧心忡忡"与完全的"忧郁"区分开来，这表明至少在学院派之外，盖伦派理论和诊断实践经常相互往来 [3]。不过，社会地位、性别和病理分类法的变化都会对忧郁症的认知和治疗方式产生相互交织的影响。医学诊断与病人的自我认知似乎存在一种严重偏差，这种偏差与贵族的闲散有普遍联系，也可能受到"忧郁型气质与创造型天才有关"这一论断的支持。瑞士医生泰奥多尔·图尔科·德·梅恩（Théodore Turquet de Mayerne）的医案簿中有许多忧郁症病人来自宫廷，同样，内皮尔也倾向于将富裕阶层诊断为患有"忧郁症"，将社会地位不高的人诊断为"闷闷不乐"或"迟钝" [4]。整个欧洲的哲学家、艺术家和诗人的通信和生平传记也表明，"天才忧郁症"理论在某种程度上，激发了社会精英阶层对忧郁的

---

[1] Du Laurens 1599: 84, 87.

[2] Burton 1989 – 2000 [1621 – 51]: 1: 136 – 9.

[3] MacDonald 1982.

[4] Nance 2001: 134 – 6; MacDonald 1981b: 150 – 3.

自我认同（主要是男性）①。

　　关于女性生理和心理过于脆弱的认知也参与其中。约克郡医生纳撒尼尔·约翰斯顿（Nathaniel Johnston）的医案簿表明，17世纪晚期社会地位高的妇女更容易患忧郁症，尤其是处女和未婚女性，而且约翰逊更倾向于将更多女性（比男性多）诊断为忧郁症，而将更多男性（比女性多）与季肋区忧郁症密切联系起来②。当时的理论预期是女性更有可能患忧郁症，或是因为心理的脆弱，或是因为她们与巫术和性生活混乱的普遍联系，但迄今为止的研究尚无充分证据能够支撑这一预期。人们认为女性容易受到诸如"修女忧郁症"等女性特有疾病的影响③，一些内科医生认为某些类型的忧郁症女性比男性更难治愈④。但是学院派客观存在的医案簿（consilia）中的内容与医学理论中刻板的性别印象相悖，这表明就大多数忧郁症类型而言，男性和女性一样容易受到侵扰⑤。同样，内科医生对恶魔干扰说的真假判断取决于他们对病人的可信度评估。可见，这似乎较少由性别差异本身引起，更多来自恶魔的破坏力和超自然力量对身体的影响⑥。

---

① Wittkower & Wittkower 1963: 98 - 124.

② Williams 1990.

③ Strocchia 2011.

④ Burton 1989 - 2000 [1621 - 51]: 1: 429; Calabritto 2011a: 71; Midelfort 1999a: 78.

⑤ Calabritto 2011a: 75 - 80.

⑥ MacDonald 1981b: 198 - 217; Kassell 2005: 150.

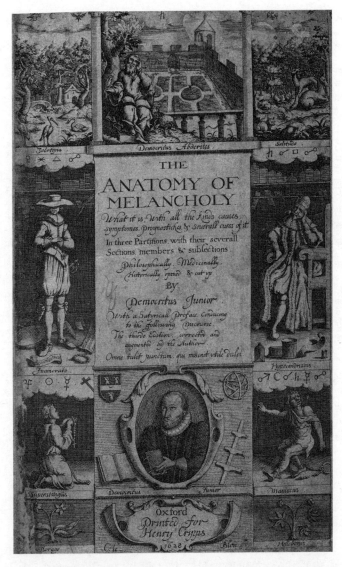

图 7.6 克里斯托夫·勒·布朗（Christof Le Blon），罗伯特·伯顿《忧郁的解剖》卷首画，1628 年。来源：Wellcome Collection。

权力与道德

忧郁症病人如何被构建成一个真正患有忧郁症和被认为是患有忧郁症的人？忧郁症病人的主体性具有什么样的道德和精神内涵？在这里，我们首先要回到盖伦派忧郁症理论的心理学核心。作为一种想象力疾病，忧郁症影响了感知、思想和行为之间的关系，特别是扰乱了灵魂官能处理感觉材料的方式。在忧郁症病人想象力紊乱的心灵中，具有破坏性的想象力将多种感官放大、扭曲，使它们的形式发生变化，引发极端激情和忧虑以及妄想和幻觉，在某种程度上，许多内科医生认为理性或理解力也会受到这种疾病的影响。医学家们重新使用了一份忧郁症常见幻觉清单，其中明显的非理性表现常被用来支持理性灵魂的运作受到影响的观点：认为自己是一种贝类生物，会被蛇吞掉；或认为自己是玻璃或黄油做的等等[①]。然而，医生们通常认为理性官能并未完全消失。这一看法使他们能够（至少在理论上）将忧郁症与躁狂症区分开来，后者会产生更强烈的胡言乱语。相应地，忧郁症病人的症状表现被认为主要来自他们理性想象力的错乱以及伴随这种错乱的情绪波动。这产生了与忧郁型气质相关的更极端的行为方式，并根据疾病的严重程度和特定子类而有所不同。在伯顿的结论中，"神志失常"的忧郁症病人常常喃喃自语、自我戏谑，有的忧郁症病人会遭受非理性恐惧的折磨，无法忍受孤

---

① Montalto 1614: 224 – 8.

独，也有病人渴望孤独，还有一些病人会对他们的伴侣产生怀疑和嫉妒，有的会遭受焦虑和不满，试图自杀。最重要的是，忧郁症病人情绪不稳定，在行动上犹豫不决、容易冲动，容易在意一些不重要的事物[1]。

医学将忧郁症病人构建成一个受到诸多方面影响的主体，不仅仅是通过与医生接触或在医院里接受治疗的方式[2]，也包括那些在社会生活中遭受忧郁症的病人，特别是在法律和宗教的背景下。学院派的盖伦主义者倾向于将忧郁症病人的治疗干预方式严格限定在非自然型忧郁症的范畴内，同其他疾病一样，他们旨在通过各种摄生疗法、药物治疗和外科治疗来消除病因。但是，面向更多读者的医学著作也借鉴了道德和精神原则，并提出了在医学环境之外应如何看待、应对和评判忧郁症病人的建议。忧郁症最深远的道德和精神影响源于病人在心理上无法将他（或她）强烈的激情置于理性控制之下。作为一个非理性主体，忧郁症病人是对人类作为理性动物（*animal rationale*）这一明确哲学观点的否定[3]。不过这种负面认识已经得以平息。杜·劳伦斯认为，无论忧郁症病人在道德或精神上多么异常，由于他们的灵魂官能已经受到这种疾病的抑制和严重损坏，因而"它值得我们用温柔善良的怜悯之心来衡量"[4]。一些忧郁症病人可能因极度不理智而受到嘲讽，尤其是他们"奇异的想象"。他们可以带来"快乐"，使人发出轻蔑的

---

[1] Burton 1989 – 2000 [1621 – 51]: 1: 382, 385 – 6, 389 – 94.

[2] Henderson 2006; Macdonald 1981 a; Andrewset al. 1997: 111 – 29.

[3] Gowland 2013.

[4] Du Laurens 1599: 81; 另见 Lemnius 1633 [1576]: 231。

笑声，但也会引发同情和怜悯 ①。

　医学观点认为忧郁症病人不应因为明显的恶毒行为受到指责，因为这种行为源于一种病态的疯癫，这影响了他们的想象力，在某些情况下也影响了他们的理性和法律地位 ②。在罗马公民法中，它（指罗马公民法）与教会法共同构成了中世纪和近代早期欧洲大部分地区所用法典的基础，如果一个主体可以被证明是精神病人或胡言乱语的、精神错乱的、愚蠢的或精神失常的，这就可以被确定为"精神上无行为能力"，构成了我们现在称为"精神错乱抗辩"的基础。比如，如果要说某人患有狂暴，用查士丁尼《法律汇编》（Justinian's *Digest*）中的话来说，就是说他们"处于一种疯癫状态，由于持续性的心智失常而丧失了理解能力" ③。由此来看，对自发性恶意（*dolus*）的归因以及传统的法律处罚都是不恰当的。根据罗马法，中世纪晚期的法律评论家认为只有当疯人无法受到家人的照护时才能将他关进监狱，因为对精神病人来说，"疯癫这一惩罚本身就已经足够了" ④。但在采用这一原则时，法官需要考虑主体是否为"真正的心智不健全（*not compos mentis*）" ⑤，然后再考虑相关的次要问题。无论狂暴是否假装的，疯癫是否可以使主体有"清醒的瞬间"，都可能影响对证人证词的解释 ⑥。

---

① Du Laurens 1599: 103; Bright 1586: 114; Burton 1989 – 2000 [1621 – 51]: 1: 272.

② Midelfort 1999a: 182 – 227; Mellyn 2014: 58 – 93; Robinson 1996.

③ *Digest* 1.18.13 – 14.

④ Justinian 1985: 1: 36 [translation modified]; 另见 Ubaldis 1575: consil. 347.

⑤ Justinian 1985: 1.18.13.1.

⑥ Calabritto 2008: 143.

16世纪欧洲大陆大部分地区的法律体系都已经建立了法医学[1]，在之后几十年里，学院派医生越来越多地参与到刑事审判中，证实和解释病理学上不同类型的非理智状态的细节；同时，盖伦学说也渗透到了法律劝告（*legal consilia*）中。起初，这可能受到了几种因素的刺激，包括大众对巫术审判的争议，尤其是当内科医生约翰·韦尔（Johann Weyer）在《论恶魔的诡计》（*De praestigiis daemonum*, 1563）一书中发出了具有挑衅性和影响力的批判之后。韦尔认为，那些被指控为施行巫术的人并未犯下邪恶的罪行，而是被邪恶的恶魔力量欺骗，或只是想象力错乱的忧郁症病人。根据罗马法，他们不能被视为精神病人（*furiosi*）[2]。后来，无论是律师从学院派医学著作中引进的区分方法还是内科医生在法庭上做出的区分，不同种类、不同严重程度的疯癫之间的区别都被置于刑法背景下。例如，成果丰硕的意大利法学家贾科莫·梅诺奇奥（Giacomo Menochio）借鉴了医学权威的观点，认为一位来自帕多瓦的被指控为异端的七旬老人不仅在法律上是"精神错乱、没有意识的（*insanus & stultus*）"，还患有伴有间歇性清醒的疯狂[3]。使用医学观点来区分那些真正的病人和装病的人的方法也扩大到了不同类型的疯人和忧郁症病人之中。在1588年对博洛尼亚贵族保罗·巴尔比耶里（Paolo Barbieri）谋杀妻子一案的审判中，以帕多瓦著名医学教授吉罗拉莫·默丘里尔利（Girolamo Mercuriale, 1530－1606）为首的一批学院派医生正式发表了他们的看法，他们认为巴尔比耶里

---

① Crawford 1994: 93 - 5; de Renzi 2007 b.

② Weyer 1998 [1563]: 180 - 6.

③ Menochio 1609 [1572]: 218 v.

长期患有季肋区忧郁症。正如巴尔比耶里强烈的"想象力和不好的想法"所表明的那样，他的情况已转变成全身性的烧焦的忧郁症（adust melancholy）。正如医生们解释的那样，他无法坚持他们制定的治疗方案，秋天的到来进一步加剧了他体内有害体液的影响，他陷入了一种极端狂暴的状态，他的理性被遮蔽了，他殴打他的妻子，然后穿着睡衣在街上奔跑大吼。尽管后来巴尔比耶里恢复了对自身精神官能的控制，并对自己的行为表示忏悔，但根据医生的说法，这发生在一个清醒的间隙。因此，他是一位被"烧焦的狂热体液"支配的患有忧郁症的精神病人（*furiosus*）①。

　　但医学权威在法庭上并不具有决定性。在审理狂暴案件时，法官们需要向内科医生求助，但内科医生的证词并不比其他目击者的证词更有力，而且有时医学证据是无力的。正如教皇著名的内科医生和法学家保罗·扎奇亚（Paolo Zacchia）所说，"正如经验表明的那样，医生的判断……常常是错误的"②。各方都倾向于利用"疯癫"和"忧郁症"词汇的灵活性来促进自身的利益，而且很难找到无可辩驳的"狂暴证据"③。在上述案件中，巴尔比耶里被法官判处死刑，因为法官可能认为他在实施谋杀后逃离博洛尼亚的行为是他有罪的证据，而不是短暂的清醒④。实际上，尽管人们都认为忧郁症也属于谵妄，但有人质疑他们在医学上或法律上是否属于精神病人。扎奇亚在《医学法律问

---

① Calabritto 2008: 152 - 3.

② Zacchia 1661 [1621 - 51]: 420,不过这种观点可见 365,398,417。

③ Mellyn 2014: 93,132,145.

④ Calabritto 2008: 141.

题》（*Quaestiones medico-legales*, 1651）^① 一书中讨论了理性能力受损的状况。扎奇亚观察到，忧郁症病人通常是安静、悲伤的，但精神病人是富有挑衅性的和亢奋的。扎奇亚认为，尽管两种疾病都会产生非理性的行为障碍，但忧郁症病人的特征是不够审慎，因此容易做出一些奇怪的判断和行动。但是，当他们错乱的想象力涉及某个单一对象时，他们的证词是可取的，并且他们也会对犯罪行为负责^②。其他法学家对忧郁症病人和精神病人做出进一步区分，认为前者有自发性行为能力，所以应该对自己的行为负责^③。

因此，在欧洲大陆法庭上的忧郁症病人就是医学和法律对狂暴的解释进行潜在斗争的场所。但在英国，诉讼程序遵循普通法，而且没有能够与欧洲大陆相媲美的法医学体系^④，这使我们更难辨别法律话语中与医学知识大量重合的部分。借鉴了罗马的"精神异常（*non compos mentis*）"和"行为不构成犯罪，除非精神状态有罪（*actus non facit rerum nisi mens sit rea*）"概念，在1505年第一次以此为基础的无罪判决记录之前，精神错乱抗辩便已得到了很好的应用^⑤。然而，爱德华·科克爵士（Sir Edward Coke）认为，即使对疯癫者而言，"成了精神病人本身就是最大的惩罚"，但在传统上，已经通过附加一些限定条件对这一原则进行调和，病人不仅"必须是彻底的疯癫"，还必须

---

① 见 Foucault 1961: 139 – 40, 153, 283, 293。

② Zacchia 1651: 26.

③ Midelfort 1999a: 220 – 3.

④ Crawford 1994: 105 – 7.

⑤ Walker 1967 – 73: 1: 19.

"完全丧失记忆"。根据内科医生的说法，后者会发生在疯狂之人身上，但不会发生在忧郁症病人身上[1]。1592年，基督教会的律师理查德·科辛（Richard Cosin）在思考近期对清教徒先知威廉·哈克特（William Hacket）及其同伴埃德蒙·科平格（Edmund Coppinger）和亨利·阿辛顿（Henry Arthington）的叛国罪判决时，根据非理性的"程度差异"将其分为胡言乱语或暴戾、痴呆或无意识、精神错乱或疯狂、愚蠢、蠢笨、昏睡和谵妄。但科辛的观点源于法学和哲学，他避开了同时期医学对忧郁症的认识，认为没有任何一个被告可以以疯癫为由让人们原谅他们邪恶的动机[2]。

有时，公众对恶魔附身和巫术的争议确实会促使英格兰法庭请来医学权威对精神错乱进行鉴定。16世纪末，雷金纳德·斯科特（Reginald Scot）和塞缪尔·哈尼斯特（Samuel Harnset）出于怀疑采用了盖伦派对疯癫和忧郁症的认识，而在一些重要审判中将医生带入法庭。在臭名昭著的伦敦少女玛丽·格洛弗（Mary Glover）一案中，格洛弗的家人声称格洛弗被伊丽莎白·杰克逊（Elizabeth Jackson）施了巫术。1602年，杰克逊被定罪，医生为案件双方出庭做证。学院派内科医生爱德华·乔登（Edward Jorden）辩论道，格洛弗实际是患了歇斯底里症（或癔病），但他未能成功。而后，在伦敦主教理查德·班克罗夫特（Richard Bancroft）的鼓励下，他在一本小册子中愤愤不平地详细阐述了自己的观点，并与那些试图将格洛弗的症状归于超自然因

---

① Coke 1644: 6; 进一步研究可见 Coke 1628: 246 - 8。

② Cosin 1592: 73, 75; Walsham 1998.

素的人进行了争论①。

但是，尽管这一时期的英格兰法庭偶尔会寻求医学证词，但它并没有系统性地用关于身体的医学 — 法律知识来区分不同种类的疯癫②。在英国，忧郁症病人的法律身份并未被明确定义，直到17世纪末马修·黑尔爵士（Sir Matthew Hale）在其未完成的《王室法庭的诉讼史》（*Historia placitae coronae*, 1736）一书中以"意外发生的"或"偶然的"痴呆为题讨论了他们的状况。甚至连当时的医学细节也是模糊的。根据黑尔的说法，"忧郁症病人"应被视为"不完全的精神错乱（partial insanity）"，他们大多是"在过度的恐惧和悲伤中发现自身的缺陷"，但这似乎"不能作为原谅他们所犯罪行的理由"，因为他们"并非完全失去理性"。至于如何在"完全的精神错乱（perfect insanity）"和"不完全的精神错乱"之间划出"无形的界限"，黑尔医生没有提到内科医生或医学权威，只是认为这"必须取决于法官和陪审团的适当权衡与考量"，并且他认为忧郁症病人"通常和14岁的孩子一样，拥有较好的理解力"③。

随着医生参与到有关巫术和恶魔附身的争论和法律讨论中，盖伦医学也促进了忧郁症病人这一精神主体的形成。在这里，忧郁症介于迷信、灵感或狂热和无神论之间。以弗所的鲁弗斯、卡帕多西亚的阿雷泰斯（Aretaeus of Cappadocia，约150—200年）和阿拉伯医生伊沙克·伊本·伊姆兰（Ishâq ibn 'Imran，卒于约903—909年）等

---

① MacDonald 1991 : xv, xlix.

② Crawford 1994 : 108.

③ Hale 1736 : 30；进一步研究可见 Midelfort 1999a : 189。

医学权威认为，忧郁症病人更倾向于受到迷信观念的影响。在11世纪非洲的康斯坦丁（Constantine the African）翻译的《论忧郁症》（De melancholia）一书中，据说虔诚的教徒由于对上帝的过度畏惧和对来世审判的焦虑而更易患忧郁症 [1]。在有关先知启示的讨论中，文艺复兴时期的内科医生根据亚里士多德《论问题》第30章第1节（Problemata XXX.1）中的讨论 [2] 指出，黑胆汁可以将恶魔力量吸到体内，这被称为"恶魔的浴池"，它们在那里扰乱想象力并引发忧郁症 [3]。在论及悲伤和懒散的著作中，这些著作长期以来被视为神学家和无神论怀疑论者（atheistic doubt）的主要领地，内科医生们也开始提出黑胆汁是精神绝望的原因 [4]。

虽然精神症状长期以来都被纳入学院派对忧郁症医学论述中，但直到16世纪末，盖伦派内科医生才开始将这些症状归纳起来，并将这种疾病独特的"宗教"类型理论化。有关忧郁症的医学论述很容易卷入宗教的宗派政治中：在臭名昭著的威尼斯法学家弗朗切斯科·斯皮拉（Francesco Spiera）一案中，斯皮拉于1548年公开反对新教并绝望而死，改革派辩论者认为这是由忧郁激情引发的 [5]。实际上，宗教型忧郁症理论似乎受到了（至少部分上受到了）宗教改革后期恩典

---

① Rufus of Ephesus 2008: 37 – 9, 69; Aretaeus of Cappadocia 1552: fols 17r, 18v – 19r; Constantine the African 1536: 283.

② Arculanus 1493: fol. 26r.

③ Brann 2002: 24, 211 – 12, 342 – 3.

④ Ficino 2001 – 6 [1482]: 4: 301, 13; Bright 1586: 190, 197 – 205.

⑤ Overell 1995.

神学宗派争论的刺激。在一些有关宗教型忧郁症病例的医学讨论中体现了十分明显的教义争论①。这在英格兰内科医生、加尔文派神学家提摩太·布赖特（Timothy Bright, 1549/50–1615）的《论忧郁症》（*Treatise of Melancholie*）一书中也清晰可见，他对忧郁症的论述直到下个世纪仍对实用神学类研究具有重要影响②。在《论忧郁症》一书的长篇附录中，布赖特不仅对忧郁症和纯粹良心上的精神折磨做出了区分，还探讨了忧郁症病人对预定论中所存争议的思索如何将他们推向绝望的深渊③。

在欧洲大陆，台夫特（Delft）的内科医生彼得·范·福雷斯特（Pieter van Foreest）在《观察与治疗》（*Observationes et curationes*, 1584–1606）中收录了几个由宗教因素引发忧郁症的病例。在这本书中，忧郁症和无神论的绝望都涉及禁食、独处沉思和良心上的顾虑。其中有一份病历尤其具有暗示性：来自阿尔克马尔（Alkmaar）的两兄弟从信奉天主教的鲁汶（Leuven）（福雷斯特曾在此接受训练，这里也是16世纪80年代预定论争论最为激烈的地方）学习归来后，其中一人处于完全谵妄的状态，另一人则因过度痴迷于经院派神学研究而陷入了"自杀型忧郁症（suicidal melancholy）"④。费利克斯·普拉特医生在《医学实践》一书中写到，宗教型忧郁症"最常见的特征"是对临终审判的恐惧以及绝望地认为自己注定无法得救，他发现这种类型极

---

① Midelfort 1996.

② 正如 Perkins 1596: 86 – 7, 1604: 173 – 80, 182 – 3。

③ Bright 1586: 200 – 1.

④ van Foreest 1653 [1584 – 1606]: 418a; 见 Rütten 2011.

难治愈[1]。天主教内科医生也非常关注忧郁症病人的精神症状，例如帕多瓦的医学教授埃尔科勒·沙逊尼尔（Ercole Sassonia）[2]。医生们处于危险的境地，这点并不奇怪，因为17世纪"宗教型忧郁症"的历史主要是医学语言被非内科医生占据的历史，伯顿首次明确将它划定为忧郁症的一个子类[3]。在英国，主要是哲学家和神学家使用"宗教型忧郁症"的概念来攻击各种具有政治威胁性的精神，有"迷信"型忧郁症和"狂热"型忧郁症两种病理类型，或批判对方的忏悔仪式应为忧郁症病人的绝望负责。这种抨击一直延续到了下个世纪，并蔓延到了欧洲大陆[4]。

忧郁症的精神层面在很大程度上取决于神学和政治背景的变化。在盖伦医学中，精神忧郁症病人的痛苦与其他类型忧郁症病人的痛苦十分相似。对大多数内科医生来说，这种状况取决于它的荒诞想象和精神错乱，不然就是对正常宗教信仰或正常情感的扭曲或丑化，也可能是受到了恶魔的干扰。对其他人而言，这种情况有一种情感上的精神－心理起源：每个人在堕落后都有可能受到这种对上帝的不完全之爱或反常之爱的影响[5]。但盖伦医学对精神疾病的认识受到与之对立且广泛存在的宗教观念的限制。一些内科医生倾向于把那些表现出宗教心理症状的人诊断为单纯的、身体上的、非自然原因的忧郁症，然而

---

① Platter 1602－03:1:88－9.

② Sassonia 1603:89; Sassonia 1639[1620]:8;关于西班牙的类似情况，见 Orobitg 2015。

③ Burton 1989－2000[1621－51]:3:330－1.

④ Heyd 1995; Keitt 2004; Laborie 2015.

⑤ Burton 1989－2000[1621－51]:3:334－43.

在实践中更常见的是将这些与精神原因结合起来，许多病人似乎反对将他们的精神痛苦"盖伦医学化"。通过对17世纪英语中"精神医学"一词的研究可以发现，当病人可以选择从忧郁症的角度或从一种神圣的良心折磨来解释他们的痛苦时，大多数人会选择后者。他们将自己的痛苦解释为天意，并采用由"实用神学"牧师提出的精神－心理治疗①。盖伦派的宗教型忧郁症概念不得不与其他强有力的、社会上既有的对自我意识和精神疾病的思考进行竞争。在正统医学的统辖领域之外，自然与超自然之间的界限变得更加不确定，它们相互渗透，疾病经验便通过它被渗透和容纳的重要精神性和神圣性构建出来。

| 结语

在文艺复兴时期的盖伦医学中，人类主体被构建成了一个有序的、身心元素之间常常可以相互联系和运作的场域，容易受到各种"非自然"的、难以解释的超自然因素的影响，并被赋予伦理和精神意义。这种松散的框架为医生提供了诊断目的，也为自我解释提供了途径。医学主体不仅是一个需要被了解的人，这个人了解自己，对自己的身体和灵魂以及二者的互动、它们与外部世界及天体的关系有一定的自我认知。在这种主体性模式下，经受疯癫尤其是经受忧郁症便意味着

---

① Harley 1996; Hodgkin 2007; Schmidt 2007; Sullivan 2016; Thorley 2016.

理性力量遭到削弱，而这种理性力量对作为身心统一体的有机体的和谐运作至关重要，这有可能会产生一系列极端的激情、忧虑和想象力错乱，可能还会做出一些违反社会、道德和精神价值的行为。

但这种主体模式具有多大的文化意义？它又是如何表达的？在这一时期，随着医学理论和实践在欧洲的传播，它们不仅通过内科医生与病人的互动来传播，还通过面向非专业读者激增的医学著作来传播，其影响范围已经超出了医学界。戏剧和传记作品中对个人生理和心理的描述反映了医学主体的独特性[1]。对医学文化史家来说，描述和衡量这种影响是一项庞大复杂且无法间断的工作。但这通常会将医学概念纳入更宽泛的松散框架中，构建出主体与一系列不同因素的联系：伦理与精神，还有社会、政治和经济规范[2]。这在忧郁症病例中尤为明显。医学提供了一种独特的理解模式，它可能会与其他思维方式和经验形式结合起来，也可能遭遇挑战和限制。内科医生必须适应他们周围的世界。

我们可以看到，被诊断为疯狂或忧郁症的病人可以通过各种医学疗法得到治疗，同时也要经历和穿过道德、法律和精神空间，在某些方面接受更广泛的社会环境的塑造。当然，这一时期同其他时期一样，没有某种单一的诊断"疯狂"或"忧郁症"的方式，医学主体性是灵活、可渗透的，其用词是不稳定的，而且它在法律与宗教权威的竞争力上容易受到影响并需要重新解释。换言之，以疯癫和

---

[1] Montaigne 2007 [1580 – 95]: 679; Tasso quoted in Calabritto 2011 b: 206; Burton 1989 – 2000 [1621 – 51]: 1: 7; Aubrey 1898: 347.

[2] 关于英格兰的病例研究，见 Smyth 2010。

忧郁症为例，"医学化"的过程通常被视为近代欧洲科学文化发展的一大标志，至少在这个阶段是不均匀、不稳定和大有争议的。直到17世纪末，当大量有关精神病理学的复杂医学讨论在颇具影响力的"新科学"知识网络中得到进一步加强时，精神疾病的医学话语才开始在近代早期欧洲的社会环境中成为一股更强大、更具渗透力和扩张力的势力。

第八章

权　威

楠川幸子

（Sachiko Kusukawa）

楠川幸子（Sachiko Kusukawa），剑桥大学科学史教授，剑桥大学三一学院科学史与科学哲学系研究员，著有《为自然书籍制图：16世纪人体解剖和医用植物书籍中的图像、文本和论证》（*Picturing the Book of Nature: Image, Text, and Argument in Sixteenth-Century Human Anatomy and Medical Botany*, 2012）。

| 引言

在新近的医学文化史著作中，关于知识、实践和经验由何构建的讨论已经从只关注受过大学教育的内科医生，转向了其他类型的治疗者和病人并且卓有成效。这一发展与科学史的另一种普遍转向相吻合，即从典范的革命性英雄人物及其著作的研究，转向对非典范人物各种类型的交流与物质的研究。尽管对于捕捉治疗技艺的活动和预期而言，"市场"未必是最佳途径，但各类从业者和多元实践共存的论断在目前是毫无争议的[①]。例如，克劳迪娅·斯坦对奥格斯堡的研究阐明了内科医生和外科医生如何以不同方式对"梅毒"进行诊断和治疗[②]。正如斯坦所论证的那样，将诸多施为者和治疗方法考虑在内，不仅使作为某个单一实体的疾病观念变得复杂，也使我们对近代早期欧洲如何理解疾病有了更丰富的认知。因此，医学文化史的优势之一在于，它能够从历史的角度揭示某种看似简单明了的认识所具有的历史偶然性和复杂性，例如"权威"。

在"权威"一章中，笔者选择回到学院派医生身上，并非因为这一职业具有不可动摇的权威，也并非为了将它再次确立为历史学家重

---

① 对"市场"作为一种分析类别的有效性再评估，见 Jenner & Wallis 2007 a。

② Stein 2009，关于历史上对疾病的认知，见本卷第三章。

点关注的对象，而恰恰是因为我们不能将学院派医生的权威视作理所当然。这一时期的宗教改革激发了关于宗教信仰权威的激烈讨论，譬如什么是确定真正信仰的有效程序，谁有权确定这些程序以及谁有资格执行这些程序。权威受到质疑，甚至连作为"科学女王"的神学（译注：托马斯·阿奎那是第一个称神学是"科学的女王"的人）也不例外。乌林卡·鲁布莱克（Ulinka Rublack）和安德鲁·佩蒂格鲁（Andrew Pettegree）强调那些倡导宗教改革的人如何通过发展、运用各种文化策略，使旁人相信他们拥有对信仰和救赎问题表态的权威[1]，可见权威需要不断建构和强化。

鉴于南希·希拉西斯（Nancy Siraisi）、艾兰·麦克莱恩（Ian Maclean）等人的研究，笔者无须对当时处于更广泛的制度、宗教和社会背景下的丰富且复杂的学院派医学知识多加赘述[2]。我们已经知晓，在诸多因素中，职业竞争、赞助人、宗教和书籍市场是如何塑造学院派医学知识的，学院派医学知识是一种以学术性拉丁语言来表达的知识形式，一般在大学中获得。大学教育是成为一名学院派医生的必要条件，但却不足以谋取生计，因为并不存在可辨识的"开放的知识就业市场"[3]。拥有大学学位也不足以获得权威。本章旨在强调，在权威受到质疑的时代，学院派医生为了塑造、维护权威所采取的各种策略，这些策略与谋求生计和开创事业紧密相关。学院派医生权威的显著特点与信任密切相关，因为他的某些品质，他人愿意将性命或辛苦赚来

---

[1]　Pettegree 2005；Rublack 2005.

[2]　Siraisi 2001a, 2007, 2013；Maclean 2001, 2009.

[3]　关于这一缺失，见 Frijhoff 1996：357.

的钱交托于他，此乃权威的标志。

在本章中笔者将以瑞士医生费利克斯·普拉特 (Felix Platter, 1536—1614) 为例，阐明他为使自己从群体中脱颖而出，向他人证明自身具有合法性和可靠性，并使自己表现得值得信赖而采取的诸多策略。他并未按照任何预先确定的或某位内科医生树立"权威"形象的固定模式去努力。通过普拉特的毕生努力我们可以看出正是诸多机会和因素共同促成了他作为一位学院派医生的事业。普拉特留下了极为详细的生平记述，这也是年鉴派历史学家埃马纽埃尔·勒华拉杜里 (Emmanuel Le Roy Ladurie) 能够对其生平展开精彩绝伦的微观史描述的基础①。笔者将从一个更小的切口着手，从普拉特的日记中探寻他为确立、维护和提高自身权威所做的毕生努力②。

一位学院派医生的权威并不在于必须受过大学教育，这一事实并不意味着学院派医学的衰落。当然，医学院早已有一套自身的古典权威——希波克拉底派、盖伦派和阿维森纳，但从 15 世纪末开始，人们以一种新的方式对待这些古典权威。人们认为通过阅读希腊文原典或从希腊文直接翻译过来的拉丁文译本可以更好地理解古希腊权威，这成为一种潮流，阿维森纳等阿拉伯注释者的贡献却遭到了贬低，尽管他们的作品在之前几个世纪经常被使用。[1]这使得普拉特的父亲不仅教他拉丁文，还教他希腊文。

重新燃起的阅读古典著作的激情使 16 世纪的医学院有了两个明

---

① Ladurie 1997; 更简略的生平叙述版本可见 Katritzky 2012: 16 – 26。

② 所有现代记述都归功于 Platter 1976; 其他有关普拉特的研究包括: Landolt 1972; Lötscher 1975; Tröhler 1991。

显的新发展：为医学研究而建立的植物园和解剖演示厅[1]。譬如，伦哈特·富克斯（Leonhart Fuchs）在《植物史》（*De historia stirpium*，1542）中使用的"尸体解剖（*autopsia*）"一词——亲自观察——正是从迪奥斯科里德斯（1 世纪）那本劝告学生亲自观察植物的药用植物学著作中来的。从 14 世纪初开始，医学院举行公开解剖，不过在安德烈亚斯·维萨里（Andreas Vesalius）的著作发表之后，公开解剖获得了新的意义。至 16 世纪末，公开解剖成了一种壮观的表演形式，吸引了大学以外的众多人士观看[2]。在盖伦（2 世纪）坚持亲自解剖的启发下，维萨里尽可能多地解剖人体，在此过程中，他发现盖伦因从未系统地解剖过人体而不可避免地出现了错误。维萨里纠正了这些错误，但这并未使他彻底抛弃盖伦权威，毕竟盖伦本人曾劝告学生不要轻信他的话[3]。质疑权威本身就是一种古典传统[4]。维萨里逐渐成为学院派医生中的一颗"新星"，因为在将那本插图丰富的人体解剖学巨著《论人体的构造》（*De Humani Corporis Fabrica*，1543）献给皇帝查理五世后，他很快便被任命为皇家内科医生。普拉特将维萨里视作自己的榜样，这并不奇怪，因为他在童年时曾见过维萨里。普拉特还在自己的花园里栽种异国药用植物。为了成为梦寐以求的权威，普拉特还做了很多：除了获得大学学位之外，朋友与家庭网络、学术职务和市政职务、出版物、肖像画和收藏都在他构建权威的过程中发挥了作用。

---

[1] Findlen 2006.

[2] 关于公开解剖的文化意义，见 Ferrari 1987, Carlino 1999a。

[3] Cunningham 1997：88 – 142；Siraisi 1997b.

[4] Maclean 2001：206 – 10.

| 权威的要素：大学教育

"从小我便梦想学习医学，成为一名医生。父亲和我一样渴望成为医生，因为他自己也曾学过医。他常跟我说当医生能受人尊敬，在我年幼时，他就让我欣赏医生在街上骑马经过的样子。"①

费利克斯·普拉特从小就被灌输他应该成为一名医生的想法。他的父亲托马斯·普拉特（Thomas Platter, 1499–1582）年幼时生活贫苦②，在18岁时学会阅读，最终学会了拉丁语、希腊语和希伯来语。在定居巴塞尔成为一名教师以及经典文本印刷商之前，他曾在苏黎世担任宗教改革家乌尔里克·茨温利（Ulrich Zwingli, 1484–1531）的助手。巴塞尔是一个重要的学术书籍印刷中心，伊拉斯谟曾与弗罗本出版社密切合作，维萨里曾于1543年拜访印刷商约翰尼斯·奥波里努斯（Johannes Oporinus），监督《论人体的构造》一书的印刷。也许托马斯·普拉特之所以想让他的儿子从事医生这个职业，是因为他自己曾有过这种想法，并且在巴塞尔，内科医生是一个相对稳定的职业。[2]

在巴塞尔大学短暂学习后，费利克斯·普拉特于1552年前往蒙彼

---

① Platter 1961: 25.

② T. Platter 1839: 42.

利埃大学，这所大学的医学院是在意大利之外最著名的医学院之一。[3]
普拉特选择蒙彼利埃不仅是基于其学术声誉，也考虑到了财务、补给
和社会因素。出国留学需要负担一定的费用。例如，普拉特的校友西
奥多·茨温格（Theodore Zwinger, 1533–1588）为赚取足够的钱到巴
黎学习，曾在里昂的一家印刷厂工作了三年，他后来在帕多瓦获得了
医学博士学位①。和其他欧洲城市一样，巴塞尔也为优秀的贫困学生提
供市政奖学金和私人奖学金，但在普拉特准备上大学时，他却没有获
得任何奖学金。[4]对那些经济拮据的人而言，在异国他乡维持生计的
另一种方式是交换住宿或信誉交换。以费利克斯·普拉特为例，他住
在巴塞尔当地的一位药剂师劳伦修斯·卡塔兰（Laurentius Catalan）
那里，卡塔兰还为他支付学费，作为交换，卡塔兰的两个儿子在巴塞
尔时会在托马斯·普拉特那里搭伙寄宿②。药剂师通常也是店主，他们
的店铺可谓是信息枢纽站③。除了能够熟悉药店和处方这一额外好处之
外，住宿者还能进入药剂师所在当地的医疗网络。正是卡塔兰将费利
克斯引荐给了安托万·萨波塔（Antoine Saporta），安托万是医学院的
院长，还同意当费利克斯·普拉特的学术赞助人④。

　　普拉特和16世纪的许多学生一样前往家乡或国外的大学接受教
育，这种传统被称为"学术游学（*the peregrinatio academic*）"⑤。16世纪

---

① Platter 1976: 254 – 5, n 801.

② Platter 1976: 331 – 2.

③ Fehlmann 1975；关于药剂师通常扮演的角色，见 Whittet 1983；Palmer 1985 a；De Vivo 2007；Egmond 2008。

④ Platter 1976: 149；Ladurie 1997: 187；Dulieu 1975: 105 – 6.

⑤ De Ridder – Symoens 1996 b；Grell, Cunningham & Arrizabalaga 2010.

帕多瓦、博洛尼亚和蒙彼利埃的大学因其医学院注重实践教学而闻名欧洲，享有良好声誉[①]。蒙彼利埃是一个对胡格诺派教徒持宽容态度的城市，并且大学里的许多教授都同情福音派的事业。正如普拉特在蒙彼利埃的经历所表明的那样，只要新教徒不公然宣扬他们的信仰或者反对天主教，他们便不会受到干扰。在威尼斯共和国时期，帕多瓦的德意志学生也感受到了类似的宽容，尽管帕多瓦的学位是其中最昂贵的学位之一[②]。蒙彼利埃可能是普拉特父子一个很自然的选择，因为不少巴塞尔的学生都会去蒙彼利埃，而且他们有机会到当地的药剂师家里交换。[5] 在大学里，外国留学生根据各自的籍贯来划分所属的"国家（nations）"，这种划分具有代表其利益的行政、财政和法律功能，并为那些远离家乡的留学生们提供了一个现成的社区。实际上，那些强盛国家的大学吸引了大批外国留学生[③]。普拉特记录了他与德意志朋友的交往活动，他们在蒙彼利埃喝酒、唱小夜曲，还去尼姆（Nîmes）、马赛（Marseille）和阿尔勒（Arles）游览古迹[④]。[6]

15 世纪末以来，蒙彼利埃有四位皇家医学教授[⑤]。这所大学已经赶上了它的意大利竞争者的最新潮流，其课程强调阅读希腊医学家的著作，并定期进行解剖和药用植物展示[⑥]。1556 年，这里建立了一个

---

① 关于蒙彼利埃在法国的卓越地位，见 De Ridder – Symoens 2010: 64 – 6, 78。

② De Ridder – Symoens 2010: 61.

③ De Ridder – Symoens 1996a: 159 – 62.

④ Ladurie 1997: 205 – 8.

⑤ Dulieu 1975: 17 – 23.

⑥ Lewis 2007: 81.

新的解剖演示厅，普拉特在由纪尧姆·龙德莱（Guillaume Rondelet）主持的对一名年轻女性和一名年长女性的首次双人解剖中认真做了笔记。龙德莱是蒙彼利埃大学里最有名的教授，1554年，他刚出版了《论海洋鱼类》（*De marinis piscibus*），这是一部鱼类学的奠基性著作，到17世纪仍被人翻阅①。[7]

托马斯·普拉特不断提醒他的儿子，已经有好几位内科医生回到了巴塞尔，如果费利克斯·普拉特"没有超凡的才干将难以崭露头角"，因为他只是一个穷教师的儿子②。直到1526年，托马斯·普拉特才来到巴塞尔，他在这个城市里几乎没有庞大的、可利用的亲属关系网络③。费利克斯十分清楚地意识到，他在蒙彼利埃要做的不仅仅是体面地完成学业。他不仅努力学习大学的必修课程，比如参加讲座、积极参加辩论、陪教授们进行实践并参与解剖，还采集植物、收集医学处方、学习蒸馏技术④。他坚持记录了一本"医学大全"的备忘札记，欣慰地写下了自己在实践、外科手术和理论等方面取得的进展⑤。费利克斯·普拉特和他的同学们互相交换处方，并从医生那里抄写处方，其中包括离别时龙德莱送给普鲁士学生的一份手稿⑥。[8]16世纪关于万能解毒药的成分构成仍存在激烈争论，这种药可以追溯到古典时期。

---

① Platter 1976: 145; Lewis 2012.

② Platter 1976: 198.

③ Ladurie 1997: 46.

④ Platter 1976: 202; Dulieu 1975: 139 – 53.

⑤ Platter 1976: 257 – 8.

⑥ Platter 1976: 248.

普拉特把这些解毒药的样本寄回家，其中包括一份"底野迦"[9]，其成分已经"由龙德莱修正"①。[10] 药剂师巴尔塔扎·胡梅尔 (Balthasar Hummel) 是普拉特的朋友，他由于和普拉特的关系曾跟随卡塔兰学习，并且比普拉特先回到巴塞尔，胡梅尔抱怨自己返乡后事业并不顺利，因为内科医生们只详细撰写了基本处方，对蒙彼利埃所使用的疗法、其他灌肠和局部疗法一无所知。他希望普拉特能够改变这种状况②。普拉特在蒙彼利埃的学习对巴塞尔的基础医学建设产生了一定影响，因为数量更多的各种处方有助于胡梅尔的生意，反之，如果普拉特各种复杂的处方可以由药剂师来实现，那他的医生资格将得到巩固。但必须让巴塞尔的市民相信这些新药是值得购买的。

普拉特发现自己主要对解剖学感兴趣③，而巴塞尔医学院并没有深入讲授解剖学。[11] 相比之下，蒙彼利埃会定期进行解剖④。在蒙彼利埃的4年里，普拉特参与了11次解剖，其中5次由龙德莱主持。[12] 他总共看到12具尸体的解剖，其中7具女性，4具男性，还有1具猴子。其中有几具尸体是死于疾病，还有一些尸体是被处决的罪犯，例如卡塔兰之前的女仆⑤。普拉特曾尝试亲自解剖过一只狗和一些小动物，他把这些动物的骸骨送回了巴塞尔⑥。他甚至参与了非法的秘密解剖，从

---

① Platter 1976: 192.
② Platter 1976: 223 – 4; 另见 Platter 1961: 101。
③ Platter 1961: 1976: 88, 209.
④ Dulieu 1975: 179 – 83.
⑤ Platter 1976: 258 – 9.
⑥ Platter 1976: 187, 207, 262.

墓地盗取新埋葬的尸体 ①。[13] 由此，普拉特掌握了解剖和接合骨骼的技能，他将在巴塞尔施展这些技能。

普拉特在蒙彼利埃养成的另一个习惯是收集植物、贝壳和海洋生物。他和朋友们一起采集植物、赶海 ②。这是龙德莱在学生中倡导的一个习惯，龙德莱有一栋房子，里面收集了很多博物学标本和鱼池 ③。收集自然物件迅速成为像龙德莱、康拉德·格斯纳和乌利塞·阿尔德罗万迪（Ulisse Aldrovandi）这样的学院派医生的一个重要研究基础，同时也是文化地位的一种象征，能够吸引学者、游客和其他收藏者的注意 ④。普拉特通过龙德莱结识了荷兰博物学家卡罗勒斯·克鲁修斯（Carolus Clusius），之后还和他交换了一些外来植物 ⑤。普拉特也正是从龙德莱那里学会了如何制作植物标本、如何记录收集的各种植物 ⑥。普拉特把他在蒙彼利埃收集的各种零碎的自然物件寄回了家，例如干螃蟹、贝壳、种子、柑橘、石榴、葡萄干和无花果 ⑦。他收集这些东西不仅是为了留作旅行纪念，也是因为它们可以作为礼物。普拉特将一只麋鹿蹄送给了他的考官吉尔贝·埃罗阿尔（Gilbert Heroard)⑧。这样的礼物是为了给获赠者留下好印象，获得他们的好感和支持。[14] 普

---

① Platter 1976: 208 – 11.

② Platter 1961: 97.

③ Lewis 2007: 83.

④ Findlen 1994.

⑤ Platter 1976: 172 – 3; Egmond 2007.

⑥ Lötscher 1975: 132.

⑦ Platter 1976: 207.

⑧ Lötscher 1975: 147; Dulieu 1975: 388.

拉特已经认识到收集、交换自然物件对加入其他内科医生收藏家的行列以及巩固社会关系和友谊的重要作用。

经过三年半的学习，普拉特参加了医学学士学位的考试，其中包括与大学教授们进行三个小时的辩论[1]。考试结束后，他穿上了红袍（律师也以这种颜色作为区分），然后收到了一份盖有印章的证书[2]。[15]除了获得学位的视觉性标志（红袍）和一份证书，普拉特在蒙彼利埃收获了更多东西：学院派医学的学术形式和内容；关于如何解剖尸体、接合骨骼和制作植物标本的知识；药方和蒸馏技术；朋友和熟识；收集自然物件的习惯以及鉴赏古代遗迹的能力。我们无须将普拉特的学术教育和文化教育区分开来甚至厚此薄彼，因为普拉特将调动他在蒙彼利埃获得的一切在巴塞尔开创他的事业。不过，他最终并未在蒙彼利埃取得医学博士学位。

| 在巴塞尔确立权威：大学、城市和赞助人

老普拉特很清楚，他的儿子必须在巴塞尔攻取博士学位，他引用了法国的一句谚语："我们收了他们的钱，然后把他们送回德意志，但他们仍像以前一样无知。"[3] 这可能反映了人们对一些法国大学不传授

---

① Platter 1976: 245 f..

② Hargreaves – Mawdsley 1963: 20, 26, 30.

③ Platter 1961: 120.

医学文化史：文艺复兴卷 |

知识便授予学位的焦虑，但如果托马斯真的相信这种观点，却不惜送儿子去蒙彼利埃学习，那就太奇怪了。[16] 这可能更多地反映了托马斯对傲慢的巴塞尔教授们的学术共同体心态的认识，即那些教授希望保留他们对于谁能成为他们同行的决定权，尽管大学学位实际上受到大家的普遍认可①。换言之，对普拉特而言，在家乡获得一个学术学位对他将来在谋生之地取得成绩至关重要。

返回家乡后，普拉特立即准备在巴塞尔大学攻读医学博士学位，这引发了进一步的学术争论。博士学位的授予以一场仪式性的游行结束，这种公开仪式标志着获得了大学的认可②。根据普拉特的记述，他在那个场合穿了一件带天鹅绒饰边的黑色长袍，里边是红色的紧身短上衣和真丝长裤③。[17] 在这一时期，服饰和社会等级密切相关，自中世纪以来，欧洲各地的禁奢法规定了适合各个社会等级的服饰，这也延伸到了学术等级中④。[18] 在正式流程结束后，考官、大学教授和其他宾客共约70人受邀参加了宴会，这场宴会由新医生买单。普拉特在日记中记述了这场为给客人留下深刻印象而精心安排的宴会（花费是平时一场丰盛宴会的两倍）⑤。这一仪式清楚地向巴塞尔的市民表明普拉特如今已得到了巴塞尔当地教授的认可。

---

① Frijhoff 1996: 362；关于医学院越来越坚持只有从当地大学毕业的人才能执业，见 De Ridder - Symoens 2010: 50 - 1。

② 关于仪式的社会和文化意义，见 Muir 1997。

③ Platter 1976: 309.

④ Hargreaves - Mawdsley 1963.

⑤ Ladurie 1997: 318 - 25; Platter 1976: 304 - 11 and n 44.

两个月后，普拉特与外科医生弗朗茨·耶克尔曼（Franz Jeckelmann）的女儿玛格达莱娜（Magdalena）结婚，弗朗茨·耶克尔曼曾在维萨里来访巴塞尔时协助他进行解剖[1]。普拉特戴着天鹅绒博士帽，帽底环绕着一圈用"珍珠和花朵装饰的穗带"，穿着红色的丝绸紧身上衣、肉色的半长裤和一件带着"短襞襟、金胸针和金边衣领"的婚礼衬衫[2]。婚礼大约有150位宾客，这是一个不寻常的数字，因为一般可容许的宾客人数在50人左右[3]。这再次证明，一个初来社区不久之人的儿子要娶一位地位稳固的当地外科医生的女儿。新郎一方的宾客包括邻居、行会会长、议会成员、大学教授、其父的印刷商同行、牧师和4位男性小贵族。新娘一方的宾客社会地位稍低，有一位葡萄酒商人、一名铁匠、一位面包师、一位制桶匠、一名屠夫，几位理发师－外科医生，一位市长，这位市长和新娘的父亲一样都是外科医生[4]。拉杜里将这些宾客描述为"大部分是中产阶级或小资产阶级"，但值得注意的是，巴塞尔的小议会（政府的主要机构）主要由行会组成，婚礼上的一些宾客就是它的成员或即将成为它的成员[5]。普拉特并不完全是通过婚姻来实现阶级跃升的，但他的婚姻标志着他进入了巴塞尔的职业生活和政治生活。因此，博士学位授予仪式和婚礼仪式都是对普拉特作为当地社区成员的一种直观展示。这是他在巴塞尔建立自身权威的首要步骤。

---

[1]　Platter 1976: 61 n 74.

[2]　Ladurie 1997: 329; Platter 1976: 324.

[3]　Platter 1976: 325 n 135.

[4]　Platter 1976: 315 – 23.

[5]　Ladurie 1997: 328.

在获得博士学位和结婚后，普拉特重新审视了自己从事医学事业的可能性 ①。[19] 据他统计，巴塞尔共有 17 名医学从业者，其中 15人（包括他自身）拥有医学学位，10 人曾在蒙彼利埃学习。其中几位已在大学的人文学院里任职，期望能在大学中获得某种程度上的晋升，而仅有的两个医学教授的职位已被牢牢占据。普拉特列出的其余两位专业从医人员（*ex professo*）则是"经验主义者"：一位是圣阿尔班的齐利希（Ziliochs of St. Alban），另一位是奥托·布伦费尔斯（Otto Brunfels）的遗孀、草药书《植物的生动图像》（*Vivae eicones herbarum,* 1530–1536）的作者多罗特娅·赫尔格（Dorothea Helg）。普拉特还注意到病人所寻求的其他类型的治疗者：乌岑多夫（Utzendorf）一位叫阿曼（Amman）的农民、奥什维尔（Allschwil）的一个犹太人、一个名叫吕尔布吕宁（Lülbrünen）的老妇人，以及图宾根（Tübingen）刽子手的儿子沃尔夫（Wolf）和格奥尔·卡舍尔（Georg Käser）。[20] 普拉特注意到的各种治疗者是近代早期社区中常见的医学从业者的混合，但普拉特不一定要与所有这些治疗者直接竞争同一客户。对普拉特来说，更紧迫的任务是要关注那些拥有医学学位的人和已经在大学里担任其他学科职务者的人数，因为医学院很小，普拉特需要找到一种方法使自己在众多受过大学教育的内科医生中脱颖而出。

在接下来的 10 年里，普拉特的几个对手都消失了，他们有的转到了其他职位，有的去世了，有的不得不在猜疑声中离开城镇。其

---

① Platter 1976: 335 – 8.

余留下来的几位利用当地的印刷厂来改善他们的发展前景。例如，1561年在意大利获得医学学位的约翰·雅各布·韦克（Johann Jakob Wecker）将阿莱西奥·皮耶蒙泰塞（Alessio Piemontese）的著作《秘密》（*Of Secrets*）译成拉丁文，他在书中强调了内科医生在指导如何正确使用书中所写的治疗方法方面的权威。将用本土语言写成的流行小册子译为拉丁文是学院派医生声称的对非学术性从业人员进行控制的常见方式，这可能有助于韦克在1561年被任命为科尔马（Colmar）的城镇内科医生[①]。相比之下，其他学院派医生正筹划编写一部涵盖广泛主题的大部头学术著作，这远远超出了一位学术型内科医生的正常专业范围，例如茨温格的5卷本《人生剧场》（*Theatrum humanae vitae*，1565–1604），以及亨里克斯·庞塔莱翁（Henricus Pantaleon）的《针对全德意志的英雄和杰出人物的描述》（*Prosopographiae heroum atque illustrium virorum totius Germaniae*, 1565）[②]。这并不罕见，非医学主题的学术出版物，例如历史学著作，也促进了沃尔夫冈·拉齐乌什（Wolfgang Lazius）、约翰内斯·桑布库斯（Johannes Sambucus）等内科医生的职业发展[③]。不过，普拉特直到人生后期才开始采取出版策略。

尽管出版是一种常见的有效手段，学院派医生可以通过这种手段提高自己的权威，宣称自己比其他从业者更专业、强调自己学识渊博，但它在为其他类型的治疗者建立声誉方面同样有效。奥雷奥路斯·特

---

① Platter 1976: 253 n 788; Wecker 1561: 4; 关于 Wecker 的详情，见 Eamon 2010: 276 – 7。

② Blair 2005; 关于庞塔莱翁，见 Platter 1976: 182 n 267。

③ Siraisi 2007: 206 – 24.

奥夫拉斯图斯·邦巴斯图斯·冯·霍恩海姆（Aureolus Theophrastus Bombastus von Hohenheim, 1493–1541）是一位非正统的治疗者，对宗教和医学的彻底改革持激进态度，他在出版小册子时开始使用本土语言，这提高了他的声誉，他逐渐获得了"帕拉塞尔苏斯"的称号[1]。16世纪60年代，从费拉拉（Ferrara）取得医学博士学位的亚当·冯·博登施泰因（Adam von Bodenstein）开始出版重新发现的帕拉塞尔苏斯手稿的拉丁文译本，这成为一份重要的文献，帕拉塞尔苏斯的思想通过这种方式进入了学术讨论之中[2]。1564年1月，博登施泰因宣扬错误的"特奥夫拉斯图斯医学（*Theophrastian medicine*）"而被禁止作为学术派内科医生行医[3]。他留在巴塞尔出版了更多帕拉塞尔苏斯著作的拉丁文译本，成功将自己重新塑造为帕拉塞尔苏斯派医学的权威。据普拉特记述，博登施泰因成了帕拉塞尔苏斯派的"领袖"，让病人长时间接受痛苦的无效治疗，并收取高昂费用[4]。过去，一位学术派内科医生可以通过出版的方式宣扬自己的反权威形象，将自己塑造成治疗方面的权威，进而吸引愿意支付可观费用的病人。

一开始，普拉特选择了一种与众不同的方式使自己从受过大学教育的内科医生中脱颖而出。他通过施展自己在蒙彼利埃习得的解剖学技能来达成目标。回乡后不久，普拉特于1559年4月在伊丽莎白教堂当着医生和缝合伤口的外科医生的面，花费三天时间解剖了一具被

---

① Webster 2008 : 34 – 69.

② Platter 1976 : 335 – 6 n 47；关于帕拉塞尔苏斯著作的接受程度，见 Grell 1998。

③ Gilly 1977 : 95 – 7.

④ Platter 1614 : 52, 171 – 2；关于炼金术疗法在上层社会的普及，见 Moran 1991。

处决的罪犯的尸体，他自豪地写到，当时有"许多"人在场，这是自1543年维萨里访问巴塞尔之后的第一次人体解剖活动①。[21] 尽管这一场面可能让不习惯公开解剖的巴塞尔市民感到震惊，但它却让当地的医生和缝合伤口的外科医生印象深刻，因为这表明来自外地著名医学院的解剖演示已经来到了巴塞尔。无论如何，它都引发了人们对普拉特娴熟解剖技能的关注。[22] 巴塞尔大学似乎得知了这一消息，因为它之后举行了三次解剖演示②，还请普拉特去为他们演示③。

1571年，汉斯·胡贝尔（Hans Huber）去世，普拉特接替他成为城市内科医生和实践医学教授。城市内科医生的一项关键职能便是出于法医鉴定目的进行解剖，普拉特的解剖技能在过去10年间时刻提醒着人们，他是担任该职位的合适人选。城市内科医生的职责包括为城市居民提供医疗服务、法医鉴定、应对流行病的暴发并监督药剂师和助产士。[23] 普拉特进行了400多次法医鉴定，包括查明不明原因的死亡④。当地法官请他提供书面意见，例如一名农妇起诉一个打石匠，要求他偿还治疗费用⑤。在普拉特的一生中，巴塞尔暴发了7次鼠疫，大概每10年暴发一次⑥。普拉特提供了几种治疗瘟疫的药方，其中有一种"底野迦"酒（a 'theriac' drink），但他补充道，许多人在没有采

---

① Platter 1976: 352 - 3.

② 在1560、1563和1569年。

③ Kolb 1951: 24 - 5; Platter 1976: 428.

④ Platter 1976: 521.

⑤ Platter 1614: 149 - 51; 关于他作为城市内科医生看诊的病人，见 Platter 1614: 81, 208 - 9, 233。

⑥ Platter 1614: 302 - 17.

取任何治疗措施的情况下也从瘟疫中存活了下来，普拉特还建议使用"精神疗法"即祈祷来治疗。在瘟疫流行期间，一个身居权威地位、照顾社区居民的人居然淡化自己所开药物的疗效，这可能显得很奇怪，但这是因为普拉特将10年一次的瘟疫暴发模式看作"自然的必需"。因为每年的出生人口数量都在翻倍，尽管战争、饥荒或其他灾难会产生一定影响，但到某一时段仍会出现人口众多的情况，因此瘟疫便会蔓延，夺走许多人的生命①。[24]普拉特在此承认了上帝在他心中的终极权威地位，上帝通过瘟疫维持巴塞尔的居民数量是其意志的体现。作为一名公职人员，普拉特在为社区提供医疗服务方面享有权威，他的意见在当地法官那里很有分量。不过，普拉特也表现为一位知晓自身极限的权威，他承认上帝对他所负责帮助的社区的统治权。

普拉特被任命为实践医学方面的教授后，做的第一件事便是通过一名男性和一名女性的人体解剖演示来巩固自身独有的权威。普拉特将男性人体的实际解剖工作委托给了小让·博安（Jean Bauhin the Younger），而亲自解剖了女性的身体，也许他知道这是第一次在巴塞尔解剖女性的身体②。普拉特将这具女性尸体的骨骼接合，并将它和一个孩子的骸骨、一只猩猩的骸骨一起捐赠给大学。它们与维萨里解剖的一名男性罪犯的骸骨一起被陈列在巴塞尔大学的大厅里。当年，维萨里曾为监督其书的出版来过巴塞尔③。[25]普拉特的捐赠发生在1573

---

① Platter 1614: 301.

② Kolb 1951: 25.

③ Kolb 1951: 150.

年，也就是维萨里来访后的30年 ①。这些被拼接起来的骸骨不仅仅是对普拉特手工技艺的可视化物质展示，它们放在维萨里解剖的那具骸骨旁边，表明普拉特是维萨里的合法继承人。它们陈列、展示在授予学位的大厅里，也不断加强了普拉特在其他教授和医学生心中的权威地位。据记载，在之后的40年里，普拉特在大学里至少进行过三次解剖（1578/9、1585和1592年）②。可见，他在获得教授之位前不断夸耀自身的解剖技能，而获得教授之位后则乐于将解剖工作交给年轻一代 ③。[26]

在获得巴塞尔最高市政职位和学术职位前的十年间，普拉特逐渐开办起自己的私人诊所。与地位稳固的外科医生家庭联姻的其中一个好处便是他可以接触到他岳父的病人 ④。到1560年，普拉特赚到了足够的钱，买了一匹马，如今他已成为一名内科医生，就像童年时他父亲带他看的那些内科医生一样。拥有马匹也使他的病人群体扩展到了巴塞尔城外 ⑤。[27]他骑马到伊尔扎赫（Illzach）、昂西塞姆（Ensisheim）、坦恩（Thann）、弗赖堡·因·布赖斯高（Freiburg im Breisgau）、科尔马、贝尔福（Belfort）、普伦楚特（Pruntutt）和德尔斯堡（Delsberg），拜访了一些"容克"贵族（士绅）、城主、城镇办事员、议员、修道院院长、主教（包括巴塞尔亲王的主教，译注：巴塞尔是神圣罗马帝国治下的一个教会公国）、神职人员和他们的家人。1566年，普拉特迎来

---

① Platter 1976: 353; Lötscher 1975: 139 – 40; 关于这具骸骨，见 Stolberg 2003。

② Kolb 1951: 25 – 6.

③ Kolb 1951: 34 – 50.

④ Platter 1976: 335.

⑤ Platter 1976: 348, 360.

了好运，当时他正为乌尔里希·冯·蒙福特－罗滕费尔斯伯爵（Count Ulrich von Montfort-Rotenfels，卒于1574年）诊治，伯爵是一位狂热的钱币、宝石、鸟类（图8.1）和其他许多物件的收藏家①。乌尔里希将普拉特引荐给了他的贵族亲属。例如，他的亲属巴尔布拉（Barbara）和阿尔维格·冯·苏尔茨（Alwig von Sulz）喜欢收藏异国鸟类，还委托普拉特寻找画家，他为他们留意可收藏的小装饰物②。另一位亲属埃格诺尔夫·冯·拉坡斯坦（Egenolf von Rappoltstein，1527－1585）也是一位收藏家，他需要一位装裱师③。普拉特在蒙彼利埃养成的收藏习惯使他和这些收藏家们有着共同的兴趣，这种兴趣实际上是一种激情，而收藏家们也从与普拉特的艺术联系中获益。1577年，普拉特作为埃格诺尔夫的朋友参加了克里斯托弗尔·冯·霍亨索伦－锡格马林根公爵（Duke Christoffel von Hohenzollern-Sigmaringen）的婚礼，普拉特自豪地详细记录了这件事④。通过在这些圈子里活动，普拉特成为格奥尔·弗里德里希·楚·巴登－扎森贝格（Georg Friedrich zu Baden-Sausenberg）的宫廷内科医师⑤。[28] 在格奥尔·弗里德里希的陪同下，普拉特被引荐给了维滕贝格（Württemberg）的弗里德里希公爵（Duke Friedrich），公爵让他参观了自己的收藏⑥。在收藏上的共同兴

---

① Platter 1976: 449; Landolt 1972: 261 – 5.

② Landolt 1972: 261 – 71.

③ Landolt 1972: 270 – 83.

④ Platter 1976: 456 – 66.

⑤ Platter 1976: 467 – 513.

⑥ Platter 1976: 481 – 2.

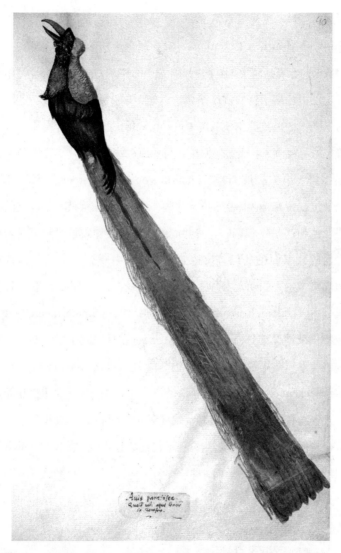

图 8.1 《天堂鸟》（'Bird of Paradise'），普拉特的水彩画，由乌尔里希·冯·蒙福特－罗滕费尔斯伯爵收藏。来源：Universitätsbibliothek Basel, K I 1。

趣帮助普拉特拓展了他在贵族主顾中的人脉。还有一些其他例子可以证明，内科医生的文化造诣及其与艺术品交易的联系才是吸引顾客之处，而非解剖学或药物学方面的专业医学知识[①]。普拉特便是一个例子，由于贵族的惠顾，他作为一名内科医生的权威得到了极大提高。

增强权威：在巴塞尔以外的声誉

在获得大学任命后，普拉特便开始再次宣扬他在解剖方面的精通程度，借此提高他在巴塞尔以外的声誉，主要面向国际使用拉丁语的内科医生群体和医学生群体。《论人体的结构和功用》（*De corporis humani structura et usu libri* III, 1583）中再次明确提及伟大的维萨里医生，普拉特在序言中写道，他曾考虑使用维萨里《论人体的构造》中的原始木刻版画，但它们太大了[②]。于是他将维萨里的木刻版画复制成较小的凹版画，但保留了维萨里的刻字，这样读者便可以随时将他的著作与维萨里的著作进行比较。普拉特声称他的著作是以他在巴塞尔进行的50多次解剖为基础的，这包括了他作为城市内科医生进行的解剖，因为他在大学里进行的学术性解剖很少。但普拉特的著述并非是对维萨里巨著的盲目复制，他对耳骨和内耳迷路的弯曲结构展开了自

---

① de Renzi 2007 a; 关于作为艺术鉴赏家的医生 , 见 Hanson 2009。

② Platter 1583.

己的描述，并将眼球晶状体的位置从眼睛中间（也就是维萨里展示的位置）调整到了前面。他以表格的形式解释了身体各部分的功能[1]。这些图画看起来和维萨里书中的图画相近，文本的排版则与他医学同事的著作相似，例如茨温格[2]。由此可见，他的第一本出版物结合了巴塞尔医学出版最杰出、最新的趋势。

普拉特的书中有一幅他本人的肖像画（图8.2）。肖像画是一种视觉表达形式，不仅呈现了作者的身体特征，也传达了画中人渴望与观众发生联结并传达给观众的价值观念[3]。右下角署名为阿贝尔·施蒂默（Abel Stimmer，1542—1600年之后）的蚀刻画展示了普拉特的侧面，书上标着"维萨里"。他身旁的裸体男性和女性形象彰显了这本书的主题，即基于他解剖经验的人体解剖学，桌上展示了他的工具。桌边的题词旨在阐明对人体的研究是上帝的杰作："我们身体的奇妙构造是一个奇迹，源自上帝的聪明才智（*Compago mira corporis nostri Dei miraculum est solertiae*）"。这是加尔文主义者乔治·布坎南（George Buchanan）对《诗篇》（Psalm）第139章第14节的诗意演绎（我要称谢你，因我受造奇妙可畏；你的作为奇妙，这是我心深知道的），可能是普拉特从茨温格那里学来的[4]。依次，在画像上方的顶角处，蛇盘绕在头骨处，象征着人体解剖过程中不可避免的死亡，人的生命必然会走向终结，这是一个由来已久的文化主题。其他生物（可能是他解剖

---

[1] Kusukawa 2012: 241 – 7.

[2] 关于二分法表格，见 Maclean 2006a。

[3] Jordanova 2000.

[4] Zwinger 1577: Y2 verso.

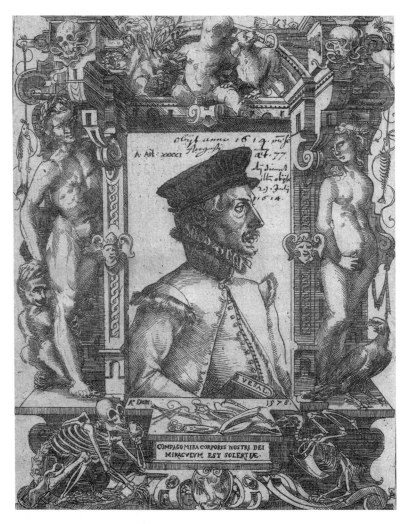

图 8.2　费利克斯·普拉特 41 岁时的蚀刻肖像，阿贝尔·施蒂默署名，1578 年。来源：Bibliothèque publique et universitaire Neuchâtel [BPUN ZQ 162 B]。

过的其他生物）及其骸骨是普拉特对自身技艺的一种展现。[29]与维萨里的作者肖像（图8.3）相比，普拉特的画像较少强调双手的使用，可能是因为他经常把实际的解剖工作交给别人。尽管普拉特被视为维萨里的继承者，他也证明了自己的娴熟，并给出了足以展现自身技艺的物质提示（即骸骨），但他在解剖方面的手艺并非是他身份认同中最重要的部分。[30]普拉特期望那些懂拉丁语的、学识渊博的读者能从他的书中获取视觉线索，从而巩固他的形象，即他是一位重量级的医学权威、维萨里的追随者以及上帝造物的研究者。这些都是普拉特确立自身声誉和正统性的重要依据。

虽然这一形象反映了普拉特渴望学界承认他的权威，但这并非巴塞尔市民对他的印象。市民们更熟悉的是一位学院派医生盯着尿瓶的形象（图8.4）。尿检是病人认可的一种成熟的诊断方式，从烧瓶中尿液的颜色、气味和质地进行诊断和预后。普拉特记录了他初回巴塞尔时，当地人是如何通过给他带来几瓶尿液并希望他依据这些尿液提供专业判断来"考验"他的①。[31]学院派医生认为他们能够识别出身体内部出现问题时的一些外在可见迹象，但他们试图抵抗大众的认同，即他们的职业与尿检有关，却徒劳无功。因为他们的专业技能不仅能够解决许多迹象和治疗禁忌，还需要根据每个病人的情况制定复杂的治疗原则，因此不能被简化为某种单一的程序。

普拉特出版的书籍有三本以上都是用拉丁文写作的，目的是在国际的学院派医生那里确立他的声誉，即他是一位具备迹象解读能力的

---

① Platter 1976: 338；这是一种相当普遍的做法：见 Stolberg 2007: 329 – 30。

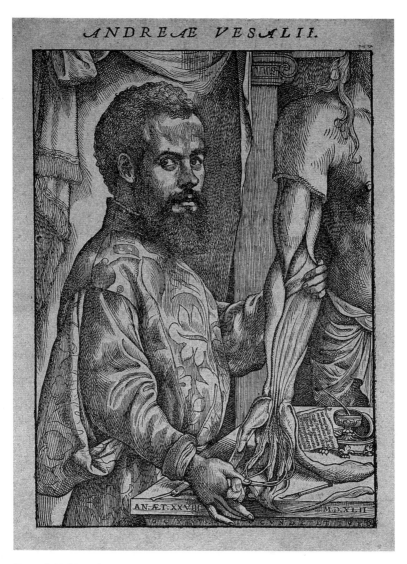

图 8.3 《论人体的构造》一书中维萨里的木刻肖像画，可能是扬·斯特凡·卡尔卡（Jan Stephan Calcar）所作，1543 年。来源：Wellcome Collection。

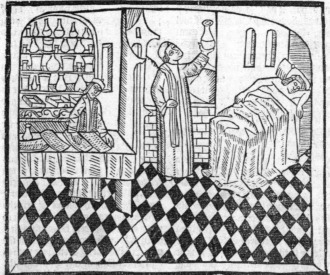

After þ we haue bi helpe of god ended the treaty se of the propyrtees of thynges that comfote and helpe and socour & kepe and saue mannes kynde . We shall speke of thynges that falle to man ayenst kinde/ ¶ Thre thinges greue mannes kinde. cause of sykenesse. sykenes and accydent that folowe the sykenesse/ ¶ Of the cause of sykenes compth euyll & vnkynde dyspolycō in the body. as of euyl complexyon. other to grete replycō other to grete abstynence other defaute of vertue. other chaūgyng of qualytees & dyssolucion & departynge of cōtynuaūce. All thise bey cause other occasyon of sykenes/ So. sayth þ by syk nes the body is greuyd and noyed . As by feuers and postumes and suche other ¶ Accydent is a thynge þ folowyth thise passyons þ compth & is brought in to the body . whether it be ayenst kynde or not. as heed ache in Cephatica/other not ayenst kynde. as Peripleumota/ the chekes wexey reddy/ ¶ Good dyspolicō of body is callyd heele by the whyche mā nys body in cōplexyon & cōpolicō is in suche state þ he may freely & perfytly do his werkes & dedes/ ¶ And yet kynde slideth oute of this temperatnes & fallyth in to euyll & sykenes/for of dystempera unce & venyms of humours euyll. lyke & of one maner partyes. as feuers & Dropesye & suche other/ And of euyll dyspolicyon of membres compth euyll vnlyke

'o iiij

图 8.4　巴托洛梅乌斯·安杰利卡斯（Bartholomaeus Anglicus），《事物的性质》（*De proprietatibus rerum*），1496 年。由剑桥大学图书馆受理机构许可转载 Inc.3.J.1.2。

学院派医生：与热病有关的著作《论热病》（*De febribus*, 1597）、关于行医的箴言《实践》（*Praxeos*, 1602–1609）、证明他在《实践》中的箴言有效性的病例选集《观察》（*Observationes*, 1614）。这些著作属于学术派医学的实践部分，讨论了具体的疾病、病因和疗法。《实践》（图8.5）是一本"查明、预知、预防和治疗病痛"的通用指南，分为三部分出版（1602—1609年）。普拉特并未按照将身体受影响部位依照从头到脚的顺序排序的传统方式展开论述，而是按照症状类型和"大众比较了解的"内容进行分类，然后解释可能引起这些症状的诸多诱因，以及针对各种诱因可能采取的治疗方法。换言之，普拉特是依照疾病的鉴定步骤来编写的。

该书的第一部分关于功能损伤，凭借其中关于精神障碍的讨论为历史学家们所熟知。[32]普拉特并非第一个讨论忧郁症等精神障碍的人，他在讨论忧郁症时使用了盖伦派的分类法①。但他列出的这些病因并非都是自然的，因为精神障碍可能有一个"超自然"原因——恶魔②。女巫的"恶魔性昏睡（sopor）"正属于这种情况，在这种情况下，"女巫认为自己被带到空中，过着奢侈的生活，跳着舞，与魔鬼交媾；而当她们清醒时，仍坚持同样的错误"。这种情况无法用自然疗法治愈，只能通过祈祷、改变生活方式治愈③。普拉特认为，不寻求道德和精神矫正的女巫应被处死，但他也写到，受恶魔驱使的试图杀死丈夫

---

① Midelfort 1999a: 174 – 9; Siraisi 2012.

② Maclean 2001: 259 – 73.

③ Diethelm & Heffernan 1965: 13.

FELICIS
PLATERI
ARCHIATRI ET
PROFES. BASIL.

Praxeos

Seu de cognoscendis, praedicendis, praecauendis,
curandisq, affectibus homini in-
commodantibus

TRACTATVS.

De Functionum læsionibus,

Libris duobus agens: quorum pri-
mus Sensuum; secundus
Motuum læsiones
continet:

Singula illarum Symptomata, in generibus: Morbos
eorumq, Causas, in causis: & Curam
in curatione proponens.

Omnia methodo nouâ, sed facili & perspicuâ, hacte-
nusq; diu desideratâ, descripta: nec solûm vete-
rum neotericorumq;, sed & proprijs ob-
seruationibus, ac remedijs innu-
meris referta.

BASILEÆ,
Typis CONRADI WALDKIRCHII.
M. DCII.

图 8.5 费利克斯·普拉特，《论实践法则，关于查明、预知、预防、治疗病痛》（*On practical precepts, for ascertaining, foretelling, preempting and curing afflictions*），1602 年。来源：Staatliche Bibliothek Regensburg, 999/ Med.378, Titelseite。

或孩子的妇女可以通过狂热的祈祷、反复放血和排泄来治愈①。因此，他认识到了自己著作的局限性：无法治愈超自然因素引发的症状，但能够帮助那些寻求道德和精神改善的人（关于忧郁症，可见本卷第七章）。普拉特称自己的病例源于多年来的"长期经验"，吸引的读者应该是对"真理"感兴趣的学者，而非热衷"权威"之人②。要理解这种说法，需结合普拉特对盖伦派术语和反权威古典传统的依赖③。这是为了给他的学院派医生同行留下深刻印象。

普拉特出版的最后一本书是从他自身实践中挑选出来的病例集《对人类诸多身心疾病的观察三书》（*Three books of observations of many things that afflict humans in the body and the mind; the damage in functions, pain, other distress and faults in the senses*，1614）。如果说《实践》提供了一般性的描述和箴言，那《观察三书》则"历史性地""特别"描述了普拉特观察到的病例，这些病例是他对《实践》（*Praxeos*）中箴言之可信性的"亲眼见证"④。"观察体"是16世纪下半叶出现的一种医学写作体裁，重点在于详细描述个体病例和他们如何被成功治愈，而非将其与既定理论联系起来⑤。这是城镇或法庭内科医生所使用的一种典型体裁，用以证明他们的成功实践，且优于学术训练。它通常不按特定的顺序来描述案例，例如老马丁·鲁兰（Martin Ruland the Elder）的

---

① Platter 1614: 45 – 6; Midelfort 1999a: 175.

② Platter 1614:): (3v–): (4r); 更多关于经验的内容，见本卷第六章。

③ Maclean 2001: 206 – 10.

④ *Praxeos* 1614: (4v–): (5r).

⑤ Siraisi 2001 b; Pomata 2010.

《经验和历史上的治疗方法》(*Empirical and Historical Cures*)①。相较而言，普拉特使用与《实践》中相同的类目对病例进行分类，以此作为其箴言有效性的证明。当然，普拉特的《观察三书》也有自我宣传的一面，因为他描述了自己诊治那些因其他从医者的无知或疏忽而遭受痛苦的病人。普拉特还写到，一位患有痛风的贵族如何在一个"冒牌医生"的建议下因服用过量麻醉剂而死亡，他还沮丧地记录了一位帕拉塞尔苏斯主义者"承诺可以帮一个曾试图喝锑自杀的、痛苦的人减轻痛苦，但却一点用也没有"②。[33] 相较而言，普拉特知晓自身在治疗超自然原因引发的疾病和神圣疾病方面的局限。这本书包括他在当学生、城市内科医生时遇到的病人以及在自己的私人诊所里遇到的病人，从5个月大的婴儿到70岁的老人，从贵族、法官、商人、神学家、律师、公证人、印刷商和内科医生（包括他自己），到修道院院长、牧师的情妇、金匠、厨师、屠夫、裁缝、葡萄酒商、农民和仆人③。普拉特煞费苦心地指出，这只是他从他的"档案"中遴选的一小部分，其余还有数千份病例④。档案中包含来自各行各业的大量个体病例，普拉特强调这一点旨在表明他是一个娴熟且经验丰富的症状诊断者，能够确定根本病因并采取与之相匹配的适宜治疗方法。这是一堂关于如何鉴别症状的实物课，但他也把自己塑造为一个富有同情心的内科医生，因为他告诉一名自杀学生的家人，这名学生"误服"了致命的毒药⑤。

---

① Basle 1578 - 95;正如 Pomata 所言,2010:213 - 14。

② Platter 1614:15,52.

③ 关于普拉特所诊治的病人的社会阶层构成，见 Huber 2003:272 - 6,288 - 363。

④ Platter 1614:):(5r).

⑤ Platter 1614:52.

这些拉丁文出版物旨在宣扬普拉特的权威，使其拓展到巴塞尔当地社区之外，向全欧洲的学术派内科医生和有抱负的医学生宣传普拉特，首先宣传他是维萨里的专业追随者，其次宣传他是一名专业的症状鉴别权威，有非常多的案例可以证明其能力。如果这些案例还不够的话，那么普拉特还将每本书都献给他的贵族赞助人，从而进一步加强他作为一位学术性医学家的权威。

｜ 权威的文化肖像

　　作为维萨里的继承人和病征鉴别者，普拉特这一形象的主要受众是国际拉丁语医学界。但医学权威的文化史应考虑到普拉特的另一个形象，即他在第一本书《论人体的结构和功用》(*On the Structure and Use of the Human Body*) 出版时委托旁人绘制的一幅肖像。这幅与真人一样大小的全身画（图8.6）是普拉特委托一位深受其赞助人和收藏家朋友欢迎的画家——老汉斯·博克（Hans Bock the Elder，约1550—1623年）绘制的。[34] 画中的普拉特身着黑色高领外套，腰部紧束，穿着宽松的五分裤和黑色长筒袜，戴着黑色贝雷帽和手套。他笔直地站立着，右手紧握着桌上的一本书。右侧有一盆橘子树，左边是一张罩着布的桌子，上面好像摆着一些切开的水果，一根长着红色浆果的树枝和一个被切开的石榴，里面的籽露了出来。这幅画以一排古典圆形石柱为背景，其中一些石柱有残缺。尽管这本书比

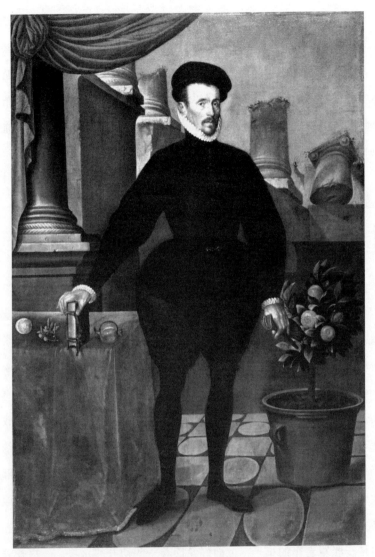

图 8.6　老汉斯·博克所作的费利克斯·普拉特的肖像画，1584 年。来源：Hans Bock d. Ä., Portrait of the Professor of Medicine felix Platter, Kunstmuseum Basel。

它的实际尺寸小一些，但可以推测这是他刚出版的解剖学书籍。橘子、柠檬和石榴是普拉特种在花园里的，他把它们卖给其他人，包括拉坡斯坦 (Rappoltstein)[①]。这排石柱很有可能就是1582年巴塞尔商人安德烈亚斯·里夫 (Andreas Ryff, 1550–1603) 与普拉特的好友兼同事巴西利乌斯·阿默巴赫 (Basilius Amerbach) 在巴塞尔郊外奥格斯特 (Augst) 的圆形露天剧场开展挖掘工作的地方，这两位都是狂热的收藏家。[35] 普拉特曾在蒙彼利埃了解过古代遗迹，他与贵族患者巴尔布拉·冯·苏尔茨 (Barbara von Sulz) 的讨论话题之一便是奥格斯特[②]。普拉特希望画家能向他家的访客描绘出这样一幅个人肖像：他不仅是一位身穿学术服的大学教授，还是一位异国植物的培育者、一个了解古物知识的人以及一些书籍的作者。这幅画完美捕捉到了一位学院派医生的文化世界。

　　这幅肖像画被普拉特挂在1574年买的大房子里，博克曾用壁画来装饰这所房子。[36] 当普拉特不在的时候，这幅与真人一般大小的画像也许可以很好地提醒来访者，普拉特是这些藏品的主人。普拉特的收藏品保存在这栋房子的两个房间。前面的房间存放着一些自然物件，比如贝壳、甲虫、骨骼、果实、种子、沙子、石头、泥土、矿物、金属、盐、动物、木材和一套18卷的植物志，植物志的一面是植物标本，另一面是植物的图画。普拉特还获得了曾属于康拉德·格斯纳的动物素描和汉斯·魏德利茨 (Hans Weiditz) 的水彩画原稿，这些水

---

① Landolt 1972 : 270 – 283.

② Landolt 1972 : 267.

彩画原稿曾是奥托·布伦费尔斯的《植物的生动图像》（*Vivae eicones herbarum*）的插图 [①]。后面那个房间存放着一些人造物件，例如来自印度、中国和其他地方的衣服和鞋子、"神像"、古物、印刷品、木刻、硬币和书籍。油画和乐器分布在房间四周。屋外的花园里种有一千多种植物，包括各种药用植物和异域植物，例如郁金香、芝麻、玉米、橘子和柑橘树；普拉特还养了鸽子、金丝雀、兔子、天竺鼠和旱獭，他的花园里甚至曾经还有一只麋鹿。[37] 普拉特与其他收藏家交换物品，例如格斯纳、阿默巴赫（Amerbach）、茨温格和雷纳德·西萨特（Renward Cysat），这些收藏不仅彰显了他的财富，也反映了他的社交圈的范围和分量，以及他在收集珍稀的异国美丽物件方面的眼力。这使他成为学院派医生中的文化精英，并吸引了包括米歇尔·蒙田（Michel Montaigne）在内的旅行者和外国人 [②]。共同的收藏激情促进了普拉特与贵族赞助人之间的互动，即使那些贵族赞助人没有感到身体不适。因此，博克笔下的肖像画呈现了普拉特作为一位学院派医生对自身权威的核心认同。

1612年，普拉特在生命的最后阶段详细清点了自己毕生的财富，就像当初从蒙彼利埃回来后考察自己作为一名学院派医生的职业前景那样。自1558年回国以来，普拉特在金钱和实物方面的收入高达118669英镑。[38] 普拉特的账目为我们提供了一个宝贵的机会，有助于我们了解一位学术型内科医生的详细收入来源。他多半的收入与

---

① Egmond 2016: 13 – 15, 44 – 5, 64 – 72, 88 – 90, 126 – 37, 155 – 9, 171 – 5, 210 – 20; 也见 Egmond 2013。

② Egmond 2016: 49 – 50.

医学有关（62587英镑），其中四分之三来自他的私人诊所（45169英镑）。剩下的四分之一则是他担任大学教授的收入，包括他出版的著作（14960英镑），以及他担任城市内科医生的收入（2031英镑）。普拉特一生中从学术性解剖中获得的收入微乎其微（38英镑16先令8便士），其中大部分（25英镑）是他捐赠骸骨的谢礼。即使我们将他解剖学书籍的收入（共计86英镑）包括在内，这在普拉特的总收入中也不算多。这表明，尽管娴熟的解剖技艺可以使普拉特在众多受过大学教育的内科医生中脱颖而出，并使他符合实践医学教授和城市内科医生的任职要求，却并不能带来相应的收益。普拉特担任医学教授获得的收入是城市内科医生的7倍，这也许并不令人惊讶，但城市内科医生这一职务可以使他在社会上拥有权威地位，从而能够接触到更多的尸体进行解剖，这反过来又有助于他出版学术著作。普拉特向参观他的收藏品和进入他花园的人收取费用，其中包括一些贵族访客送给他的礼物，例如黑塞伯爵（the Landgrave of Hesse）。在他的全部收入中，收藏品带来的收入占比很小，但正如我们所见，它在吸引和维系贵族顾客方面效果显著，这又相应地促进了他的私人医学实践。普拉特相对微薄的出版收入（971英镑）中的大部分来自他献书的贵族顾客。通过售卖石榴、柠檬、酸橙、迷迭香和其他植物，普拉特从自己的收藏中获得了更多的收入（2050英镑），而他出售的蚕表明他对新兴的丝绸贸易有创业兴趣①。[39] 更为可观的一部分收入源于他向贵族赞助人收取的贷款利息（41965英镑），这些贵族赞助人包括巴塞

---

① Lötscher 1975：147.

尔主教（Bishop of Basel）、巴登侯爵（Margrave of Baden）、符腾堡公爵（duke of Württemberg）、茨韦布吕肯的普法尔茨格拉夫（Pfalzgraf of Zweibrücken）和黑塞伯爵。贵族病人成为普拉特的收入来源，其方式并不只此一种。在生命将要结束之际，普拉特将他的财富视为获得神的认可的标志——他称之为"上帝的丰盛恩赐（God's rich blessings）"[①]。

如果权威的分量可以通过它对受操纵者的影响来衡量，那么衡量医学权威的一个具体标准可能是财富，即他人将自己的生命托付给信任之人并愿意为此支付费用的程度。从这层意义上看，普拉特已经成为最高权威，因为他是该地区最富有的人之一[②]。然而，这简化了普拉特对自身权威的认同。如果变得富有是唯一重要的事情，那么普拉特花费时间进行解剖、撰写关于鉴别病症的书、计算瘟疫的伤亡人数，甚至费力地建立自己的收藏就显得很奇怪了。在他的账目中记录的多种相互关联的活动表明，他对自己的权威由何构建并没有一个简单固定的想法。

普拉特看到了上帝赋予他作为一名医生的使命，这意味着他要在社区内外的社会文化生活中追求他的梦想[③]。他的例子体现了普拉特在16世纪为使自己在人群中脱颖而出并赢得同事、病人和赞助人的信任所采取的诸多策略，包括且不限于我们现在所认可的医学教育或实践。这些策略包括：审慎明智的大学教育（在国外著名大学获得一个学位，在国内获得另一个学位）、解剖技能、接合骨骼、撰写学术著作、追随杰出人物（如维萨里）、与其他治疗者保持距离（如帕拉塞尔苏斯派）、

---

① Platter 1976: 337 as translated in Katritzky 2012: 18.

② Platter 1976: 535 – 6.

③ Platter 1614:):(3 r).

收集自然物件和人造物件、种植异国植物、养蚕、培育橘子树和放贷。这些策略本身并不引人注目，也没有创新性，但实际上，它们似乎是建立信誉、提高社会地位众所周知的老套方法。其中一些为他吸引了贵族客户和收藏家；另一些则只有学界同仁才能看懂。

尽管普拉特非同寻常，因为他毕生致力于"树立"和"重塑"权威，但必须指出的是，这并非学院派医生树立权威的唯一途径，也不是唯一的策略组合方式。普拉特所建立的权威取决于他可利用的资源、他想打动的群体、他所属的社区以及他的自我认同。[40] 其他学院派医生在其能够实现的目标方面更为有限①。还有其他治疗者，例如莱昂纳多·菲奥拉万蒂（Leonardo Fioravanti），他们巧妙地将"秘密"语言、外科知识、药物贸易、本土作者的道德修辞、江湖医生的"奇迹疗法"和公认的医学学位结合起来，在宫廷和学术界之外变得富有煊赫②。由此可见，权威既非一成不变，也并非所有医疗从业者以同样方式追求的普遍理想。医学文化史提醒我们，将权威理解为每位医者所认为的对其成为权威起到突出作用的因素的总和会更加富有成效。

注释

[1]　关于医学知识的传授，见 Siraisi 1990，但也需注意阿维森纳的著作在整个 16 世纪的持久影响，见 Siraisi 2001 a: 203–25。

[2]　关于托马斯·普拉特的医学兴趣，见 Ladurie 1997：47–8。例如巴塞尔宗教改革初期关于神学博士学位荣誉的辩论，见 Burnett 2016。

---

①　关于一个更为"普通"的内科医生所拥有的有限资源，见 Cook 1994。

②　关于 Fioravanti，见 Eamon 2010: 168–93。

[3]　1551年9月普拉特被巴塞尔大学录取。关于他在巴塞尔的学习，见 Platter 1976：123-4。

[4]　Platter 1976: 152 n 40, 169 n 165。关于巴塞尔的 Erasmus Stiftung，见 Felici 2003。富格家族 (the Fugger family) 对医学研究的支持，见 Cunningham 2010：10-16。

[5]　对帕多瓦、巴塞尔和蒙彼利埃的医学院进行有益比较，可见 Maclean 2003。关于前往蒙彼利埃的巴塞尔学生，见 Wackernagel 1951：4，11, 16, 27-8, 46, 48, 54, 57, 61, 65, 67-8; Platter 1976: 110。

[6]　正是在一次这样的旅行中，普拉特与他的朋友共同绘制了罗马加尔桥 (Pont du Gard) 的沟渠草图，复制于 Platter 1976, plate 22 (before 225)。

[7]　1558年，龙德莱召开关于迪奥斯科里德斯的讲座，向学生们展示植物 (Germain 1871 [1558]：145)。

[8]　不同的从业者都对药物的成分构成感兴趣，可见本卷第六章。

[9]　底野迦是古代西方国家的一种解毒药，其成分含有鸦片。

[10]　卡塔兰生产了大量"甘甜型"药剂 (Fehlmann 1975: 38)。

[11]　奥斯瓦尔德·贝尔 (Oswald Baer, 1531)、安德烈亚斯·维萨里 (1543) 和汉斯·莱乌 (Hans Leuw, 约1545年) 都曾进行过人体解剖，但都不是在大学的赞助下进行的 (见 Kolb 1951：10-18)。

[12]　其余三个由佩特鲁斯·吉夏尔 (Petrus Guichard) 主持，一个由约翰·布罗科 (Johann Bocaud) 主持 (Platter 1976: 151, 187, 189, 193, 207-8, 235, 238, 241, 259, 261)。

[13]　关于搜罗尸体之后的历史，见 Sappol 2002。

[14]　关于礼物交换的社会和文化意义，见 Davis 2000; Ben-Amos 2008。

[15]　证书花费11法郎3苏，比托马斯的学校一天的膳食费用高出一小部分 (Platter 1976: 332 n 26 and 534)。关于在蒙彼利埃获得学位的费用，见 Dulieu 1975: 66-70。

[16]　关于"学术游学 (peregrinatio academica)"作为"博学的体现"的观念，见 Frijhoff 1996: 356-7。例如 Katritzky 书中"performance"的概念，

2012。

[17]　参照路德红色服饰的含义（Rublack 2010∶97−101）。

[18]　在17世纪的奢侈法中，医生及其家人为一个特定阶级（Vandermeersch 1996∶248−9）。

[19]　关于这些从业者的讨论，也可见 Katritzky 2012∶18。"普通民众"作为学术派内科医师的知识来源，另见 Stolberg 2014。

[20]　"奥什维尔的犹太人（Jew of Allschwil）"被认定为奥什维尔的约瑟夫博士（Dr Joseph of Allschwil）（Katritzky 2012∶77）。例如纽伦堡的刽子手弗朗茨·施密特（Frantz Schmidt）声称在近50年内治疗了超过15000名病人（Harrington 2014∶184−211）。

[21]　1557年11月，普拉特曾对一名因水肿而死的印刷商的孩子进行私人解剖（Platter 1614∶597），亦可见 Kolb 1951∶23。

[22]　他将这次解剖中接合的骨骼放在家里，以此来纪念这一时刻，仿佛这是对他作为能够实行解剖的学院派医生在巴塞尔首次亮相的一种物质体现（Platter 1976∶353）。

[23]　关于他作为城市内科医生看诊的病人，见 Platter 1614∶81,208−9,233。

[24]　这种类似于马尔萨斯的观点在 Mattmüller（1987∶54）中也有提及。普拉特详细记录了1609年或1610年瘟疫在巴塞尔的传播情况，并指出有6408名民众受到影响，其中有3968人死亡，约占其居民总数的四分之一（Platter 1614∶313）。这大约相当于25%的死亡率（Burckhardt 1908∶88）。

[25]　孩子的骸骨可能是在他回来时解剖的，女性的骸骨是他在巴塞尔进行的"第一场"解剖，猴子的骸骨可能是为了模仿龙德莱。

[26]　卡斯帕·博安接管了解剖工作，并于1589年被任命为解剖学和植物学教授。

[27]　他在1558 年5次骑马离开巴塞尔去看诊，共4周零4天，1560年，他在6周内骑马20次。

[28]　关于宫廷节日上的内科医生，另见 Katritzky 2012：95–115。

[29]　见 Platter 1976：187，在蒙彼利埃解剖一只狗。关于动物在医学中的作用，见本卷第四章。

[30]　关于医学的物质文化，见本卷第五章。

[31]　近代早期内科医生委托他人所作的肖像画很少描绘他们检查泌尿镜的姿势 (Stolberg 2007：321)。

[32]　参见涂尔干 (Diethelm) 和赫弗南 (Heffernan 1965)，其中包含一些有用的对《实践》部分内容的翻译。关于将许多现代观念解读到普拉特的讨论中的危险，见 Goodey 2004。

[33]　例如约翰内斯·克拉托·冯·克拉夫特海姆 (Johannes Crato von Krafftheim) 和托马斯·埃拉图斯 (Thomas Erastus) 等学院派医生笔下的攻击更激烈 (Siraisi 2013：34–6)。

[34]　关于同时担任收藏品和艺术品代理人的博克 (Bock)，见 Landolt 1972：295–8。我对博克肖像画的描述是基于 Platter 1976：text to plate 49, after 536。

[35]　博克画的奥格斯特挖掘点的草图，见 Landolt 1972：267。

[36]　本段中对普拉特收藏品的描述基于 Lötscher 1975：125–47。

[37]　莱昂哈德·图尔奈森·苏姆·图尔恩 (Leonhard Thurneysser zum Thurn) 将麋鹿带到了巴塞尔 (Lötscher 1975：146–7)。

[38]　关于本段中讨论的普拉特的收入，我参考了 Platter 1976：519–36 和 Lötscher 1975：160–70。相比之下，普拉特奢华的博士盛宴每人花费了 6 s. 8 d.。(1 英镑 = 20 先令；1 先令 = 12 便士) (Platter 1976：311 n 44)

[39]　关于这一时期胡格诺派难民将丝绸工业引入巴塞尔，见 Fink 1983：14–26。

[40]　对于"自我塑造"的过程，见 Stolberg 2015 b：33–55。感谢克劳迪娅·斯坦引起我对这篇重要文章的关注。

参考文献

Ackermann, Hans Christoph (1985), 'The Basle Cabinets of Art and Curiosities in the 16th and 17th Centuries', in Oliver Impey and Arthur MacGregor (eds), *The Origins of Museums: The Cabinet of Curiosities in Sixteenth- and Seventeenth-Century Europe*, 62–8, Oxford: Clarendon.

Acosta, José de (2002), *Natural and Moral History of the Indies*, trans. F. LópezMorillas, Durham, NC: Duke University Press.

Ajmar, Marta (2017), 'Hot-Drinking Practices in the Late Renaissance Italian Household: A Case Study Around an Enigmatic Pouring Vessel', in Sandra Cavallo and Tessa Storey (eds), *Conserving Health in Early Modern Culture: Bodies and Environments in Italy and England*, 262–81, Manchester: Manchester University Press.

Ajmar-Wollheim, Marta (2010), ' "The Spirit is Ready, but the Flesh is Tired" : Erotic Objects and Marriage in Early Modern Italy', in S.F. Matthews-Grieco (ed.), *The Erotic Cultures of Renaissance Italy*, 141–71, Aldershot: Ashgate.

Albala, Ken (2002), *Eating Right in the Renaissance*, Berkeley, CA: University of California Press.

Aldrovandi, Ulisse (1963), *Aldrovandi on Chickens: The Ornithology of Ulisse Aldrovandi, 1600, Volume II, Book XIV*, ed. and trans. Levi Robert Lind, Norman, OK: University of Oklahoma Press.

Allard, Jeanne (1990), 'Le corps vu par les traités de diététique dans l' Espagne du siècle d' or', in Augustin Redondo (ed.), *Le corps dans la société espagnole des XVI et XVII siècles*, 91–102, Paris: Publications de la Sorbonne.

Almond, Philip C. (2004), *Demonic Possession and Exorcism in Early Modern England: Contemporary Texts and their Cultural Contexts*, Cambridge: Cambridge University Press.

Almond, Philip C. (2011), *Adam and Eve in Seventeenth-Century Thought*, Cambridge: Cambridge University Press.

Álvarez Miraval, Blas (1597), *La conservación de la salud del cuerpo y del alma*, Medina del Campo.

Andrews, Jonathan, Briggs, Asa, Porter, Roy, Tucker, Penelope and Waddington, Keir (1997), *The History of Bethlem*, London: Routledge.

Appleby, Joyce, Lynn Hunt and Margaret Jacob (1994), *Telling the Truth About History*, New York: W.W. Norton.

Arano, Luisa Cogliati (1976), *The Medieval Health Handbook: Tacuinum Sanitatis*, trans. Oscar Ratti and Adele Westbrook, New York: George Braziller.

Archer, Isaac (1994), *Two East Anglian Diaries, 1641–1729: Isaac Archer and William Coe*, ed. Matthew Storey and David Dymond, Woodbridge: Boydell Press.

Arculanus, Joannes (1493), *Practica seu expositio in IX librum Rhazis ad Almansorem*, Venice: Bernardo Stagnino.

Aretaeus of Cappadocia (1552), *De causis et signis diuturnorum morborum*, trans. G.P. Crasso, Venice: Giunti.

Aristotle (1937), *Parts of Animals, Movement of Animals, Progression of Animals*, ed. and trans. A.L. Peck and E.S. Foster, Cambridge, MA: Harvard University Press.

Aristotle (1965), *History of Animals Vol. 1: Books 1–3*, ed. and trans. A.L. Peck, Cambridge, MA: Harvard University Press.

Arnaud, Sabine (2015), *On Hysteria: The Invention of a Medical Category Between 1670 and 1820*, Chicago: University of Chicago Press.

Arrizabalaga, Jon, Henderson, John and French, Roger (1997), *The Great Pox: The French Disease in Renaissance Europe*, New Haven, CT: Yale University Press.

Ash, Eric H. (2017), *The Draining of the Fens: Projectors, Popular Politics, and State Building in Early Modern England, Baltimore*, MD: Johns Hopkins University Press.

Ashworth, William Jr (1990), 'The Revolution in Natural History: Natural History and the Emblematic World View', in David C. Lindberg and Robert S. Westman (eds), *Reappraisals of the Scientific Revolution*, 303 – 32, Cambridge: Cambridge University Press.

Asúa, Miguel de and Roger French (2005), *A New World of Animals: Early Modern Europeans on the Creatures of Iberian America*, Aldershot: Ashgate.

Aubrey, John (1898), *'Brief Lives', Chiefly of Contemporaries*, ed. A. Clark, 2 vols, Oxford: Clarendon Press.

Azzolini, Monica (2013), *The Duke and the Stars: Astrology and Politics in Renaissance Milan*, Cambridge, MA: Harvard University Press.

Bachmann-Medick, Doris (2016), *Cultural Turns: New Orientations in the Study of Culture*, trans. Adam Blauhut, Berlin: de Gruyter.

Bairo, P. (1561), *Secreti medicinali di M. Pietro Bairo da Turino*, Venice:

Francesco Sansovino.

Baldriga, Irene and Capitelli, Giovanni (2001), 'Una nota di cultura materiale: lo "studiolo da speziale" di Vincenzo Giustiniani', in Silvia Danesi Squarzina (ed.), *Caravaggio e i Giustiniani*, 179–81, Milan: Electa.

Baldwin, Martha (1993), 'Toads and Plague: Amulet Therapy in Seventeenth-Century Medicine', *Bulletin of the History of Medicine*, 67 (2): 227–47.

Barrera, Antonio (2002), 'Local Herbs, Global Medicines: Commerce, Knowledge, and Commodities in Spanish America', in Pamela H. Smith and Paula Findlen (eds), *Merchants and Marvels: Commerce, Science, and Art in Early Modern Europe*, 163–81, New York: Routledge.

Barrera-Osorio, Antonio (2006), *Experiencing Nature: The Spanish American Empire and the Early Scientific Revolution*, Austin, TX: University of Texas Press.

Barrera-Osorio, Antonio (2012), 'Translating Facts: From Stories to Observations in the Work of Seventeenth-Century Dutch Translators of Spanish Books', in Harold J. Cook and Sven Dupré (eds), *Translating Knowledge in the Early Modern Low Countries*, 317–32, Zurich: LIT.

Barron, Colin (2003), 'A Strong Distinction Between Humans and Non-Humans Is No Longer Required for Research Purposes: A Debate Between Bruno Latour and Steve Fuller', *History of the Human Science*, 16 (2): 77–99.

Bauhin, Caspar (1625), *De lapidis Bezaaris orientalis*, Basel: Ludovici Regis.

Bedini, Silvio A. (1998), *The Pope's Elephant: An Elephant's Journey from Deep in India to the Heart of Rome*, Nashville, TN: J.S. Sanders.

Beier, Lucinda McCray (1987), *Sufferers and Healers: The Experience of*

Illness in Seventeenth-Century England, London: Routledge & Kegan Paul.

Beiser, Frederick C. (2012), *The German Historicist Tradition*, Oxford: Oxford University Press.

Bell, Rudolph M. (1987), *Holy Anorexia*, Chicago: University of Chicago Press.

Ben-Amos, Ilana Krausman (2008), *The Culture of Giving: Informal Support and Gift-Exchange in Early Modern England*, Cambridge: Cambridge University Press.

Bencard, Adam (2007), 'History in the Flesh: Investigating the Historicized Body', PhD diss., University of Copenhagen.

Bennett, Jane (2010), *Vibrant Matter: A Political Ecology of Things*, Durham, NC: Duke University Press.

Berco, Cristian (2015), 'The Great Pox, Symptoms, and Social Bodies in Early Modern Spain', *Social History of Medicine*, 28 (2): 225–44.

Berco, Cristian (2016), *From Body to Community: Venereal Disease and Society in Baroque Spain*, Toronto: University of Toronto Press.

Berger, Peter L. and Luckmann, Thomas (1966), *The Social Construction of Reality*, Garden City, NY: Anchor Books.

Berns, Andrew D. (2014), *The Bible and Natural Philosophy in Renaissance Italy*, Cambridge: Cambridge University Press.

Bertoloni Meli, Domenico (2013), 'Early Modern Experimentation on Live Animals', *Journal of the History of Biology*, 46 (2): 199–226.

Best, George (1578), *A True Discourse of the Late Voyages of Discoverie*, London.

Bigotti, Fabrizio (2012), 'Mente e materia: Fisiologia dell'anima nella tradizione Galenica tardo-Rinascimentale (1575–1625)', PhD thesis, Sapienza Università di Roma.

Birch, Thomas (1756), *History of the Royal Society of London*, London: Printed for A. Millar.

Blair, Ann (2005), 'Historia in Zwinger's *Theatrum Humanae Vitae*', in Gianna Pomata and Nancy G. Siraisi (eds), *Historia: Empiricism and Erudition in Early Modern Europe*, 269-96, Cambridge, MA: MIT Press.

Bleichmar, Daniela (2005), 'Books, Bodies, and Fields: Sixteenth-Century Transatlantic Encounters with New World Materia Medica', in Londa Schiebinger and Claudia Swan (eds), *Colonial Botany: Science, Commerce, and Politics in the Early Modern World*, 83-99, Philadelphia, PA: University of Pennsylvania Press.

Bleichmar, Daniela (2012), *Visible Empire: Botanical Expeditions and Visual Culture in the Hispanic Enlightenment*, Chicago: University of Chicago Press.

Bleichmar, Daniela, De Vos, Paula, Huffine, Kristine and Sheehan, Kevin, eds (2009), *Science in the Spanish and Portuguese Empires, 1500–1800*, Stanford, CA: Stanford University Press.

Bonnell, Victoria E. and Hunt, Lynn, eds (1999), *Beyond the Cultural Turn: New Directions in the Study of Society and Culture, Berkeley*, CA: University of California Press.

Boorde, Andrew (1542), *Hereafter Foloweth a Compendyous Regyment or a Dyetary of Helth*, London: R. Wyer.

Boorde, Andrew (1547), *The Breviary of Helthe*, London: William Middleton.

Borys, Ann Marie (2014), *Vincenzo Scamozzi and the Chorography of Early Modern Architecture*, Farnham: Ashgate.

Bos, Gerrit, ed. (1992), *Qusṭā Ibn Lūqā's Medical Regime for the Pilgrims to Mecca: The Risāla fī tadbīr safar alḥajj*, Leiden: Brill.

Boss, Jeffrey M.N. (1979), 'The Seventeenth-Century Transformation of the

Hysteric Affection, and Sydenham's Baconian Medicine', *Psychological Medicine*, 9 (2): 221–34.

Bound Alberti, Fay (2006), 'Emotions in the Early Modern Medical Tradition', in Fay Bound Alberti (ed.), *Medicine, Emotion, and Disease 1700–1950*, 1–21, London: Palgrave Macmillan.

Bourdieu, Pierre (1977), *Outline of a Theory of Practice*, trans. Richard Nice, Cambridge: Cambridge University Press.

Bowers, Kristy Wilson (2013), *Plague and Public Health in Early Modern Seville*, Rochester, NY: University of Rochester Press.

Boyle, Alison (2014), ' "Not for Their Beauty" : Instruments and Narratives at the Science Museum, London', in Silke Ackerman, Richard L. Kremer and Mara Miniati (eds), *Scientific Instruments on Display*, 37–60, Leiden: Brill.

Boyle, Robert (1663), *Some Considerations Touching the Usefulnesse of Experimental Naturall Philosophy*, Oxford: Printed by Henry Hall for Richard Davis.

Boyle, Robert (1665–6), 'A Way of Preserving Birds Taken out of the Egge, and Other Small *Fetus'* s' , *Philosophical Transactions*, 1 (12): 199–201.

Brann, Noel L. (2002), *The Debate over the Origin of Genius During the Italian Renaissance: The Theories of Supernatural Frenzy and Natural Melancholy in Accord and in Conflict on the Threshold of the Scientific Revolution*, Leiden: Brill.

Bray, Francesca (1997), *Technology and Gender: Fabrics of Power in Late Imperial China*, Berkeley, CA: University of California Press.

Bredekamp, Horst (2015), *Immagini che ci guardano: Teoria dell'atto iconico*, Milan: Cortina editore.

Bright, Timothie (1586), *A Treatise of Melancholie*, London: Thomas Vautrollier.

Brockliss, Laurence and Jones, Colin (1997), *The Medical World of Early Modern France*, Oxford: Oxford University Press.

Brooke, Humphrey (1650), *Hygiene, or a Conservatory of Health*, London: G. Whittington.

Broomhall, Susan, ed. (2017), *Early Modern Emotions: An Introduction*, Abingdon: Routledge.

Brown, Meg (2013), 'Flip, Flap and Crack: The Conservation and Exhibition of 400 + Years of Flap Anatomies', *The Book and Paper Group Annual*, 32 (6): 6–14.

Brown, Richard Danson (2011), 'From Burckhardt to Greenblatt: New Historicisms and Old', in Keith Whitlock (ed.), *The Renaissance in Europe: A Reader*, 4–11, New Haven, CT: Yale University Press.

Browne, Thomas (1909 [1643]), *Religio Medici, facsimile edn*, Oxford: Clarendon Press.

Brugis, Thomas (1640), *The Marrow of Physic*, London: Printed by Richard Hearne.

Brunschwig, Hieronymus (1500), *Liber de Arte Distillandi de Simplicibus*, Strasbourg: Johan Grüninger.

Buchan, William (1798), 'Observations on the Diet of the Common People', in William Buchan, *Domestic Medicine: or, a Treatise on the Prevention and Cure of Diseases by Regimen and Simple Medicines*, London.

Bullein, William (1595), *The Government of Health*, London.

Burckhardt, Albrecht Eduard (1908), *Demographie und Epidemiologie der Stadt Basel während der letzten drei Jahrhunderte, 1601–1900*, Basel: F. Reinhardt.

Burckhardt, Jacob (1860), *Die Kultur der Renaissance in Italien: Ein Versuch*, Basel: Schweighauser.

Burgière, André (2009), *The Annales School: A New Approach to the Study of History*, Ithaca, NY: Cornell University Press.

Burnet, Thomas (1684), *The Theory of the Earth: Containing an Account of the Original of the Earth...*, London: W. Kettilby.

Burnett, Amy Nelson (2016), 'The Reformation in Basel', in Amy Nelson Burnett and Emidio Campi (eds), *A Companion to the Swiss Reformation*, 170–215, Leiden: Brill.

Burnham, John C. (2012), 'The Death of the Sick Role', *Social History of Medicine*, 25 (4): 761–76.

Burns, Tom (1999), *Erving Goffman*, London: Routledge.

Burton, Robert (1989–2000 [1621–51]), *The Anatomy of Melancholy*, ed. R. Blair, T. Faulkner and N. Kiessling, introd. and comm. J.B. Bamborough and M. Dodsworth, 6 vols, Oxford: Clarendon Press.

Bussadori, Paola (1988), 'Gli orti botanici privati padovani', in R. Bussi (ed.), *Di sana pianta, erbari taccuini di sanità*, Modena: Panini.

Buttimer, Anne (2000), 'Airs, Waters, Places: Perennial Puzzles of Health and Environment', *Medical History*, 44 (S 20): 211–16.

Bynum, Carolyn Walker (1987), *Holy Feast and Holy Fast: The Religious Significance of Food to Medieval Women*, Berkeley, CA: University of California Press.

Bynum, Caroline Walker (1995), 'Why All the Fuss About the Body? A Medievalists' s Perspective', *Critical Inquiry*, 22 (1): 1–33.

Bynum, Carolyn Walker (2009), 'Miracles, Marvels, Magic', *London Review of Books*, 31 (13): 32–3.

Cabré, M. (2008), 'Women or Healers? Household Practices and the

Categories of Health Care in Late Medieval Iberia', *Bulletin of the History of Medicine*, 82 (1): 18–51.

Caciola, Nancy (2003), *Discerning Spirits: Divine and Demonic Possession in the Middle Ages*, Ithaca, NY: Cornell University Press.

Cadden, Joan (1993), *Meaning of Sex Difference in the Middle Ages: Medicine, Science and Culture*, Cambridge: Cambridge University Press.

Cagle, Hugh (2015), 'Cultures of Inquiry, Myths of Empire: Natural History in Colonial Goa', in Palmira Fontes da Costa (ed.), *Medicine, Trade and Empire: Garcia de Orta's* Colloquies on the Simples and Drugs of India *(1563) in Context*, 107–28, Farnham: Ashgate.

Calabritto, Monica (2008), 'A Case of Melancholic Humors and *Dilucida Intervalla*', *Intellectual History Review*, 18 (1): 139–54.

Calabritto, Monica (2011a), '*Medicina Practica, Consilia* and the Illnesses of the Head in Girolamo Mercuriale and Giulio Cesare Claudini. Similarities and Differences of the Sexes', *Medicina & Storia*, 11 (21/22): 63–83.

Calabritto, Monica (2011b), 'Tasso' s Melancholy and its Treatment: A Patient' s Uneasy Relationship with Medicine and Physicians', in Yasmin Haskell (ed.), *Diseases of the Imagination and Imaginary Disease in the Early Modern Period*, 201–27, Turnhout: Brepols.

Calvi, Giulia (1989), *Histories of a Plague Year: The Social and the Imaginary in Baroque Florence*, Berkeley, CA: University of California Press.

Camporesi, Piero (1989), *Bread of Dreams: Food and Fantasy in Early Modern Europe*, trans. David Gentilcore, Cambridge: Polity Press.

Cardano, Girolamo (1663 [1557]), *De rerum varietate, in Opera omnia*, 10 vols, ed. C. Spon, Vol. 3, 1–351, Lyon: Jean Antoine Huguetan & Marc Antoine Ravaud.

Cárdenas, Juan de (1945 [1591]), *Problemas y secretos maravillosos de las Indias*, Madrid: Ediciones Cultura Hispánica.

Carlino, Andrea (1999a), *Books of the Body: Anatomical Ritual and Renaissance Learning*, trans. John Tedeschi and Anne C. Tedeschi, Chicago: Chicago University Press.

Carlino, Andrea (1999b), 'Paper Bodies: A Catalogue of Anatomical Fugitive Sheets, 1538–1687', trans. Noga Arikha, *Medical History*, Supplement 19, London: Wellcome.

Carmichael, Ann G. (1986), *Plague and the Poor in Renaissance Florence*, Cambridge: Cambridge University Press.

Carrasco, David (1995), 'Cosmic Jaws: We Eat the Gods and the Gods Eat Us', *Journal of the American Academy of Religion*, 63 (3): 429–63.

Carrera, Elena, ed. (2013), *Emotions and Health 1200–1700*, Leiden: Brill.

Casebooks Project (n.d.), 'Topics of Consultations'. Available online:https://web.archive.org/web/20171210130519/http://www.magicandmedicine.hps.cam.ac.uk/using-our-edition/topics-of-consultations (accessed 24 October 2017).

Castro, Rodrigo de (1604), *De universa mulierum medicina*, Hamburg: Froben.

Cavallo, Sandra (1995), *Charity and Power in Early Modern Italy: Benefactors and Their Motives in Turin, 1541–1789*, Cambridge: Cambridge University Press.

Cavallo, Sandra (2007), *Artisans of the Body in Early Modern Italy: Identities, Families and Masculinities*, Manchester: Manchester University Press.

Cavallo, Sandra (2011), 'Secrets to Healthy Living: The Revival of the Preventive Paradigm in Late Renaissance Italy', in Elaine Leong and Alisha Rankin (eds), *Secrets and Knowledge in Medicine and Science, 1500–*

1800, 191–212, Farnham: Ashgate.

Cavallo, Sandra (2016), 'Health, Air and Material Culture in the Early Modern Italian Domestic Environment', *Social History of Medicine*, 29 (4): 695–716.

Cavallo, Sandra and Storey, Tessa (2013), *Healthy Living in Late Renaissance Italy*, Oxford: Oxford University Press.

Cavallo, Sandra and Storey, Tessa, eds (2017), *Conserving Health in Early Modern Culture: Bodies and Environments in Italy and England*, Manchester: Manchester University Press.

Černý, Karel (2013), 'Magical and Natural Amulets in Early Modern Plague Treatises', *Sudhoffs Archiv*, 97 (1): 81–101.

Chaplin, Joyce E. (2001), *Subject Matter: Technology, the Body, and Science on the Anglo-American Frontier, 1500–1676*, Cambridge, MA: Harvard University Press.

Churchill, Wendy D. (2012), *Female Patients in Early Modern Britain: Gender, Diagnosis, and Treatment*, Farnham: Ashgate.

Cipolla, Carlo M. (1992), *Miasmas and Disease: Public Health and the Environment in the Pre-Industrial Age*, New Haven, CT: Yale University Press.

Clark, Elizabeth A. (2004), *History, Theory, Text: Historians and the Linguistic Turn*, Cambridge, MA: Harvard University Press.

Clegg, James (1978), *The Diary of James Clegg of Chapel-en-le Frith, 1708–55*, 3 vols, ed. Vanessa S. Doe, Chesterfield: Derbyshire Record Society.

Clendinnen, Inga (1995), *Aztecs: An Interpretation*, Cambridge: Cambridge University Press.

Clever, William (1590), *The flower of phisicke*, London: Roger Ward.

Cock, Thomas (1665), *Hygieine, or, A Plain and Practical Discourse upon the*

First of the Six Non-Naturals..., London: Stephens, Dring & Leigh.

Coe, Sophie (1994), *America's First Cuisines*, Austin, TX: University of Texas Press.

Coe, Sophie and Coe, Michael D. (1996), *The True History of Chocolate*, London: Thames & Hudson.

Cogan, Thomas (1588), *The Hauen of Health*, London: Henry Middleton.

Cohn, Samuel Kline Jr (2010), *Cultures of Plague: Medical Thinking at the End of the Renaissance*, Oxford: Oxford University Press.

Coke, Edward (1628), *The First Part of the Institutes of the Laws of England*, London: The Society of Stationers.

Coke, Edward (1644), *The Third Part of the Institutes of the Laws of England*, London: W. Lee and D. Pakeman.

Cole, Francis J. (1944), *History of Comparative Anatomy from Aristotle to the Eighteenth Century*, London: Macmillan.

Coleman, William (1974), 'Health and Hygiene in the *Encyclopédie*: A Medical Doctrine for the Bourgeoisie', *Journal of the History of Medicine and Allied Sciences*, 29 (4): 399–421.

Collingham, Elizabeth (2001), *Imperial Bodies: The Physical Experience of the Raj, c. 1800–1947*, Cambridge: Polity.

Colmenero, Antonio (1640), *A Curious Treatise of the Nature and Quality of Chocolate*, trans. James Wadsworth, London.

Conforti, Maria (2017), 'Neapolitan Airs: Health Advice and Medical Culture on the Edge of a Volcano', in Sandra Cavallo and Tessa Storey (eds), *Conserving Health in Early Modern Culture: Bodies and Environments in Italy and England*, 135–57, Manchester: Manchester University Press.

Conquistador Anónimo (1858), 'Relación de algunas cosas de la Nueva España', in Joaquín García Icazbalceta (ed.), *Colección de documentos para la historia de México*, 2 vols, Mexico City.

Conrad, Lawrence I., Neve, Michael, Nutton, Vivian, Porter, Roy and Wear, Andrew (1995), *The Western Medical Tradition, 800 BC to AD 1800*, Cambridge: Cambridge University Press.

Conrad, Peter (1992), 'Medicalization and Social Control', *Annual Review in Sociology*, 18: 209–32.

Constantine the African (1536), *De melancholia*, Basel: Heinrich Petri.

Cook, Harold J. (1986), *The Decline of the Old Medical Regime in Stuart London*, Ithaca, NY: Cornell University Press.

Cook, Harold J. (1990), 'The New Philosophy and Medicine in Seventeenth-Century England', in David C. Lindberg and Robert S. Westman (eds), *Reappraisals of the Scientific Revolution*, 397–436, Cambridge: Cambridge University Press.

Cook, Harold J. (1994), *Trials of an Ordinary Doctor: Joannes Groenevelt in Seventeenth-Century London*, Baltimore, MD: Johns Hopkins University Press.

Cook, Harold J. (2005), 'Global Economies and Local Knowledge in the East Indies: Jacobus Bontius Learns the Facts of Nature', in Londa Schiebinger and Claudia Swan (eds), *Colonial Botany: Science, Commerce, and Politics in the Early Modern World*, 100–18, Philadelphia, PA: University of Pennsylvania Press.

Cook, Harold (2007), *Matters of Exchange: Commerce, Medicine, and Science in the Dutch Golden Age*, New Haven, CT: Yale University Press.

Cook, Harold J. and Sven Dupré, eds (2012), *Translating Knowledge in the Early Modern Low Countries*, Münster: LIT.

Coole, Diana and Frost, Samantha, eds (2010), *New Materialisms: Ontology, Agency, and Politics*, Durham, NC: Duke University Press.

Cooper, Alix (2006), 'Homes and Households', in Katharine Park and Lorraine Daston (eds), *The Cambridge History of Science, Vol. 3: Early Modern Science*, 224–37, Cambridge: Cambridge University Press.

Cooper, Alix (2007), *Inventing the Indigenous: Local Knowledge and Natural History in Early Modern Europe*, Cambridge: Cambridge University Press.

Cooter, Roger (2004), ' "Framing" the End of Social History', in Frank Huisman and John Harley Warner (eds), *Locating Medical History: The Stories and Their Meanings*, 309–37, Baltimore, MD: Johns Hopkins University Press.

Cooter, Roger (2013), 'The Turn to the Body', in Roger Cooter with Claudia Stein, *Writing History in the Age of Biomedicine*, 91–111, New Haven, CT: Yale University Press.

Cooter, Roger and Stein, Claudia (2013), 'The New Poverty of Theory: Material Turns in a Latourian World', in Roger Cooter with Claudia Stein, *Writing History in the Ages of Biomedicine*, 205–28, New Haven, CT: Yale University Press.

Cooter, Roger and Claudia Stein (2016), 'Introduction: The Vicissitudes of Fundamental Change', in Roger Cooter and Claudia Stein (eds), *The History of Medicine: Critical Concepts in Historical Studies, Vol. 1: Ancient and Medieval Medicine*, 1–32, Abingdon: Routledge.

Copenhaver, Brian P. (2006), 'Magic', in Katharine Park and Lorraine Daston (eds), *The Cambridge History of Science, Vol. 3: Early Modern Science*, 518–40, Cambridge: Cambridge University Press.

Corneanu, Sorana (2017), 'The Nature and Care of the Whole Man: Francis Bacon and Some Late Renaissance Contexts', *Early Science and Medicine*, 22 (2/3): 130–56.

Cosin, Richard (1592), *Conspiracie, for pretended reformation viz. presbyteriall discipline*, London: Christopher Barker.

Costa, Palmira Fontes da (2012), 'Geographical Expansion and the Reconfiguration of Medical Authority: Garcia de Orta's *Colloquies on the Simples and Drugs of India* (1563)', *Studies in History and Philosophy of Science Part A*, 43 (1): 74–81.

Costa, Palmira Fontes da, ed. (2015), *Medicine, Trade and Empire: Garcia de Orta's Colloquies on the Simples and Drugs of India (1563) in Context*, Farnham: Ashgate.

Cottingham, John (1978), ' "A Brute to the Brutes?" : Descartes' Treatment of Animals', *Philosophy*, 53 (206): 551–9.

Cottingham, John, Stoothoff, Robert and Murdoch, Dugald, trans. (1985), *The Philosophical Writings of Descartes, Volume I*, Cambridge: Cambridge University Press.

Crawford, Catherine (1994), 'Legalizing Medicine: Early Modern Legal Systems and the Growth of Medico-Legal Knowledge', in Michael Clark and Catherine Crawford (eds), *Legal Medicine in History*, 89–116, Cambridge: Cambridge University Press.

Crawford, Patricia (1993), *Women and Religion in England, 1500–1720*, London: Routledge Press.

Croce, Giulio Cesare (1606), *Le sottilissime astuzie de bertoldo*, cited in Allen J. Grieco (2013), 'Food and Social Classes in Late Medieval and Renaissance Italy', in Jean-Louis Flandrin and Massimo Montanari (eds), *Food: A Cultural History from Antiquity to the Present*, trans. Albert Sonnenfeld, 302–12, New York: Columbia University Press.

Crooke, Helkiah (1615), *Microcosmographia: A Description of the Body of Man*, London: William Jaggard.

Crosby, Alfred W. Jr (1972), *The Columbian Exchange: Biological and Cultural*

Consequences of 1492, Westport, CT: Greenwood Press.

Culpeper, Nicholas (1659), *Culpeper's School of Physick*, London: Printed for N. Brook. Cunningham, Andrew (1997), *The Anatomical Renaissance: The Resurrection of the Anatomical Projects of the Ancients*, Aldershot: Scolar Press.

Cunningham, Andrew (2002), 'Identifying Diseases in the Past: Cutting Through the Gordian Knot', *Asclepio*, 54 (1): 13–34.

Cunningham, Andrew (2010), 'The Bartholins, the Platters and Laurentius Gryllus: The *Peregrinatio Medica* in the Sixteenth and Seventeenth Centuries', in Ole Peter Grell, Andrew Cunningham and Jon Arrizabalaga (eds), *Centres of Medical Excellence? Medical Travel and Education in Europe, 1500–1789*, 3–16, Farnham: Ashgate.

Cunningham, Andrew and Grell, Ole Peter (1997), *Health Care and Poor Relief in Protestant Europe, 1500–1700*, London: Routledge.

Curley, Michael, trans. (2009), 'Introduction', in *Physiologus: A Medieval Book of Nature*, Chicago: University of Chicago Press.

Curth, Louise Hill (2010), *The Care of Brute Beasts: A Social and Cultural Study of Veterinary Medicine in Early Modern England*, Leiden: Brill.

Cusset, François (2008), *French Theory: How Foucault, Derrida, Deleuze, & Co Transformed the Intellectual Life of the United States*, trans. Jeff Fort, Minneapolis, MN: University of Minnesota Press.

D'Amato, Cinzio (1669 [1632]), *Nuova et utilissima prattica di tutto quello ch'al diligente barbiero s'appartiene*, Venice: G.B. Brigna.

Darnton, Robert (1984), *The Great Cat Massacre and Other Episodes in French Cultural History*, New York: Basic Books.

Daston, Lorraine (1991), 'Facts and Miraculous Evidence in Early Modern Europe', *Critical Inquiry*, 18 (1): 93–124.

Daston, Lorraine (1994), 'Historical Epistemology', in James Chandler, Arnold I. Davidson and Harry D. Harootunian (eds), *Questions of Evidence: Proof, Practice, and Persuasion Across the Disciplines*, 282–9, Chicago: University of Chicago Press.

Daston, Lorraine, ed. (2004), *Things That Talk: Object Lessons from Art and Science*, New York: Zone Books.

Daston, Lorraine (2009), 'Science Studies and the History of Science', *Critical Inquiry*, 35 (4): 798–813.

Daston, Lorraine and Park, Katharine (1998), *Wonders and the Order of Nature, 1150–1750*, New York: Zone Books.

Davis, Natalie Zemon (1983), *The Return of Martin Guerre*, Cambridge, MA: Harvard University Press.

Davis, Natalie Zemon (1997), 'A Life of Learning: Charles Homer Haskin Lecture for 1997', *American Council of Learned Societies Occasional Paper*, no. 39. New York: ACLS.

Davis, Natalie Zemon (2000), *The Gift in Sixteenth-Century France*, Madison, WI: University of Wisconsin Press.

De Certeau, Michel (1984), *The Practice of Everyday Life*, trans. Steven F. Rendall, Berkeley, University of California Press.

De Renzi, Silvia (2007a), 'Medical Competence, Anatomy and the Polity in Seventeenth-Century Rome', *Renaissance Studies*, 21 (4): 551–67.

De Renzi, Silvia (2007b), 'Medical Expertise, Bodies, and the Law in Early Modern Courts', *Isis*, 98 (2): 315–22.

De Renzi, Silvia (forthcoming), 'Hippocrates on the Tiber', in Silvia de Renzi, *Physicians for the Eternal City: Medicine in Counter Reformation Rome*.

De Ridder-Symoens, Hilde (1996a), 'Management and Resources', in

Hilde de Ridder-Symoens (ed.), *The History of the University in Europe, 2: Universities in Early Modern Europe (1500–1800)*, 155–209, Cambridge: Cambridge University Press.

De Ridder-Symoens, Hilde (1996b), 'Mobility', in Hilde de Ridder-Symoens (ed.), *The History of the University in Europe, 2: Universities in Early Modern Europe (1500–1800)*, 416–48, Cambridge: Cambridge University Press.

De Ridder-Symoens, Hilde (2010), 'The Mobility of Medical Students from the Fifteenth to the Eighteenth Centuries: The Institutional Context', in Ole Peter Grell, Andrew Cunningham and Jon Arrizabalaga (eds), *Centres of Medical Excellence? Medical Travel and Education in Europe, 1500–1789*, 47–89, Farnham: Ashgate.

De Vivo, Filippo (2007), 'Pharmacies as Centres of Communication in Early Modern Venice', *Renaissance Studies*, 21 (4): 500–21.

Dear, Peter (1995), *Discipline & Experience: The Mathematical Way in the Scientific Revolution*, Chicago: University of Chicago Press.

Dear, Peter (2006), 'The Meanings of Experience', in Katharine Park and Lorraine Daston (eds), *The Cambridge History of Science, Vol. 3: Early Modern Science*, 106–31, Cambridge: Cambridge University Press.

DeLacy, Margaret (2016), *The Germ of an Idea: Contagionism, Religion, and Society in Britain, 1660–1730*, New York: Palgrave Macmillan.

Della Porta, Giovanni Battista (1586), *De humana physiognomonia libri IIII*, Vico Equense: Printed by Giuseppe Cacchi.

Dickson, David (1651), *A Brief Exposition of the Evangel of Jesus Christ According to Matthew*, London.

Diethelm, Oskar and Heffernan, Thomas F. (1965), 'Felix Platter and Psychiatry', *Journal of the History of Behavioral Sciences*, 1 (1): 10–23.

DiMeo, Michelle and Pennell, Sara, eds (2013), *Reading and Writing Recipe Books, 1550–1800*, Manchester: Manchester University Press.

Dinges, Martin (2004), 'Social History of Medicine in Germany and France in the Late Twentieth Century: From the History of Medicine Towards a History of Health', in Frank Huisman and John Harley Warner (eds), *Locating Medical History: The Stories and Their Meanings*, 209–36, Baltimore, MD: Johns Hopkins University Press.

Dixon, Laurinda S. (1995), *Perilous Chastity: Women and Illness in Pre-Enlightenment Art and Medicine*, Ithaca, NY: Cornell University Press.

Dobson, Mary J. (1992), 'Contours of Death: Disease, Mortality and the Environment in Early Modern England', *Health Transition Review*, 2: 77–94.

Dobson, Mary J. (1996), *Contours of Death and Disease in Early Modern England*, Cambridge: Cambridge University Press.

Doherty, Megan C. (2012), 'Discovering the "True Form": Hooke's *Micrographia* and the Visual Vocabulary of Engraved Portraits', *The Royal Society Journal of the History of Science*, 66 (3): 211–34.

Douglas, Mary (1970), *Natural Symbols: Explorations in Cosmology*, London: Cresset Press.

Douglas, Mary (1975), 'Deciphering a Meal', in Mary Douglas, *Implicit Meanings: Essays in Anthropology*, 231–51, London: Routledge & Kegan Paul.

Douglas, Mary (1982), 'Food as a System of Communication', in Mary Douglas, *In the Active Voice*, 82–124, London: Routledge & Kegan Paul.

Douglas, Mary (2003 [1966]), *Purity and Danger: An Analysis of Concepts of Pollution and Taboo*, London: Routledge.

Dryander, Johann (1537), *Ein new Artzney und Practicyr Büchlein*, Cologne.

Du Laurens, André (1599), *A Discourse of the Preservation of Sight: Of Melancholike diseases; of Rheumes, and of Old Age*, trans. R. Surflet, London: Ralph Jackson.

Duden, Barbara (1987), *Geschichte unter der Haut: ein Eisenacher Arzt und seine Patientinnen um 1730*, Stuttgart: Klett-Cotta.

Duden, Barbara (1991), *The Woman Beneath the Skin: A Doctor's Patients in Eighteenth-Century Germany*, trans. Thomas Dunlap, Cambridge, MA: Harvard University Press.

Duffin, Christopher J., Moddy, Richard T.J. and Gardner-Thorpe, Christopher, eds (2013), *A History of Geology and Medicine*, Special Publication 375, Oxford: Geological Society.

Duffin, Jacalyn (2005), *Lovers and Livers: Disease Concepts in History*, Toronto: University of Toronto Press.

Dulieu, Louis (1975), *La médecine à Montpellier, Vol. 2: La renaissance*, Avignon: Presses Universelles.

Dupèbe, Jean (1982), 'La diététique et l' alimentation des pauvres selon Sylvius', in Jean-Claude Margolin and Robert Sauzet (eds), *Pratiques et discours alimentaires à la renaissance*, 41–56, Paris: G.P. Maisonneuve et Larose.

Duplanil, Jean-Denis (1801), *Médecine du Voyageur; ou Avis sur les Moyens de conserver la santé*, trans. Emma Spary, 3 vols, Paris: Moutardier.

Eamon, William (2010), *The Professor of Secrets: Mystery, Medicine and Alchemy in Renaissance Italy*, Washington, DC: National Geographic.

Earle, Rebecca (2012a), *The Body of the Conquistador: Food, Race and the Colonial Experience in Spanish America, 1492–1700*, Cambridge: Cambridge University Press.

Earle, Rebecca (2012b), 'The Columbian Exchange', in Jeffrey M. Pilcher (ed.), *The Oxford Handbook of Food History*, 341–57, Oxford: Oxford University Press.

Earle, Rebecca (2013), *The Body of the Conquistador: Food, Race, and the Colonial Experience in Spanish America, 1492–1700*, Cambridge: Cambridge University Press.

Earle, Rebecca (2017), 'Climate, Travel and Colonialism in the Early Modern World', in Sara Miglietti and John Morgan (eds), *Governing the Environment in the Early Modern World: Theory and Practice*, Abingdon: Routledge.

Eden, Richard (1561), 'Preface to Martin Cortés', *The Arte of Navigation*, trans. Richard Eden, London.

Egerton, Frank N. III (1966), 'The Longevity of the Patriarchs: A Topic in the History of Demography', *Journal of the History of Ideas*, 27 (4): 575–84.

Egmond, Florike (2007), 'Clusius and Friends: Cultures of Exchange in the Circles of European Naturalists', in Florike Egmond, Paul Hoftijzer and Robert Visser (eds), *Carolus Clusius: Towards a Cultural History of a Renaissance Naturalist*, 9–48, Amsterdam: Edita.

Egmond, Florike (2008), 'Apothecaries as Experts and Brokers in the SixteenthCentury Network of the Naturalist Carolus Clusius', *History of Universities*, 23 (2): 59–91.

Egmond, Florike (2010), *The World of Carolus Clusius: Natural History in the Making 1550–1610*, London: Pickering and Chatto.

Egmond, Florike (2013), 'A Collection Within a Collection: Rediscovered Animal Drawings from the Collections of Conrad Gessner and Felix Platter', *Journal of the History of Collections*, 25 (2): 149–70.

Egmond, Florike (2016), *Eye for Detail: Images of Plants and Animals in Art and Science, 1500–1630*, London: Reaktion Books.

Eley, Geoff (2003), 'Marxist Historiography', in Stefan Berger, Heiko Feldner and Kevin Passmore (eds), *Writing History: Theory & Practice*, 63–82, London: Hodder Arnold.

Elmer, Peter (1989), 'Medicine, Religion and the Puritan Revolution', in Roger French and Andrew Wear (eds), *The Medical Revolution of the Seventeenth Century*, 10–45, Cambridge: Cambridge University Press.

Elyot, Thomas (1541), *Castel of Helth*, corrected. London.

Elyot, Thomas (1547), *The Castel of Helthe*, London: Thomas Berthelet.

English, Peter C. (1999), *Rheumatic Fever in America and Britain: A Biological, Epidemiological, and Medical History*, New Brunswick, NJ: Rutgers University Press.

Estes, J. Worth (1996), 'The Medical Properties of Food in the Eighteenth Century', *Journal of the History of Medicine and Allied Sciences*, 51 (2): 127–54.

Estienne, Charles and Liébault, Jean (1600), *Maison rustique, or the Countrie Farme*, trans. Richard Surflet. London.

Evelyn, John (1661), *Fumifugium: or The Inconvenience of the Air and Smoke of London Dissipated*, London: G. Bedle and T. Collins.

Fattacciu, Irene (2009), 'Cacao: From an Exotic Curiosity to a Spanish Commodity – the Diffusion of New Patterns of Consumption in Eighteenth-Century Spain', *Food and History*, 7 (1): 53–78.

Fattacciu, Irene (2010), 'Gremios y evolución de las pautas de consumo en el siglo XVIII: la industria artesanal del chocolate', in Daniel Muñoz Navarro (ed.), *Comprar, vender y consumir: Nuevas aportaciones a la historia del consumo en la España moderna*, 153–71, Valencia: Universitat de València.

Fay, Isla (2015), *Health and the City: Disease, Environment and Government in Norwich, 1200–1575*, Woodbridge: Boydell & Brewer.

Feest, Uljana and Sturm, Thomas (2011), 'What (Good) is Historical Epistemology: Editors' Introduction', *Erkenntnis*, 75 (3): 285–302.

Fehlmann, Hans-Rudolf (1975), 'Der Einfluss der Pharmazie in Montpellier auf den Basler Arzt Felix Platter (1536–1614)', *Veröffentlichungen der Internationalen Gesellschaft für Geschichte der Pharmazie*, 42: 35–42.

Feijóo, Benito Jerónimo (1778 [1726]), 'Régimen para conservar la salud', *Teatro crítico universal: nueva impresión, en la cual van puestas las adiciones del Suplemento en sus lugares*, Madrid, I: 149–78.

Felici, Lucia (2003), 'Liberté des savoirs et mobilité: circulations des hommes et des idées à l' université de Bâle au XVIe siècle', in Michel Bideaux and Marie-Madeleine Fragonard (eds), *Les Échanges entre les Universités Européennes à la Renaissance*, 187–98, Geneva: Droz.

Feria, Pedro de (1567), *Doctrina christiana en lengua castellana y çapoteca*, Mexico.

Fernel, Jean (1578), *Universa medicina*, Paris: Jacobus Stoer.

Ferrand, Jacques (1990 [1623]), *A Treatise on Lovesickness*, ed. and trans. Donald A. Beecher and Massimo Ciavolella, Syracuse, NY: Syracuse University Press.

Ferrari, Giovanna (1987), 'Public Anatomy Lessons and the Carnival: The Anatomy Theatre of Bologna', *Past and Present*, 117 (1): 50–106.

Feudtner, Chris (1995), 'The Want of Control: Ideas, Innovations and Ideals in the Modern Management of Diabetes Mellitus', *Bulletin of the History of Medicine*, 69 (1): 66–90.

Ficino, Marsilio (1998 [1489]), *Three Books on Life*, ed. and trans. Carol V. Kaske and John R. Clark, Binghamton, NY: Medieval & Renaissance

Texts & Studies in conjunction with the Renaissance Society of America.

Ficino, Marsilio (2001–6 [1489]), *Platonic Theology*, trans. Michael J.B. Allen and ed. James Hankins, 6 vols, Cambridge, MA: Harvard University Press.

Figlio, Karl (1979), 'Sinister Medicine? A Critique of Left Approaches to Medicine', *Radical Science Journal*, 9: 14–68.

Findlen, Paula (1994), *Possessing Nature: Museums, Collecting, and Scientific Culture in Early Modern Italy*, Berkeley, CA: University of California Press.

Findlen, Paula (1999), 'Masculine Prerogatives: Gender, Space and Knowledge in the Early Modern Museum', in Peter Galison and Emily Thompson (eds), *The Architecture of Science*, 29–57, Cambridge MA: MIT Press.

Findlen, Paula (2006), 'Anatomy Theaters, Botanical Gardens, and Natural History Collections', in Katharine Park and Lorraine Daston (eds), *The Cambridge History of Science, Vol. 3: Early Modern Science*, 272–89, Cambridge: Cambridge University Press.

Fink, Paul (1983), *Geschichte der Basler Bandindustrie, 1550–1800*, Frankfurt: Helbing & Lichtenhahn.

Fissell, Mary E. (1991), *Patients, Power, and the Poor in Eighteenth-Century Bristol*, Cambridge: Cambridge University Press.

Fissell, Mary E. (2004a), 'Making Meaning from the Margins: The New Cultural History of Medicine', in Frank Huisman and John Harley Warner (eds), *Locating Medical History: The Stories and Their Meanings*, 364–89, Baltimore, MD: Johns Hopkins University Press.

Fissell, Mary E. (2004b), *Vernacular Bodies: The Politics of Reproduction in Early Modern England*, Oxford: Oxford University Press.

Fissell, Mary E. (2007), 'The Marketplace of Print', in Mark S.R. Jenner and Patrick Wallis (eds), *Medicine and the Market in England and its Colonies c. 1450–1850*, 108 – 32, Basingstoke: Palgrave Macmillan.

Fissell, Mary E. (2008), 'Introduction: Women, Health, and Healing in Early Modern Europe', *Bulletin of the History of Medicine*, 82 (1): 1–17.

Fissell, Mary E. (2014), 'Material Texts and Medical Libraries in the Digital Age', *RBM: A Journal of Rare Books, Manuscripts and Cultural Heritage*, 15 (2): 135–45.

Flandrin, Jean-Louis (2013), 'Seasoning, Cooking and Dietetics in the Late Middle Ages', in Jean-Louis Flandrin and Massimo Montanari (eds), *Food: A Cultural History from Antiquity to the Present*, trans. Albert Sonnenfeld, 313–27, New York: Columbia University Press.

Fleck, Ludwik (1979), *Genesis and Development of a Scientific Fact*, ed. Thaddeus J. Trenn and Robert K. Merton, trans. Fred Bradley and Thaddeus J. Trenn, Chicago: University of Chicago Press.

Fludd, Robert (1617), *Utriusque cosmi maioris scillicet et minoris. . . historia*, Vol. 1. Oppenheim: de Bry.

Fludd, Robert (1626), *Philosophia sacra & vere christiana seu meteorologia cosmica*, Frankfurt: de Bry.

Forbes, Robert J. (1970), *A Short History of the Art of Distillation from the Beginnings up to the Death of Cellier Blumenthal*, Leiden: E.J. Brill.

Forman, Paul (2010), '(Re)cognizing Postmodernity: Helps for Historians – of Science Especially', *Berichte zur Wissenschaftsgeschichte*, 33 (2): 157–75.

Forrest, Beth Marie and Najjaj, April (2007), 'Is Sipping Sin Breaking Fast? The Catholic Chocolate Controversy and the Changing World of Early Modern Spain', *Food and Foodways*, 15 (1/2): 31–52.

Foucault, Michel (1961), *Folie et déraison: Histoire de la folie à l'âge classique*, Paris: Plon.

Foucault, Michel (1963), *Naissance de la clinique: une archéologie du regard médical*, Paris: Presses Universitaires de France.

Foucault, Michel (1973), *The Birth of the Clinic: An Archaeology of Medical Perception*, trans A.M. Sheridan Smith, New York: Pantheon Books.

Foucault, Michel (1975), *Surveiller et punir: Naissance de la prison*, Paris: Gallimard.

Foucault, Michel (1976–84), *L'Histoire de la sexualité*, 3 vols, Paris: Gallimard.

Foucault, Michel (1984), 'What is Enlightenment?', in Paul Rabinow (ed.), *The Foucault Reader*, 32–50, New York: Pantheon Books.

Foucault, Michel (2001), *L'herméneutique du sujet: cours au Collège de France, 1981-1982*, ed. François Ewald, Alessandro Fontana and Frédéric Gros, Paris: Seuil.

Frank, Robert G. Jr (1980), *Harvey and the Oxford Physiologists*, Berkeley, CA: University of California Press.

Freedman, Paul (2012), 'The Medieval Spice Trade', in Jeffrey M. Pilcher (ed.), *The Oxford Handbook of Food History*, 324–40, Oxford: Oxford University Press.

Freke, Elizabeth (2001), *The Remembrances of Elizabeth Freke, 1671-1714*, ed. Raymond A. Anselment, Cambridge: Cambridge University Press.

French, Roger (1994), *William Harvey's Natural Philosophy*, Cambridge: Cambridge University Press.

French, Roger and Wear, Andrew, eds (1989), *The Medical Revolution of the Seventeenth Century*, Cambridge: Cambridge University Press.

Frevert, Ute (2011), *Emotions in History: Lost and Found*, Budapest: Central European University Press.

Frijhoff, Willem (1996), 'Graduation and Careers', in Hilde de Ridder-Symoens (ed.), *The History of the University in Europe, 2: Universities in Early Modern Europe (1500–1800)*, 355–415, Cambridge: Cambridge University Press.

Furtado, Júnia Ferreira (2008), 'Tropical Empiricism: Making Medical Knowledge in Colonial Brazil', in James Delbourgo and Nicholas Dew (eds), *Science and Empire in the Atlantic World*, 127–51, New York: Routledge.

Gage, Frances (1648), *The English-American, His Travail by Sea and Land*, London.

Gage, Frances (2008), 'Exercise for Mind and Body: Giulio Mancini, Collecting, and the Beholding of Landscape Painting in the Seventeenth Century', *Renaissance Quarterly*, 61 (4): 1167–207.

Gage, Frances (2016), *Painting as Medicine in Early Modern Rome: Giulio Mancini and the Efficacy of Art*, University Park, PA: Pennsylvania State University Press.

Gage, Frances (2017), 'Chasing 'Good Air' and Viewing Beautiful Perspectives: Painting and Health Preservation in Seventeenth-Century Rome', in Sandra Cavallo and Tessa Storey (eds), *Conserving Health in Early Modern Culture: Bodies and Environments in Italy and England*, 237–61, Manchester: Manchester University Press.

Galen (1956), *On Anatomical Procedures*, trans. Charles Singer, London: University of Oxford Press.

Galen (1962), *On Anatomical Procedures: The Later Books*, trans. W.L.H. Duckworth, ed. M.C. Lyons and B. Towers, Cambridge: University of Cambridge Press.

Galen (2000), 'On the Humours', in Mark Grant (ed.), *Galen on Food and*

Drink, 14–18, New York: Routledge.

Galison, Peter (1997), *Image and Logic: A Material Culture of Microphysics*, Chicago: University of Chicago Press.

Gallagher, Catherine and Laqueur, Thomas, eds (1987), *The Making of the Modern Body: Sexuality and Society in the Nineteenth Century*, Berkeley, CA: University of California.

Galli, Marika (2016), *La conquête alimentaire du Nouveau Monde: Pratiques et représentations franco-italiennes des nouveaux produits du XVIe au XVIIIe siècle*, Paris: L' Harmattan.

Geertz, Clifford (1973 a), *The Interpretation of Cultures: Selected Essays*, New York: Basic Books.

Geertz, Clifford (1973 b), 'Religion as a Cultural System' , in Clifford Geertz, *The Interpretation of Cultures*, 87–125, New York: Basic Books.

Gelfand, Toby (1986), 'The *Annales* and Medical Historiography: *Bilan et Perspectives*' , in Roy Porter and Andrew Wear (eds), *Problems and Methods in the History of Medicine*, 15–39, London: Croom Helm.

Gemelli Careri, Giovanni Francesco (1776 [1699]), *Voyage du tour du monde*, trans. M.L.N., 6 vols, Paris.

Gentilcore, David (2006), *Medical Charlatanism in Early Modern Italy*, Oxford: Oxford University Press.

Gentilcore, David (2010), 'The *Levitico*, or How to Feed a Hundred Jesuits' , *Food & History*, 8 (1): 87–120.

Gentilcore, David (2012), 'Purging Filth: Plague and Responses to it in Rome, 1656–7' , in M. Bradley (ed.), *Rome, Pollution and Propriety: Dirt Disease and Hygiene in the Eternal City from Antiquity to Modernity*, 153–68, Cambridge: Cambridge University Press.

Gentilcore, David (2016), *Food and Health in Early Modern Europe: Diet,*

Medicine and Society, 1450–1800, London: Bloomsbury Academic.

George, Wilma (1980), 'Sources and Background to Discoveries of New Animals in the Sixteenth and Seventeenth Centuries', *History of Science*, 18 (2): 79–104.

George, Wilma and Yapp, Brunsdon (1991), *The Naming of the Beasts: Natural History in the Medieval Bestiary*, London: Duckworth.

Germain, Alexandre (1871 [1558]), *La Renaissance à Montpellier: étude historique d'après les documents originaux avec pièces justificatives inédites*, Montpellier: J. Martel.

Gesner, Conrad (1551–8), *Historiae animalium*, 5 vols, Zurich: C. Froschauer.

Gesner, Conrad (1560), *Icones avium omnium*, Zurich: Conrad Froschauer.

Giglioni, Guido (2011), 'Coping with Inner and Outer Demons: Marsilio Ficino's Theory of the Imagination', in Yasmin Haskell (ed.), *Diseases of the Imagination and Imaginary Disease in the Early Modern Period*, 19–51, Turnhout: Brepols.

Gilly, Carlos (1977), 'Zwischen Erfahrung und Spekulation: Theodor Zwinger und die religiöse und kulturelle Krise seiner Zeit (I)', *Basler Zeitschrift für Geschichte und Altertumskunde*, 77: 57–137.

Ginzburg, Carlo (1980), *The Cheese and the Worms: The Cosmos of a SixteenthCentury Miller*, trans. J. and A. Tedeschi, Baltimore, MD: Johns Hopkins University Press.

Ginzburg, Carlo (2012), *Threads and Traces: True, False, Fictive*, trans, Anne C. Tedeschi and John Tedeschi, Berkeley, CA: University of California Press.

Glacken, Clarence J. (1967), *Traces on the Rhodian Shore: Nature and Culture in Western Thought from Ancient Times to the End of the Eighteenth Century*,

Berkeley, CA: University of California Press.

González de la Vara, Martín (1997), 'Origen y virtudes del chocolate', in Janet Long (ed.), *Conquista y comida: consecuencias del encuentro de dos mundos*, 291–308, Mexico City: Nacional Autónoma de México.

Goodey, Christopher F. (2004), ' "Foolishness" in Early Modern Medicine and the Concept of Intellectual Disability', *Medical History*, 48 (3): 289–310.

Goodman, Godfrey (1616), *The Fall of Man, or the Corruption of Nature, Proved by the Light of our Natural Reason*, London: F. Kyngston.

Gottfried, Robert Steven (1978), *Epidemic Disease in Fifteenth Century England: The Medical Response and the Demographic Consequences*, New Brunswick, NJ: Rutgers University Press.

Gowing, Laura (1996), *Domestic Dangers: Women, Words, and Sex in Early Modern London*, Oxford: Clarendon Press.

Gowing, Laura (2003), *Common Bodies: Women, Touch, and Power in Seventeenth Century England*, New Haven, CT: Yale University Press.

Gowing, Laura (2012), *Gender Relations in Early Modern England*, Harlow: Pearson Education.

Gowland, Angus (2006), 'The Problem of Early Modern Melancholy', *Past & Present*, 191: 77–120.

Gowland, Angus (2013), Medicine, Psychology, and the Melancholic Subject in the Renaissance, in E. Carrera, ed., *Emotions and Health, 1200–1700*, 185–220, Leiden: Brill.

Gramsci, Antonio (1971), *Selections from the Prison Notebooks*, ed. and trans. Quintin Hoare and Geoffrey Nowell Smith, New York: International Publishers.

Graunt, John (1662), *Natural and Political Observations made. . . upon the*

Bills of Mortality. . ., London: J. Martyn.

Greenblatt, Stephen (1980), *Renaissance Self-Fashioning: From More to Shakespeare*, Chicago: University of Chicago Press.

Grell, Ole Peter (1993), 'Caspar Bartholin and the Education of the Pious Physician', in Ole Peter Grell and Andrew Cunningham (eds), *Medicine and the Reformation*, 78–100, London: Routledge.

Grell, Ole Peter, ed. (1998), *Paracelsus: The Man and His Reputation, His Ideas and Their Transformation*, Leiden: Brill.

Grell, Ole Peter and Cunningham, Andrew, eds (1996), *Religio Medici: Religion and Medicine in Seventeenth Century England*, Aldershot: Scolar Press.

Grell, Ole Peter, Cunningham, Andrew and Arrizabalaga, Jon, eds (2010), *Centres of Medical Excellence? Medical Travel and Education in Europe, 1500–1789*, Farnham: Ashgate.

Grew, Nehemiah (1681), *Musaeum Regalis Societatis, or A catalogue & description of the natural and artificial rarities belonging to the Royal Society and preserved at Gresham College made by Nehemiah Grew; whereunto is subjoined The comparative anatomy of stomachs and guts by the same author*, London: Rawlins.

Grieco, Allen J. (1991), 'The Social Politics of Pre-Linnaean Botanical Classification', *I Tatti Studies*, 4: 131–49.

Grieco, Allen J. (1999), 'Le repas en Italie a la fin du Moyen Age et à la Renaissance', in Jean-Louis Flandrin and Jane Cobbi (eds), *Tables d'hier, tables d'ailleurs: Histoire et ethnologie du repas*, 117–49, Paris: Editions Odile Jacob.

Grieco, Allen J. (2013), 'Food and Social Classes in Late Medieval and Renaissance Italy', in Jean-Louis Flandrin and Massimo Montanari (eds), *Food: A Cultural History from Antiquity to the Present,* trans. Albert Sonnenfeld, 302–12, New York: Columbia University Press.

Guerrini, Anita (1989), 'The Ethics of Animal Experimentation in SeventeenthCentury England' in *Journal of History of Ideas*, 50 (3): 391–407.

Guerrini, Anita (2002), 'The Rhetorics of Animal Rights', in John P. Gluck, Tony DiPasquale and F. Barbara Orlans (eds), *Applied Ethics in Animal Research*, 55–76, West Lafayette, IN: Purdue University Press.

Guerrini, Anita (2013), 'Experiments, Causation, and the Uses of Vivisection in the First Half of the Seventeenth Century', *Journal of the History of Biology*, 46 (2): 227–54.

Guerrini, Anita (2015), 'Inside the Charnel House: The Display of Skeletons in Europe 1500–1800', in Rina Knoeff and Robert Zwijnenberg (eds), *The Fate of Anatomical Collections,* 93–108, Farnham: Ashgate.

Gutiérrez, Ramón A. (1991), *When Jesus Came, the Corn Mothers Went Away: Marriage, Sexuality and Power in New Mexico, 1500–1846,* Stanford, CA: Stanford University Press.

Hacking, Ian (2002), *Historical Ontology*, Cambridge, MA: Harvard University Press.

Hacking, Ian (2006 [1975]), *The Emergence of Probability*, 2nd edn, Cambridge: Cambridge University Press.

Hahn, Daniel (2004), *The Tower Menagerie: The Amazing 600-year History of the Royal Collection of Wild and Ferocious Beasts Kept at the Tower of London,* London: Simon & Schuster.

Hakewill, George (1627), *An Apologie or Declaration of the Power and Providence of God in the Government of the World,* Oxford: J. Lichfield and W. Turner.

Hale, Matthew (1736), *Historia placitorum coronae: The History of the Pleas of the Crown*, 2 vols, London: F. Gyles.

Hamor, Ralph (1615), *A True Discourse of the Present Estate of Virginia*, London.

Handley, Sasha (2016), *Sleep in Early Modern England*, New Haven, CT: Yale University Press.

Hannaway, Caroline (1997), 'Environment and miasmata', in W.F. Bynum and Roy Porter (eds), *Companion Encyclopedia of the History of Medicine*, Vol. 1, 292–308, London and New York: Taylor & Francis.

Hanson, Craig Ashley (2009), *The English Virtuoso: Art, Medicine, and Antiquarianism in the Age of Empiricism*, Chicago: University of Chicago Press.

Hanson, Marta E. (2011), *Speaking of Epidemics in Chinese Medicine: Disease and the Geographic Imagination in Late Imperial China*, Abingdon: Routledge.

Hargreaves-Mawdsley, William Norman (1963), *A History of Academical Dress in Europe until the End of the Eighteenth Century*, Oxford: Clarendon Press.

Harkness, Deborah (2006), '*Nosce teipsum*: Curiosity, the Humoural Body, and the Culture of Therapeutics in Late Sixteenth and Early Seventeenth Century England', in R.J.W. Evans and Alexander Marr (eds), *Curiosity and Wonder from the Renaissance to the Enlightenment*, 171–92, London: Ashgate.

Harley, David (1993 a), 'Medical Metaphors in English Moral Theology, 1560–1660', *Journal of the History of Medicine and Allied Sciences*, 48 (4): 396–445.

Harley, David (1993 b), 'Spiritual Physic, Providence, and English Medicine,

1560–1640', in Ole Peter Grell and Andrew Cunningham (eds), *Medicine and the Reformation*, 101–17, London: Routledge.

Harley, David (1996), 'The Theology of Affliction and the Experience of Sickness in the Godly Family, 1650–1714: The Henrys and the Newcomes', in Ole Peter Grell and Andrew Cunningham (eds), *Religio Medici: Medicine and Religion in Seventeenth-Century England*, 273–92, Aldershot: Scolar Press.

Harrington, Joel F. (2014), *The Faithful Executioner: Life and Death, Honour and Shame in the Turbulent Sixteenth Century*, London: Vintage Books.

Harris, Victor Irwin (1949), *All Coherence Gone: A Study of the Seventeenth Century Controversy Over Disorder and Decay in the Universe*, Chicago: University of Chicago Press.

Harrison, Mark (1999), *Climates and Constitutions: Health, Race, Environment and British Imperialism in India, 1600–1850*, Oxford: Oxford University Press.

Harrison, Peter (2004), 'Reading Vital Signs: Animals and the Experimental Philosophy', in Erica Fudge (ed.), *Renaissance Beasts: Of Animals, Humans, and other Wonderful Creatures*, 186–207, Urbana, IL: University of Illinois Press.

Harrison, Peter (2007), *The Fall of Man and the Foundations of Science*, Cambridge: Cambridge University Press.

Hart, James (1633), *Klinike , or Diet of the Diseased*, London: Robert Allot.

Harvey, Karen (2012), *The Little Republic: Masculinity and Domestic Authority in Eighteenth-Century Britain*, Oxford: Oxford University Press.

Harvey, William (1651), *Exercitationes de Generatione Animalium*, Amsterdam: Apud Ludovicum Elzevirium.

Harvey, William (1653), *Anatomical Exercitations Concerning the Generation of Living Creatures*, London: John Young.

Harvey, William (1668), 'An Extract of the Anatomical Account Written and Left by the Famous Dr Harvey Concerning Thomas Parr, Who Died in London at the Age of 152 Years and 9 Months', *Philosophical Transactions of the Royal Society of London*, 3 (44): 886-8.

Hatfield, Gary (2008), 'Animals', in Janet Broughton and John Carriero (eds), *A Companion to Descartes*, 404-25, Oxford: Blackwell.

Hatfield, Gary (2012), 'Mechanizing the Sensitive Soul', in Gideon Manning (ed.), *Matter and Form in Early Modern Science and Philosophy*, 151-86, Leiden: Brill.

Healy, Margaret (1993), 'Discourses of the Plague in Early Modern London', in J.A.I. Champion (ed.), *Epidemic Disease in London*, Centre for Metropolitan History Working Papers Series, No. 1, 19-34.

Healy, Margaret (2001), *Fictions of Disease in Early Modern England: Bodies, Plagues and Politics*, Basingstoke: Palgrave.

Heartfield, James (2006), *The 'Death of the Subject' Explained*, Sheffield: Sheffield Hallam University Press.

Heinrichs, Erik A. (2018), *Plague, Print, and the Reformation: The German Reform of Healing, 1473-1573*, Abingdon: Routledge.

Henderson, John (2006), *The Renaissance Hospital: Healing the Body, Healing the Soul*, New Haven, CT: Yale University Press.

Henry, John (1989), 'The Matter of Souls: Medical Theory and Theology in Seventeenth-Century England', in Roger French and Andrew Wear (eds), *The Medical Revolution of the Seventeenth Century*, 87-113, Cambridge: Cambridge University Press.

Hermida, María Angustias Sánchez-Moscoso (1983), 'Concepto científico de nutrición en un texto médico del siglo XVI: "De regimine cibi atque potus", de Enrique Jorge Enriques', in Francisco de Solano and Fermín del Pino (eds), *América y la España del siglo XVI*, 2 vols, I: 219–31, Madrid: Consejo Superior de Investigaciones Científicas.

Herrera, Gabriel Alonso de (1970), *Obra de agricultura, c. 1513*, ed. José Urbano Martínez, Madrid: Editorial Atlas.

Heyd, Michael (1995), *'Be Sober and Reasonable': The Critique of Enthusiasm in the Seventeenth and Early Eighteenth Centuries*, Leiden: Brill.

Hildesheim, Francisci (1612), *De cerebri et capitis morbis internis spicilegia*, Frankfurt am Main: Erasmus Kempfer.

Hill, John (1751), *A History of the Materia Medica*, London: Printed for T. Longman, C. Hitch and L. Hawes; A. Millar; and J. and J. Rivington.

Hill, Thomas (1556), *A brief and most plesau[n]t epitomye of the whole art of physiognomie*, London: John Waylande.

Hinde, John R. (2000), *Jacob Burckhardt and the Crisis of Modernity*, Montreal: McGill-Queens's University Press.

Hird, Myra J. (2004), 'Feminist Matters: New Materialism Considerations of Sexual Difference', *Feminist Theory*, 5 (2): 223–32.

Hiusman, Tim (2015), 'Resilient Collections: The Long Life of Leiden's Anatomical Collections', in Rina Knoeff and Robert Zwijnenberg (eds), *The Fate of Anatomical Collections*, 73–92, Farnham: Ashgate.

Hodgkin, Katharine (2007), *Madness in Seventeenth-Century Autobiography*, Basingstoke: Palgrave Macmillan.

Hooke, Robert (1665), *Micrographia or Some Physiological Descriptions of Minute Bodies Made by Magnifying Glasses. With Observations and Inquiries Thereupon*, London: John Martyn and James Allestry.

Hooke, Robert (1935), *The Diary of Robert Hooke, M.A., M.D., F.R.S., 1672–1680, Transcribed From the Original in the Possession of the Corporation of* the *City of London (Guildhall Library)*, ed. Henry W. Robinson and Walter Adams, London: Taylor & Francis.

Howard, Sharon (2003), 'Imagining the Pain and Peril of Seventeenth-Century Childbirth: Travail and Deliverance in the Making of an Early Modern World', *Social History of Medicine*, 16 (3): 367–82.

Howe, Eunice D. (2003), 'The Architecture of Institutionalism: Women's Space in Renaissance Hospitals', in Helen Hills (ed.), *Architecture and the Politics of Gender in Early Modern Europe*, 62–82, Aldershot: Ashgate.

Hsia, Florence C. (2009), *Sojourners in a Strange Land: Jesuits and Their Mission in Late Imperial China*, Chicago: University of Chicago.

Huarte, Juan (1575), *Examen de ingenios para las ciencias*, Baeaza: Juan Bautista de Montoya.

Huber, Katharina (2003), *Felix Platters 'Observationes': Studien zum frühneuzeitlichen Gesundheitswesen in Basel*, Basel: Schwabe.

Huet, Marie-Hélène (1993), *Monstrous Imagination*, Cambridge, MA: Harvard University Press.

Huisman, Frank and Warner, John Harley (2004), 'Medical Histories', in Frank Huisman and John Harley Warner (eds), *Locating Medical History: The Stories and Their Meanings*, 1–32, Baltimore, MD: Johns Hopkins University Press.

Hulme, Peter (1986), *Colonial Encounters: Europe and the Native Caribbean 1492–1797*, London: Methuen.

Hunt, Lynn, ed. (1989), *The New Cultural History*, Berkeley, CA: University of California Press.

Hunt, Lynn (2014), 'The Self and its History', *American Historical Review*, 119 (5): 1576–86.

Hunter, Lynette (1997), 'Women and Domestic Medicine: Lady

Experimenters, 1570–1620', in Lynette Hunter and Sarah Hutton (eds), *Women, Science and Medicine 1500–1700*, 89–107, Stroud: Sutton.

Hunter, Richard and Macalpine, Ida (1963), *Three Hundred Years of Psychiatry, 1535–1860*, New York: Oxford University Press.

Hütten, Ulrich von (1519), *De guaiaci medicina et morbo gallico liber unus*, Mainz.

Hütten, Ulrich von (1536), *Of the wood called guaiacum: that healeth the Frenche pockes*, London.

Illich, Ivan (1975), *Medical Nemesis: The Expropriation of Health*, London: Calder and Boyars.

Isidore of Seville (2006), *The Etymologies of Isidore of Seville*, ed. Stephen A. Barney, W.J. Lewis, J.A. Beach and Oliver Berghof, Cambridge: Cambridge University Press.

Ivanič, Suzanna (2017), 'Early Modern Religious Objects and Materialities of Belief', in Catherine Richardson, Tara Hamling and David Gaimster (eds), *The Routledge Handbook of Material Culture in Early Modern Europe*, 332–7, Abingdon: Routledge.

Jackson, Mark (2017), 'Perspectives on the History of Disease', in Mark Jackson (ed.), *The Routledge History of Disease*, 1–18, New York: Routledge.

Jagger, Jill (2015), 'The New Materialism and Sexual Difference', *Signs*, 40 (2): 321–42.

James, Susan (2000), '*Grandeur* and the Mechanical Philosophy', in Jill Kraye and M.W.F Stone (eds), *Humanism and Early Modern Philosophy*, 172–92, London: Routledge.

Jamieson, Ross W. (2001), 'The Essence of Commodification: Caffeine Dependencies in the Early Modern World', *Journal of Social History*, 35

(2): 269–94.

Jarcho, Saul (1970), 'Galen's Six Non-Naturals: A Bibliographic Note and Translation', *Bulletin of the History of Medicine*, 44 (4): 372–7.

Jenner, Mark (1991), 'Early Modern English Conceptions of "Cleanliness" and "Dirt" as Reflected in the Environmental Regulation of London *c.* 1530–1700', DPhil diss., University of Oxford.

Jenner, Mark (1995), 'The Politics of London's Air: John Evelyn's *Fumifugium* and the Restoration', *The Historical Journal*, 38 (3): 535–51.

Jenner, Mark (1997), 'The Great Dog Massacre', in William G. Naphy and Penny Roberts (eds), *Fear in Early Modern Society*, 44–61, Manchester: Manchester University Press.

Jenner, Mark (2012), 'Plague on a Page: *Lord Have Mercy Upon Us* in Early Modern London', *The Seventeenth Century*, 27 (3): 255–86.

Jenner, Mark and Patrick Wallis (2007a), 'The Medical Marketplace', in Mark S.R. Jenner and Patrick Wallis (ed.), *Medicine and the Market in England and its Colonies, c. 1450–c. 1850*, 1–23, Basingstoke: Palgrave Macmillan.

Jenner, Mark and Wallis, Patrick (2007b), *Medicine and the Market in England and its Colonies, c. 1450–c. 1850*, Basingstoke: Palgrave Macmillan.

Jewson, N.D. (1976), 'The Disappearance of the Sick-Man from Medical Cosmology, 1770–1870', *Sociology*, 10 (2): 225–44.

Johns, Adrian (1998), *The Nature of the Book: Print and Knowledge in the Making*, Chicago: University of Chicago Press.

Johnson, Christine R. (2008), *The German Discovery of the World: Renaissance Encounters with the Strange and Marvelous*, Charlottesville, VA: University of Virginia Press.

Jones, Colin (1987), 'Montpellier Medical Students and the Médicalisation of 18thCentury France', in Roy Porter and Andrew Wear (eds), *Problems and Methods in the History of Medicine*, 57–81, London: Croom Helm.

Jones, Colin (1996), 'Plague and its Metaphors in Early Modern France', *Representations*, 53: 97–127.

Jones, Colin (2000), 'Languages of Plague in Early Modern France', in Sally Sheard and Helen Power (eds), *Body and City: Histories of Urban Public Health*, 41–9, Aldershot: Ashgate.

Jones, Colin and Porter, Roy, eds (1994), *Reassessing Foucault: Power, Medicine and the Body*, London: Routledge.

Jordanova, Ludmilla (2000), *Defining Features: Scientific and Medical Portraits, 1660–2000*, London: Reaktion in association with the National Portrait Gallery.

Jordanova, Ludmilla (2004), 'The Social Construction of Medical Knowledge', in Frank Huisman and John Harley Warner (eds), *Locating Medical History: The Stories and Their Meanings*, 338–63, Baltimore, MD: Johns Hopkins University Press.

Jouanna, Jacques, trans. (1996), *Hippocrate, Tome II: Airs, Eaux, Lieux*, Paris: Belles Lettres.

Joyce, Patrick (2010), 'What is the Social in Social History?', *Past and Present*, 206 (1): 213–48.

Jung, Paul (1952), 'Renward Cysat als Naturforscher, Apotheker, und Arzt 1545–1614', *Gesnerus*, 9: 42–52.

Justinian (1985), *The Digest of Justinian*, Vol. 1, revised edn, ed. A. Watson, Philadelphia, PA: University of Pennsylvania Press.

Kargon, Robert (1963), 'John Graunt, Francis Bacon and the Royal Society:

The Reception of Statistics', *Journal of the History of Medicine*, 18 (4): 337–48.

Kassell, Lauren (2005), *Medicine and Magic in Elizabethan London: Simon Forman, Astrologer, Alchemist, and Physician*, Oxford: Clarendon Press.

Kassell, Lauren (2014), 'Casebooks in Early Modern England: Medicine, Astrology and Written Records', *Bulletin of the History of Medicine*, 88 (4): 595–625.

Kassell, Lauren, Hawkins, Michael, Ralley, Robert, Young, John, Edge, Joanne, Martin-Portugues, Janet Yvonne and Kaoukji, Natalie, eds (n.d.), *The Casebooks of Simon Forman and Richard Napier, 1596–1634: A Digital Edition*. Available online: https://casebooks.lib.cam.ac.uk (accessed 23 September 2020).

Katritzky, M.A. (2012), *Healing, Performance and Ceremony in the Writings of Three Early Modern Physicians: Hippolytus Guarinonius and the Brothers Felix and Thomas Platter*, Farnham: Ashgate.

Keitt, Andrew (2004), 'Religious Enthusiasm and the Spanish Inquisition', *Journal of the History of Ideas*, 65 (2): 231–50.

Kenda, Barbara (2006), *Aeolian Winds and the Spirit in Renaissance Architecture: Academia Eolia Revisited*, Abingdon: Routledge.

Keynes, Geoffrey (1966), *Life of William Harvey*, Oxford: Oxford University Press.

King, Helen (2013), *The One-Sex Body on Trial: The Classical and Early Modern Evidence*, Aldershot: Ashgate.

Kirkup, John (2006), *The Evolution of Surgical Instruments: An Illustrated History from Ancient Times to the Twentieth Century*, Novato: historyofscience.com.

Kleinberg, Ethan (2016), 'Just the Facts: The Fantasy of a Historical

Science', *History of the Present*, 6 (1): 87–103.

Klestinec, Cynthia (2011), *Theatres of Anatomy: Students, Teachers, and Traditions of Dissection in Renaissance Venice*, Baltimore, MD: Johns Hopkins University Press.

Klibansky, Raymond, Panofsky, Erwin and Saxl, Fritz (1964), *Saturn and Melancholy: Studies in the History of Natural Philosophy, Religion, and Art*, London: Thomas Nelson & Sons.

Knight, Leah (2014), *Reading Green in Early Modern England*, Aldershot: Ashgate.

Kolb, Werner (1951), *Geschichte des anatomischen Unterrichts an der Universität zu Basel, 1460–1900*, Basel: B. Schwabe.

Kreager, P. (1988), 'New Light on Graunt', *Population Studies*, 42 (1): 129–40.

Kristeller, Paul (1978), 'Philosophy and Medicine in Medieval and Renaissance Italy', in Stuart F. Spicker (ed.), *Organism, Medicine and Metaphysics*, 29–40, Dordrecht: D. Reidel.

Kuhn, Thomas S. (1962), *The Structure of Scientific Revolutions*, Chicago: University of Chicago Press.

Kuriyama, Shigehisa (1999), *The Expressiveness of the Body and the Divergence of Greek and Chinese Medicine*, New York: Zone Books.

Kusukawa, Sachiko (2012), *Picturing the Book of Nature: Image, Text, and Argument in Sixteenth-Century Human Anatomy and Medical Botany*, Chicago: Chicago University Press.

Kusukawa, Sachiko and Maclean, Ian, eds (2006), *Transmitting Knowledge: Words, Images, and Instruments in Early Modern Europe*, Oxford: Oxford University Press.

La Primaudaye, Pierre de (1589), *The French Academie*, trans. T. Bowes.

London: George Bishop.

Laborie, Lionel (2015), *Enlightening Enthusiasm: Prophecy and Religious Experience in Early Eighteenth-Century England*, Manchester: Manchester University Press.

Ladurie, Emmanuel Le Roy (1997), *The Beggar and the Professor: A Sixteenth-Century Family Saga*, trans. A. Goldhammer, Chicago: University of Chicago Press.

Landolt, Elisabeth (1972), 'Materialen zu Felix Platter als Sammler und Kunstfreund', *Basler Zeitschrift für Geschichte und Altertumskunde*, 72: 245–306.

Lane, Joan (1986), 'The Doctor Scolds Me: The Diaries and Correspondence of Patients in Eighteenth Century England', in Roy Porter (ed.), *Patients and Practitioners: Lay Perceptions of Medicine in Pre-Industrial Society*, 205–48, Cambridge: Cambridge University Press.

Laqueur, Thomas (1990), *Making Sex: Body and Gender from the Greeks to Freud*, Cambridge, MA: Harvard University Press.

Laroche, Rebecca (2009), *Medical Authority and Englishwomen's Herbal Texts, 1550–1650*, Burlington, VT: Ashgate.

Latour, Bruno (2005 a), 'Third Source of Uncertainty: Objects Too Have Agency', in Bruno Latour, *Reassembling the Social: An Introduction to Actor-Network-Theory*, 63–86, Oxford: Oxford University Press.

Latour, Bruno (2005 b), *Reassembling the Social: An Introduction to Actor-NetworkTheory*, Oxford: Oxford University Press.

Le Clerc, Daniel and Manget, Jean-Jacques (1685), *Biblioteca anatomica: sive recens in anatomia inventorum thesaurus locupletissimus*, Geneva: J.A. Chouët.

Lederer, David (2006), *Madness, Religion and the State in Early Modern*

Europe: The Bavarian Beacon, Cambridge: Cambridge University Press.

Leeuwenhoek, Anton (1719), 'Letter to Adriaen van Assendelft of March 25, 1713', in *Antonii a Leeuwenhoek Regiae, Quae Londini Est, Societatis Collegae, Epistolae Physiologicae Super Compluribus Naturae Arcanis*, Delft: Adrian Beman.

Lemery, Nicolas (1721 [1691]), *Dizionario overo Trattato universale delle droghe semplici*, Venice: Hertz.

Lemke, Thomas (2015), 'Varieties of Materialism', BioSocieties, 10 (4): 490–5. Lemnius, Levinus (1561), *De habitu et constitutione corporis*, Antwerp: Guillaume Simon.

Lemnius, Levinus (1633 [1576]), *The Touchstone of Complexions*, trans. T. Newton. London: Michael Sparke.

Leong, Elaine (2008), 'Making Medicine in the Early Modern Household', *Bulletin of the History of Medicine*, 82 (1): 145–68.

Leong, Elaine (2013), 'Collecting Knowledge for the Family: Recipes, Gender and Practical Knowledge in the Early Modern English Household', *Centaurus*, 55 (2): 81–103.

Leong, Elaine (2014), ' "Herbals She Peruseth" : Reading Medicine in Early Modern England', *Renaissance Studies*, 28 (4): 556–78.

Leong, Elaine (2018), *Recipes and Everyday Knowledge: Medicine, Science and the Household in Early Modern England*, Chicago: University of Chicago Press.

Leong, Elaine and Pennell, Sara (2007), 'Recipe Collections and the Currency of Medical Knowledge in the Early Modern "Medical Marketplace" ', in Mark Jenner and Patrick Wallis (eds), *Medicine and the Market in England and its Colonies, c. 1450–c. 1850*, 133–52, Basingstoke: Palgrave Macmillan.

Leong, Elaine and Rankin, Alisha, eds (2011), *Secrets and Knowledge in Medicine and Science, 1500–1800*, Farnham: Ashgate.

Leong, Elaine and Rankin, Alisha (2017), 'Testing Drugs and Trying Cures: Experiment and Medicine in Medieval and Early Modern Europe', *Bulletin of the History of Medicine*, 91 (2): 157–82.

Leslie, Michael and Raylor, Timothy, eds (1992), *Culture and Cultivation in Early Modern England : Writing and the Land*, Leicester: Leicester University Press.

Lessius, Leonard (1634), *Hygiasticon: Or, The right Course of Preserving Life and Health unto Extreme Old Age...*, first published in Latin, Antwerp 1613, Cambridge: R. Daniel.

Leu, Urs B. and Ruoss, Mylène eds (2016), *Facetten Eines Universums: Conrad Gessner 1516–2016*, Zurich: Neue Zürcher Zeitung.

Levin, Harry (1969), *The Myth of the Golden Age in the Renaissance*, Bloomington, IN: Indiana University Press.

Lewis, Gillian (2007), 'Clusius in Montpellier, 1551–1554: A Humanist Education Completed?', in Florike Egmond, Paul Hoftijzer and Robert Visser (ed.), *Carolus Clusius: Towards a Cultural History of a Renaissance Naturalist*, 65–98, Amsterdam: Edita.

Lewis, Gillian (2012), 'The Debt of John Ray and Martin Lister to Guillaume Rondelet of Montpellier', *Notes and Records of the Royal Society*, 66 (4): 323–39.

Leys, Ruth (2017), *The Ascent of Affect: Genealogy and Critique*, Chicago: University of Chicago Press.

Lindemann, Mary (2010), *Medicine and Society in Early Modern Europe*, 2nd edn, Cambridge: Cambridge University Press.

Lindorfer, Bianca (2010), 'Discovering Taste: Spain, Austria, and the Spread

of Chocolate Consumption Among the Austrian Aristocracy, 1650–
1700', *Food and History*, 7 (1): 35–51.

Lloyd, G.E.R. (1983), *Science, Folklore and Ideology: Studies in the Life
Sciences in Ancient Greece*, Cambridge: Cambridge University Press.

Lones, Thomas East (1912), *Aristotle's Researches in Natural Science*,
London: West Newman.

Long, Pamela O. (2011), *Artisan/Practitioners and the Rise of the New Sciences,
1400–1600*, Corvallis, OR: Oregon State University Press.

López Austin, Alfredo (1988), *Human Body and Ideology: Concepts of the
Ancient Nahua*, trans. Thelma and Bernard Ortiz de Montellano, Salt
Lake City, UT: University of Utah Press.

Loreto López, Rosalva (1997), 'Prácticas alimenticias en los conventos de
mujeres en la Puebla del siglo XVIII', in Janet Long (ed.), *Conquista y
comida: consecuencias del encuentro de dos mundos*, 481–503, Mexico
City: Nacional Autónoma de México.

Losse, Deborah N. (2014), *Syphilis: Medicine, Metaphor, and Religious Conflict
in Early Modern France*, Columbus, OH: Ohio State University Press.

Lötscher, Valentin (1975), *Felix Platter und seine Familie*, Basel: Helbing und
Lichtenhahn.

Lubar, Steven and Kingery, W. David, eds (1993), *History from Things: Essays
on Material Culture*, Washington, DC: Smithsonian Institution Press.

Lutz, Catherine and White, Geoffrey M. (1986), 'The Anthropology of
Emotions', *Annual Review of Anthropology*, 15: 405–36.

Lyotard, Jean-François (1984 [1979]), *The Postmodern Condition: A Report
on Knowledge*, trans. Geoff Bennington and Brian Massumi, Manchester:
Manchester University Press.

MacDonald, Michael (1981a), 'Insanity and the Realities of History in Early

Modern England', *Psychological Medicine*, 11 (1): 11–25.

MacDonald, Michael (1981b), *Mystical Bedlam: Madness, Anxiety and Healing in Seventeenth-Century England*, Cambridge: Cambridge University Press.

MacDonald, Michael (1982), 'Popular Beliefs About Mental Disorder in Early Modern England', in Wolfgang Eckhart and Johanna Geyer-Kordesch (eds), *Heilberufe und Kranke in 17 und 18 Jahrhundert*, 148–73, Münster: Burgverlag.

MacDonald, Michael (1983), 'Anthropological Perspectives on the History of Science and Medicine', in Pietro Corsi and Paul Weindling (eds), *Information Sources in the History of Science and Medicine*, 61–80, London: Butterworth Scientific.

MacDonald, Michael, ed. (1991), *Witchcraft and Hysteria in Elizabethan London: Edward Jorden and the Mary Glover Case*, London: Routledge.

Maclean, Ian (2001), *Logic, Signs and Nature: Learned Medicine in the Renaissance*, Cambridge: Cambridge University Press.

Maclean, Ian (2003), 'Trois facultés de médicine au XVIe siècle: Padoue, Bâle, Montpellier', in Michel Bideaux and Marie-Madeleine Fragonard (eds), *Les échanges entre les universités européennes à la Renaissance*, 349–58, Geneva: Droz.

Maclean, Ian (2005), 'White Crows, Graying Hair and Eyelashes: Problems for Natural Historians in the Reception of Aristotelian Logic and Biology from Pomponazzi to Bacon', in Gianna Pomata and Nancy Siraisi (eds), *Historia: Empiricism and Erudition in Early Modern Europe*, 147–79, Cambridge, MA: MIT Press.

Maclean, Ian (2006a), 'Diagrams in the Defence of Galen: Medical Uses of Tables, Squares, Dichotomies, Wheels and Latitudes, 1480–1574', in Sachiko Kusukawa and Ian Maclean (eds), *Transmitting Knowledge:*

Words, Images, and Instruments in Early Modern Europe, 135–64, Oxford: Oxford University Press.

Maclean, Ian (2006b), *Le monde et les hommes selon les médecins de la Renaissance*, Paris: CNRS editions.

Maclean, Ian (2009), *Learning and the Market Place: Essays in the History of the Early Modern Book*, Leiden: Brill.

Marinelli, Curtio (1615a), *De morbis nobilioris animae facultates*, Venice: Giunti.

Marinelli, Curtio (1615b), *De malis principem animam vexantibus*, Venice: Giunti.

Marland, Hilary and Pelling, Margaret, eds (1996), *The Task of Healing: Medicine, Religion, and Gender in England and the Netherlands, 1450–1800*, Rotterdam: Erasmus.

Martin, John Jeffries (2006), *Myths of Renaissance Individualism*, Basingstoke: Palgrave Macmillan.

Matthews-Grieco, Sarah (2006), 'Marriage and Sexuality', in Marta Ajmar-Wollheim and Flora Dennis (eds), *At Home in Renaissance Italy*, 104–19, London: V&A Publications.

Matthioli, Pietro Andrea (1585 [1544]), *Discorsi di M. Pietro Andrea Matthioli sanese nei sei libri di Pedacio Dioscoride Anazarbeo*, Venice: Valgrisio.

Mattmüller, Markus (1987), *Bevölkerungsgeschichte der Schweiz I: Die frühe Neuzeit, 1500–1700*, Basel: Schwabe.

Mauss, Marcel (1966), *The Gift: Forms and Functions of Exchange in Archaic Society*, trans. Ian Cunnison, London: Cohen & West.

Maynwaringe, Everard (1669), *Vita sana & longa: The Preservation of Health and Prolongation of Life Proposed and Proved...*, London: J.D.

McCleery, Iona (2015), 'A History of Health? Integrating Food and Drink into the History of Medieval Medicine', Wellcome blog, 7 October. Available online: http://blog.wellcomelibrary.org/2015/10/a-history-of-health-integrating-food-and-drinkinto-the-history-of-medieval-medicine/ (accessed 23 September 2020).

McClive, Cathy (2015), *Menstruation and Procreation in Early Modern France*, Farnham: Ashgate.

McCormick, Ted (2013), 'Political Arithmetic and Sacred History: Population Thought in the English Enlightenment, 1660–1750', *Journal of British Studies*, 52 (4): 829–57.

McCulloch, Florence (1962), *Medieval Latin and French Bestiaries*, Chapel Hill, NC: University of North Carolina Press.

McGough, Laura (2011), *Gender, Sexuality, and Syphilis in Early Modern Venice: The Disease that Came to Stay*, New York: Palgrave Macmillan.

McIntosh, Marjorie K. (2005), *Working Women in English Society, 1300–1620*, Cambridge: Cambridge University Press.

McNeil, Cameron L., ed. (2006), *Chocolate in Mesoamerica: A Cultural History of Cacao*, Gainesville, FL: University Press of Florida.

McRae, Andrew (1996), *God Speed the Plough: The Representation of Agrarian England, 1500–1660*, Cambridge: Cambridge University Press.

McVaugh, Michael (1993), *Medicine Before the Plague: Practitioners and Their Patients in the Crown of Aragon, 1285–1345*, Cambridge: Cambridge University Press.

McVaugh, Michael R. (2009), 'The Experience-Based Medicine of the Thirteenth Century', *Early Science and Medicine*, 14 (1/3): 105–30.

Megill, Allan (1987), 'The Reception of Foucault by Historians', *Journal of the History of Ideas*, 48 (1): 117–41.

Mellyn, Elizabeth W. (2014), *Mad Tuscans and Their Families: A History of Mental Disorder in Early Modern Italy*, Philadelphia, PA: University of Pennsylvania Press.

Mengal, Paul (2005), *La naissance de la psychologie*, Paris: L'Harmattan.

Menochio, Giacomo (1609 [1572]), *Consiliorum sive responsorum . . . Liber primus*, Venice: Hieronymum Bordonium & Petrum Martyrem Locarnum Socios.

Mercado, Luis de (1602 [1579]), *De mulierum affectionibus libri quatuor*, Venice: Societas Veneta.

Mercuriale, Girolamo (1602), *Medicina practica*, Frankfurt: Johann Theobald Schönwetter.

Mercurio, Scipione (1618), *La commare*, Milan: Bidelli.

Mercurio, Scipione (1645 [1602]), *Degli errori popolari d'Italia Libri Sette*, Verona: Francesco Rossi.

Midelfort, H.C. Erik (1980), 'Madness and Civilization in Early Modern Europe: A Reappraisal of Michel Foucault', in Barbara C. Malament (ed.), *After the Reformation: Essays in Honor of J.H. Hexter*, 247–65, Philadelphia, PA: University of Pennsylvania Press.

Midelfort, H.C. Erik (1996), 'Religious Melancholy and Suicide: On the Reformation Origins of a Sociological Stereotype', in Andrew D. Weiner and Leonard V. Kaplan (eds), *Madness, Melancholy, and the Limits of the Self*, 41–56, Madison, WI: University of Wisconsin Law School.

Midelfort, H.C. Erik (1999a), *A History of Madness in Sixteenth-Century Germany*, Stanford, CA: Stanford University Press.

Midelfort, H.C. Erik (1999b), *Mad Princes of Renaissance Germany*, Charlottesville, VA: University Press of Virginia.

Miglietti, Sara and Morgan, John, eds (2017), *Governing the Environment in the Early Modern World: Theory and Practice*, Abingdon: Routledge.

Mikkeli, Heikki (1999), *Hygiene: In the Early Modern Medical Tradition*, Helsinki: Finnish Academy of Science and Letters.

Miller, Genevieve (1962), ' "Airs, Waters, and Places" in History', *Journal of the History of Medicine and Allied Sciences*, 17 (1): 129–40.

Minuzzi, Sabrina (2017), ' "Quick to Say Quack" : Medicinal Secrets from the Household to the Apothecary' s Shop in Eighteenth-Century Venice', *Social History of Medicine*, 32 (1): 1–33.

Moffet, Thomas (1655), *Health's Improvement*, London: S. Thompson.

Monardes, Nicolás (1565), *Dos libros*, Seville.

Monardes, Nicolás (1574), *Primera y segunda y tercera partes de la historia medicinal de las cosas que se traen de nuestras Indias Occidentales que siruen en medicina*, Seville.

Monardes, Nicolás (1580), *Description oder Beschreibung des Holtzes Sassafras*, Vienna.

Montaigne, Michel de (2007 [1580–95]), *Les Essais*, ed. Jean Balsamo, Michel Magnien and Catherine Magnien-Simonin, Paris: Éditions Gallimard.

Montalto, Eliau (1614), *Archipathologia in qua internarum capitis affectionum essentia, causae, signa, praesagia, & curatio accuratissima indagine edisseruntur*, Lyon: François Jacquin.

Montanari, Massimo (2013), 'Food Systems and Models of Civilization', in JeanLouis Flandrin and Massimo Montanari (eds), *Food: A Cultural History from Antiquity to the Present*, trans. Albert Sonnenfeld, 69–78, New York: Columbia University Press.

Moran, Bruce T. (1991), *The Alchemical World of the German Court: Occult Philosophy and Chemical Medicine in the Circle of Moritz of Hessen (1572–*

1632), Stuttgart: Franz Steiner.

Moran, Bruce T. (2006), 'Courts and Academies', in Katharine Park and Lorraine Daston (eds), *The Cambridge History of Science, Vol. 3: Early Modern Science*, 251–71, Cambridge: Cambridge University Press.

Morera, Raphaël (2017), 'Marshes as Microclimate: Governing with the Environment in Early Modern France', in Sara Miglietti and John Morgan (eds), *Governing the Environment in the Early Modern World: Theory and Practice*, 56–75, Abingdon: Routledge.

Moyer, Ann E. (2015), 'Sympathy in the Renaissance' in Eric Schliesser (ed.), *Sympathy: A History*, 70–101, Oxford: Oxford University Press.

Muir, Edward (1997), *Ritual in Early Modern Europe*, Cambridge: Cambridge University Press.

Muldrew, Craig (2011), *Food, Energy and the Creation of Industriousness: Work and Material Culture in Agrarian England, 1550–1780*, Cambridge: Cambridge University Press.

Müller-Wille, Staffan and Rheinberger, Hans-Jörg, eds (2007), *Heredity Produced: At the Crossroads of Biology, Politics, and Culture, 1500–1870*, Cambridge: Cambridge University Press.

Munkhoff, Richelle (1999), 'Searchers of the Dead: Authority, Marginality, and the Interpretation of the Plague in England, 1574–1665', *Gender & History*, 11 (1): 1–29.

Musacchio, Jacqueline Marie (1997), 'Imaginative Conceptions in Renaissance Italy', in Geraldine A. Johnson and Sara F. Matthews Grieco (eds), *Picturing Women in Renaissance and Baroque Italy*, 42–60, Cambridge: Cambridge University Press.

Musacchio, Jacqueline Marie (2005), 'Lambs, Coral, Teeth and the Intimate Intersection of Religion and Magic in Renaissance Tuscany', in Sally J.

Cornelison and Scott B. Montgomery (eds), *Images, Relics and Devotional Practices in Medieval and Renaissance Italy*, 139–56, Tempe, AZ: Arizona Center for Medieval and Renaissance Studies.

Nagy, Doreen Evenden (1988), *Popular Medicine in Seventeenth-Century England*, Bowling Green, OH: Bowling Green State University Popular Press.

Nance, Brian (2001), *Turquet de Mayerne as Baroque Physician: The Art of Medical Portraiture*, Amsterdam: Rodopi.

Nappi, Carla (2009), *The Monkey and the Inkpot: Natural History and Its Transformations in Early Modern China*, Cambridge, MA: Harvard University Press.

Newman, Kira L.S. (2012), 'Shutt Up: Bubonic Plague and Quarantine in Early Modern England', *Journal of Social History*, 45 (3): 809–34.

Newton, Hannah (2012), *The Sick Child in Early Modern England, 1580–1720*, Oxford: Oxford University Press.

Nicolson, Malcolm (2009), 'Commentary: Nicholas Jewson and the Disappearance of the Sick Man from Medical Cosmology, 1770–1870', *International Journal of Epidemiology*, 38 (3): 639–42.

Nicolson, Marjorie and Hutton, Sarah, eds (1992), *Conway Letters: The Correspondence of Anne, Viscountess Conway, Henry More, and Their Friends, 1642–1684*, revised edn, Oxford: Clarendon Press.

Norton, Marcy (2008), *Sacred Gifts, Profane Pleasures: A History of Tobacco and Chocolate in the Atlantic World*, Ithaca, NY: Cornell University Press.

Numbers, Ronald L. and Amundsen, Darrel W., eds (1986), *Caring and Curing: Health and Medicine in Western Religious Traditions*, Baltimore, MD: Johns Hopkins University Press.

Nummedal, Tara (2007), *Alchemy and Authority in the Holy Roman Empire*,

Chicago: University of Chicago Press.

Nutton, Vivian (1983), 'The Seeds of Disease: An Explanation of Contagion and Infection from the Greeks to the Renaissance', *Medical History*, 27 (1): 1–34.

Nutton, Vivian (1990), 'The Reception of Fracastoro's Theory of Contagion: The Seed That Fell Among Thorns?', *Osiris*, 6 (1): 196–234.

Nye, Robert A. (2003), 'The Concept of Medicalization in the Twentieth Century', *Journal of the History of the Behavioral Sciences*, 39 (2): 115–29.

Ogilvie, Brian W. (2006), *The Science of Describing: Natural History in Renaissance Europe*, Chicago: University of Chicago Press.

Orobitg, Christine (2015), 'La face noire de l' âme: la mélancolie "religieuse" dans les textes spirituels et médicaux de l' Espagne des XVIe et XVIIe siècles', *Études Épistémè*, 28. Available online: http://episteme. revues.org/844 (accessed 24 September 2020).

Orta, Garcia da (1563), *Coloquios dos simples, e drogas he cousas mediçinais da India e assi dalgu[m]as frutas : achadas nella onde se tratam algu[m]as cousas tocantes a mediçina, practica, e outras cousas boas pera saber*, Goa.

Orta, Garcia da (1913), *Colloquies on the simples & drugs of India*, ed. and trans. Clements Markham, London: Sotheran and Co.

Ortiz de Montellano, Bernard R. (1990), *Aztec Medicine, Health and Nutrition*, New Brunswick, NJ: Rutgers University Press.

Overell, Anne (1995), 'The Exploitation of Francesco Spiera', *Sixteenth Century Journal*, 26 (3): 619–37.

Palmer, Richard (1985a), 'Medical Botany in Northern Italy in the Renaissance', *Journal of the Royal Society of Medicine*, 78 (2): 149–57.

Palmer, Richard (1985 b), 'Pharmacy in the Republic of Venice in the Sixteenth Century', in A. Wear, R.K. French and I.M. Lonie (eds), *The Medical Renaissance of the Sixteenth Century*, 100-17, Cambridge: Cambridge University Press.

Palmer, Richard (1991), 'Health, Hygiene and Longevity in Medieval and Renaissance Europe', in Yosio Kawakita, Shizu Sakai and Yasuo Otsuka (eds), *History of Hygiene: Proceedings of the 12th International Symposium of the Comparative History of Medicine – East and West, Aug 30–Sept 6, 1987*, 75-98, Tokyo: Ishiyaku EuroAmerica.

Palmer, Richard (1993), 'In Bad Odour: Smell and its Significance in Medicine from Antiquity to the Seventeenth Century', in W.F. Bynum and Roy Porter (eds), *Medicine and the Five Senses*, 61-8, Cambridge: Cambridge University Press.

Palmer, Thomas (1606), *An Essay on the Means How to Make our Traveiles, into Forraine Countries, the More Profitable and Honourable*, London.

Paracelsus (Theophrastus Bombastus von Hohenheim) (1922), *Sämtliche Werke*, Vol. 11, ed. Karl Sudhoff, 14 vols, Munich: Barth.

Paracelsus (Theophrastus Bombastus von Hohenheim) (1941 [1567]), 'The Diseases that Deprive Man of His Reason, Such as St. Vitus' Dance, Falling Sickness, Melancholy, and Insanity, and their Correct Treatment', trans. Gregory Zilboorg, in Henry E. Sigerist (ed.), *Paracelsus: Four Treatises*, 135-212, Baltimore, MD: Johns Hopkins University Press.

Paracelsus (Theophrastus Bombastus von Hohenheim) (2008 [1531]), *Essential Theoretical Writings*, ed. and trans. A. Weeks, Leiden: Brill.

Park, Katharine (1985), *Doctors and Medicine in Early Renaissance Florence*, Princeton, NJ: Princeton University Press.

Park, Katharine (1988), 'The Organic Soul', in Charles B. Schmitt and Quentin Skinner (eds), *The Cambridge History of Renaissance Philosophy*, 464–84, Cambridge: Cambridge University Press.

Park, Katharine (1998), 'Medicine and Magic: The Healing Arts', in Judith C Brown and Robert C. Davis (eds), *Gender and Society in Renaissance Italy*, 129–49, London: Addison Wesley Longman.

Park, Katharine (2006), *Secrets of Women: Gender, Generation, and the Origins of Human Dissection*, New York: Zone Books.

Park, Katharine and Daston, Lorraine (1981), 'Unnatural Conceptions: The Study of Monsters in Sixteenth- and Seventeenth-Century France and England', *Past and Present*, 92 (1): 20–54.

Parkinson, John (1640), *Theatrum Botanicum*, London: Printed by Thomas Cotes.

Parrish, Susan Scott (2008), 'Diasporic African Sources of Enlightenment Knowledge', in James Delbourgo and Nicholas Dew (eds), *Science and Empire in the Atlantic World*, 281–310, New York: Routledge.

Parsons, Talcott (1951), *The Social System*, Glencoe, IL: Free Press.

Paster, Gail Kern (1993), *The Body Embarrassed: Drama and the Disciplines of Shame in Early Modern England*, Ithaca, NY: Cornell University Press.

Paster, Gail Kern (2004), *Humoring the Body: Emotions and the Shakespearean Stage*, Chicago: University of Chicago Press.

Paster, Gail Kern, Rowe, Katherine and Floyd-Wilson, Mary, eds (2004), *Reading the Early Modern Passions: Essays in the Cultural History of Emotion*, Philadelphia, PA: University of Pennsylvania Press.

Pelling, Margaret (1998), *The Common Lot: Sickness, Medical Occupations and the Urban Poor in Early Modern England*, London: Addison Wesley Longman.

Pelling, Margaret (2003), *Medical Conflicts in Early Modern London: Patronage, Physicians, and Irregular Practitioners, 1550–1640*, Oxford: Oxford University Press.

Pelling, Margaret (2016), 'Far Too Many Women? John Graunt, the Sex Ratio, and the Cultural Determination of Number in Seventeenth-Century England', *The Historical Journal*, 59 (3): 695–719.

Pender, Stephen (2006), 'Examples and Experience: On the Uncertainty of Medicine', *British Journal for the History of Science*, 39 (1): 1–28.

Pennell, Sara (2004), 'Perfecting Practice? Women, Manuscript Recipes, and Knowledge in Early Modern England', in Victoria E. Burke and Jonathan Gibson (eds), *Early Modern Women's Manuscript Writings*, 237–58, Aldershot: Ashgate.

Pennell, Sara (2016), *The Birth of the English Kitchen, 1600–1850*, London: Bloomsbury Academic.

Pennell, Sara and DiMeo, Michelle, eds (2013), *Reading and Writing Recipe Books, c. 1500–1800*, Manchester: Manchester University Press.

Pepys, Samuel (1970–83), *The Diary of Samuel Pepys: A New and Complete Transcription*, 11 vols, ed. Robert Latham and William Matthews, Berkeley, CA: University of California Press.

Perfetti, Stefano (1999), 'Three Different Ways of Interpreting Aristotle's *De Partibus Animalium*: Pietro Pomponazzi, Niccolò Leonico Tomeo and Agostino Nifo', in Carlos G. Steel, Guy Guldentops, Pieter Beullens (eds), *Aristotle's Animals in the Middle Ages and Renaissance*, 297–316, Leuven: Leuven University Press.

Perkins, William (1596), *A Discourse of Conscience*, Cambridge: John Legate.

Perkins, William (1604), *The First Part of the Cases of Conscience*, Cambridge: John Legate.

Pettegree, Andrew (2005), *Reformation and the Culture of Persuasion*, Cambridge: Cambridge University Press.

Plamper, Jan (2015), *The History of Emotions: An Introduction*, trans. Keith Tribe. Oxford: Oxford University Press.

Platter, Felix (1583), *De corporis humani structura et usu. . .libri III*, Basle: ex. off. Frobeniana, A. Froben.

Platter, Felix (1602–3), *Praxeos, seu de cognoscendis, praedicendis, praecavendis, curandisque affectibus homini incommodantibus*, 2 vols, Basel: Conrad Waldkirch.

Platter, Felix (1602–9), *Praxeos: seu, De cognoscendis, praedicendis, praecavendis, curandisque affectibus homini incommodantibus tractatus*, 3 vols, Basle: C. Waldkirch.

Platter, Felix (1614), *Observationum, in hominis affectibus plerisque, corpori & animo: functionum laesione, dolore, aliave molestia & vitio insensis, libri tres*, Basel: C. Waldkirch.

Platter, Felix (1961), *Beloved Son Felix: The Journal of Felix Platter. A Medical Student in Montpellier in the Sixteenth Century*, trans. S. Jennett, London: Frederick Muller.

Platter, Felix (1976), *Tagebuch; Lebensbeschreibung 1536–1567*, ed. Valentin Lötscher, Basel: Schwabe.

Platter, Thomas the Elder (1839), *The Autobiography of Thomas Platter, a Schoolmaster of the Sixteenth Century*, trans. Elizabeth Anne McCaul, London: B. Wertheim.

Pollock, Linda (1993), *With Faith and Physic: The Life of a Tudor Gentlewoman*, New York: St. Martin' s Press.

Pomata, Gianna (1994), *La promessa di guarigione: malati e curatori in antico regime – Bologna XVI–XVIII secolo*, Rome: Laterza.

Pomata, Gianna (1998), *Contracting a Cure: Patients, Healers, and the Law in Early Modern Bologna*, Baltimore, MD: Johns Hopkins University Press.

Pomata, Gianna (1999), 'Practicing Between Earth and Heaven: Women Healers in Early Modern Bologna', *Dynamis*, 19: 119–43.

Pomata, Gianna (2005), '*Praxis Historialis*: The Uses of *Historia* in Early Modern Medicine', in Gianna Pomata and Nancy G. Siraisi (eds), *Historia: Empiricism and Erudition in Early Modern Europe*, 125–37, Cambridge, MA: MIT Press.

Pomata, Gianna (2010), 'Sharing Cases: The *Observationes* in Early Modern Medicine', *Early Science and Medicine*, 15 (3): 193–236.

Pomata, Gianna (2011), 'Observation Rising: Birth of an Epistemic Genre, *ca.* 1500–1650', in Lorraine Daston and Elizabeth Lunbeck (eds), *Histories of Scientific Observation*, 45–80, Chicago: University of Chicago Press.

Pomata, Gianna and Siraisi, Nancy G., eds (2005), *Historia: Empiricism and Erudition in Early Modern Europe*, Cambridge, MA: MIT Press.

Porchon, Antoine (1684), *Les règles de la santé, ou le véritable régime de vivre que l'on doit observer dans la santé et dans la maladie*, Paris.

Porter, Dorothy (1996), 'Social Medicine and the New Society: Social Medicine and Scientific Humanism in Mid-Twentieth Century', *Journal of Historical Sociology*, 9 (2): 168–87.

Porter, Dorothy and Porter, Roy (1988), 'What Was Social Medicine? An Historiographical Essay', *Journal for Historical Sociology*, 1 (1): 90–109.

Porter, H.C. (1979), *The Inconstant Savage: England and the North American Indian, 1500–1660*, London: Duckworth.

Porter, Roy (1979), 'Creation and Credence: The Career of Theories of the

Earth in Britain, 1660–1820', in Barry Barnes and Steven Shapin (eds), *Natural Order: Historical Studies of Scientific Culture*, 97–123, Beverly Hills, CA: Sage.

Porter, Roy, ed. (1985 a), *Patients and Practitioners: Lay Perceptions of Medicine in Pre-industrial Society*, Cambridge: Cambridge University Press.

Porter, Roy (1985 b), 'The Patient's View: Doing Medical History from Below', *Theory and Society*, 14 (2): 175–98.

Porter, Roy (1987 a), *Mind Forg'd Manacles: A History of Madness in England from the Restoration to the Regency*, London: Athlone.

Porter, Roy (1987 b), *A Social History of Madness: Stories of the Insane*, London: Weidenfeld & Nicholson.

Porter, Roy (1989), *Health for Sale: Quackery in England 1660–1850*, Manchester: Manchester University Press.

Porter, Roy (1990), 'Foucault's Great Confineement', *History of the Human Sciences*, 3 (1): 47–54.

Porter, Roy and Porter, Dorothy (1988), *In Sickness and in Health: The British Experience, 1650–1850*, New York: B. Blackwell.

Pouchelle, Marie-Christine (1990), *The Body and Surgery in the Middle Ages*, trans. Rosemary Morris, Cambridge: Polity.

Quétel, Claude (1990), *History of Syphilis*, Baltimore, MD: Johns Hopkins University Press.

Rabier, Christelle, ed. (2013), 'Fitting for Health: The Economy of Medical Technologies, 1600–1850', special issue of *Technology and Culture*, 54: 3.

Ragland, Evan R. (2017), 'Making Trials in Sixteenth-Century European Academic Medicine', *Isis*, 108 (3): 503–28.

Ranger, Terence and Slack, Paul, eds (1992), *Epidemics and Ideas: Essays on the Historical Perception of Pestilence*, Cambridge: Cambridge University

Press.

Rankin, Alisha (2007), 'Becoming an Expert Practitioner: Court Experimentalism and the Medical Skills of Anna of Saxony (1532–1585)', *Isis*, 98 (1): 23–53.

Rankin, Alisha (2008), 'Duchess, Heal Thyself: Elisabeth of Rochlitz and the Patient' s Perspective in Early Modern Germany', *Bulletin of the History of Medicine*, 82 (1): 109–44.

Rankin, Alisha (2013), *Panaceia's Daughters: Noblewomen as Healers in Early Modern Germany*, Chicago: University of Chicago Press.

Rankin, Alisha (2014a), 'Exotic Materials and Treasured Knowledge: The Valuable Legacy of Noblewomen' s Remedies in Early Modern Germany', *Renaissance Studies*, 28 (4): 533–55.

Rankin, Alisha (2014b), 'How to Cure the Golden Vein: Medical Remedies as *Wissenschaft* in Early Modern Germany', in Pamela H. Smith, Amy R.W. Meyers and Harold J. Cook (eds), *Ways of Making and Knowing: The Material Culture of Empirical Knowledge*, 109–33, Ann Arbor, MI: University of Michigan Press.

Rankin, Alisha (2017), 'On Anecdote and Antidotes: Poison Trials in SixteenthCentury Europe', *Bulletin of the History of Medicine*, 91 (2): 274–302.

Rawcliffe, Carole (2008), ' "Delectable Sightes and Fragrant Smelles" : Gardens and Health in Late Medieval and Early Modern England', *Garden History*, 36 (1): 3–21.

Ray, John (1693), *Synopsis methodica animalium quadrupedum et serpentini generis*, London: S. Smith & B. Walford.

Razzell, Peter (1977), *The Conquest of Smallpox: The Impact of Inoculation on Smallpox Mortality in Eighteenth-Century Britain*, Firle: Caliban Books.

Reverby, Susan M. and Rosner, David (2004), ' "Beyond the Great Doctors" Revisited: A Generation of the "New" Social History of Medicine', in Frank Huisman and John Harley Warner (eds), *Locating Medical History: The Stories and Their Meanings*, 167–93, Baltimore, MD: Johns Hopkins University Press.

Rey, Roselyne (1998), *The History of Pain*, trans. Louise Elliott Wallace, J.A. Cadden and S.W. Cadden, Cambridge MA: Harvard University Press.

Riley, James C. (1987), *The Eighteenth-Century Campaign to Avoid Disease*, New York: St. Martin' s Press.

Rinne, Katherine (2010), *The Waters of Rome: Aqueducts, Fountains, and the Birth of the Baroque City*, New Haven, CT: Yale University Press.

Rinne, Katherine (2012), 'Urban Ablutions: Cleansing Counter-Reformation Rome', in Mark Bradley (ed.), *Rome, Pollution and Propriety: Dirt Disease and Hygiene in the Eternal City from Antiquity to Modernity*, 182–201, Cambridge: Cambridge University Press.

Rivest, Justin (2017), 'Testing Drugs and Attesting Cures: Pharmaceutical Monopolies and Military Contracts in Eighteenth-Century France', *Bulletin of the History of Medicine*, 91 (2): 362–90.

Robinson, Daniel (1996), *Wild Beasts and Idle Humours: The Insanity Defense from Antiquity to the Present*, Cambridge, MA: Harvard University Press.

Roch Le Baillif de La Rivière (1578), *Le demosterion*, Rennes.

Rodgers, Daniel T. (2011), *Age of Fracture*, Cambridge MA: Harvard University Press.

Rodríguez de Almela, Diego (1587 [1462]), *Valerio de las historias escolásticas*, ed. Fernan Pérez de Guzman, Salamanca.

Roodenburg, Herman W. (1988), 'The Maternal Imagination: The Fears of Pregnant Women in Seventeenth-Century Holland', *Journal of Social*

History, 21 (4): 701–16.

Rosser, Gervase (2015), 'True Icons? The Power of Supernatural Images in Late Medieval and Early Modern Italy', in Jean-Philippe Genet (ed.), *La vérité: Vérité et crédibilité – construire la vérité dans le système de communication de la société occidentale XIIIe–XVIIe siècle*, 287–302, Paris: Editions de la Sorbonne.

Rublack, Ulinka (2002), 'Fluxes: the Early Modern Body and the Emotions', trans. Pamela Selwyn, *History Workshop Journal*, 53: 1–16.

Rublack, Ulinka (2005), *Reformation Europe*, Cambridge: Cambridge University Press.

Rublack, Ulinka (2010), *Dressing Up: Cultural Identity in Renaissance Europe*, Oxford: Oxford University Press.

Rufus of Ephesus (2008), *On Melancholy*, trans. and ed. Peter E. Pormann, Tübingen: Mohr Siebeck.

Ruggiero, Guido (2001), 'The Strange Death of Margarita Marcellini: Male, Signs, and the Everyday World of Pre-Modern Medicine', *The American Historical Review*, 106 (4): 1141–58.

Rusnock, Andrea A. (2002), *Vital Accounts: Quantifying Health and Population in Eighteenth-Century England and France*, Cambridge: Cambridge University Press.

Rütten, Thomas (2011), 'Masquerades with the Dead: The Laughing Democritus in an *Observatio* on Melancholy by Pieter van Foreest', in Yasmin Haskell (ed.), *Diseases of the Imagination and Imaginary Disease in the Early Modern Period*, 229–57, Turnhout: Brepols.

Ruysch, Frederik (1701–16), *Thesaurus Anatomicus*, 10 vols, Amstelaedami: Apud Janssonio-Waesbergios.

Salvador, Ricardo (2015), 'Maize', in Michael Warner (ed.), *Concise*

Encyclopedia of Mexico, Abingdon: Routledge.

Sampson Vera Tudela, Elisa (2000), *Colonial Angels: Narratives of Gender and Spirituality in Mexico, 1580–1750*, Austin, TX: University of Texas Press.

Sanday, Peggy Reeves (1986), *Divine Hunger: Cannibalism as a Cultural System*, Cambridge: Cambridge University Press.

Santing, Catrien (2009), 'Cynical Vanity or Fons Vitae: Anatomical Relics in Medieval and Contemporary Art', in Barbara Baert (ed.), *Fluid Flesh: The Body, Religion and the Visual Arts*, 89–106, Leuven: Leuven University Press.

Sappol, Michael (2002), *A Traffic of Dead Bodies: Anatomy and Embodied Social Identity in Nineteenth-Century America*, Princeton, NJ: Princeton University Press.

Saravia Enríquez, Albertina, ed. (1973), *Popol Vuh: Antiguas historias de los indios Quichés de Guatemala*, Mexico City: Porrua.

Saravia Viejo, María Justina and Frutos, Isabel Arenas (1999), '¿Olla común? El problema de la alimentación en la reforma monacal femenina: México, siglo XVIII', in Antonio Garrido Aranda (ed.), 247–67, *Los sabores de España y América*, Huesca: La Val de Onsera.

Sassonia, Ercole (1603), *Pantheum medicinae selectum, sive Medicinae Practicae Templum*, ed. P. Uffenbach, Frankfurt: Zacharias Palthen.

Sassonia, Ercole (1639 [1620]), 'De melancholia tractatus', in *Opera practica*, Padua: Francisco Bolzetta.

Sawday, Jonathan (1995), *The Body Emblazoned: Dissection and the Human Body*, London: Routledge.

Scheer, Monique (2012), 'Are Emotions a Kind of Practice (and Is That What Makes Them Have a History)? A Bourdieuian Approach to Understanding Emotion', *History and Theory*, 51 (2): 193–220.

Schiebinger, Londa (2005), 'Prospecting for Drugs: European Naturalists in the West Indies', in Londa Schiebinger and Claudia Swan (eds), *Colonial Botany: Science, Commerce, and Politics in the Early Modern World*, 119–33, Philadelphia, PA: University of Pennsylvania Press.

Schiebinger, Londa (2006), 'Women of Natural Knowledge', in Katharine Park and Lorraine Daston (eds), *The Cambridge History of Science, Vol. 3: Early Modern Science*, 192–205, Cambridge: Cambridge University Press.

Schiebinger, Londa and Swan, Claudia, eds (2005), *Colonial Botany: Science, Commerce, and Politics in the Early Modern World*, Philadelphia, PA: University of Pennsylvania Press.

Schleiner, Winfried (1991), *Melancholy, Genius and Utopia in the Renaissance*, Wiesbaden: Harrassowitz.

Schmidt, Jeremy (2007), *Melancholy and the Care of the Soul: Religion, Moral Philosophy, and Madness in Early Modern England*, Aldershot: Ashgate.

Schmiedebach, Heinz-Peter (2004), '*Bildung* in a Scientific Age: Julius Pagel, Max Neuburger, and the Cultural History of Medicine', in Frank Huisman and John Harley Warner (eds), *Locating Medical History: The Stories and Their Meanings*, 74–94, Baltimore, MD: Johns Hopkins University Press.

Schmitt, Charles B. (1969), 'Experience and Experiment: A Comparison of Zabarella's View with Galileo's in *De Motu*', *Studies in the Renaissance*, 16: 80–138.

Schmitt, Charles (1985), 'Aristotle Among the Physicians', in A. Wear, R.K. French and I.M. Lonie (eds), *The Medical Renaissance of the Sixteenth Century*, 1–15, Cambridge: Cambridge University Press.

Schnellenberg, Tarquinius (1555), *Experimenta: von zwentzig pestilentz wurtzeln*, Frankfurt am Main.

Schoenfeldt, Michael (1997), 'Fables of the Belly in Early Modern England', in David Hillman and Carla Mazzio (eds), *The Body in Parts: Fantasies of Corporeality in Early Modern Europe*, 243–62, London: Routledge.

Schoenfeldt, Michael (1999), *Bodies and Selves in Early Modern England: Physiology and Inwardness in Spenser, Shakespeare, Herbert, and Milton*, Cambridge: Cambridge University Press.

Scodel, Joshua (2002), *Excess and the Mean in Early Modern English Literature*, Princeton, NJ: Princeton University Press.

Scott, Joan W. (1991), 'The Evidence of Experience', *Critical Inquiry*, 17 (4): 773–97.

Scull, Andrew (1990), 'Michel Foucault's History of Madness', *History of the Human Sciences*, 3 (1): 57–67.

Scull, Andrew (2016), *Madness in Civilization: A Cultural History of Insanity, from the Bible to Freud, from the Madhouse to Modern Medicine*, Princeton, NJ: Princeton University Press.

Serjeantson, R.W. (2001), 'The Passions and Animal Language, 1540–1700', *Journal of the History of Ideas*, 62 (3): 425–44.

Serjeantson, R.W. (2011), 'The Soul', in Desmond M. Clarke and Catherine Wilson (eds), *The Oxford Handbook of Philosophy in Early Modern Europe*, 119–41, Oxford: Oxford University Press.

Shapin, Steven (1984), 'Pump and Circumstance: Robert Boyle's Literary Technology', *Social Studies of Science*, 14 (4): 481–520.

Shapin, Steven (1995a), 'Here and Everywhere: Sociology of Knowledge', *Annual Review of Sociology*, 21: 289–321.

Shapin, Steven (1995b), *The Social History of Truth: Civility and Science in*

Seventeenth Century England, Chicago: Chicago University Press.

Shapin, Steven (1998), 'The Philosopher and the Chicken: *On the Dietetics of Disembodied Knowledge*', in Christopher Lawrence and Steven Shapin (eds), *Science Incarnate: Historical Embodiments of Natural Knowledge*, 21–50, Chicago: University of Chicago Press.

Shapin, Steven (2003), 'Trusting George Cheyne: Scientific Expertise, Common Sense, and Moral Authority in Early Eighteenth-Century Dietetic Medicine', *Bulletin of the History of Medicine*, 77 (2): 263–97.

Shapin, Steven and Schaffer, Simon (1985), *Leviathan and the Air-Pump: Hobbes, Boyle, and the Experimental Life*, Princeton, NJ: Princeton University Press.

Sheard, Sally and Power, Helen, eds (2000), *Body and City: Histories of Urban Public Health*, Aldershot: Ashgate.

Shepard, Alexandra (2003), *Meanings of Manhood in Early Modern England*, Oxford: Oxford University Press.

Shepard, Alexandra (2011), 'Manhood, Patriarchy, and Gender in Early Modern History', in Amy E. Leonard and Karen L. Nelson (eds), *Masculinities, Childhood, Violence: Attending to Early Modern Women – and Men: Proceedings of the 2006 Symposium*, 77–95, Newark, DE: University of Delaware Press.

Short, Thomas (1750), *New Observations. . . on City, Town and Country Bills of Mortality*, London: T. Longman and A. Millar.

Shuttleton, David (2003), 'A Culture of Disfigurement: Imagining Smallpox in the Long Eighteenth-Century', in George Sebastian Rousseau, Miranda Gill, David Haycock and Malte Herwig (eds), *Framing and Imagining Disease in Cultural History*, 68–91, Basingstoke: Palgrave Macmillan.

Siena, Kevin P. (2001), 'The "Foul Disease" and Privacy: The Effects of Venereal Disease and Patient Demand on the Medical Marketplace in Early Modern London', *Bulletin of the History of Medicine*, 75 (2): 199–224.

Siena, Kevin P. (2004), *Venereal Disease, Hospitals, and the Urban Poor: London's 'Foul Wards', 1600–1800*, Rochester, NY: University of Rochester Press.

Siena, Kevin (2010), 'Pliable Bodies: The Moral Biology of Health and Disease in the Enlightenment', in Carole Reeves (ed.), *A Cultural History of the Human Body, Vol. 4: The Age of Enlightenment*, 33–52, Oxford: Berg.

Simón Palmer, María del Carmen (1990), 'El cuidado del cuerpo de las personas reales: de los médicos a los cocineros en el Real Alcázar', in Augustin Redondo (ed.), *Le corps dans la société espagnole des XVI e XVII siècles*, 113–22, Paris: Publications de la Sorbonne.

Siraisi, Nancy G. (1990), *Medieval and Early Renaissance Medicine: An Introduction to Knowledge and Practice*, Chicago: University of Chicago Press.

Siraisi, Nancy G. (1997a), *The Clock and the Mirror: Girolamo Cardano and Renaissance Medicine*, Princeton, NJ: Princeton University Press.

Siraisi, Nancy G. (1997b), 'Vesalius and the Reading of Galen's Teleology', *Renaissance Quarterly*, 50 (1): 1–37.

Siraisi, Nancy G. (2001a), *Medicine and the Italian Universities, 1250–1600: Education and Society in the Middle Ages and Renaissance*, Leiden: Brill.

Siraisi, Nancy G. (2001b), ' "Remarkable" Diseases, "Remarkable" Cures, and Personal Experience in Renaissance Medical Texts', in Nancy G. Siraisi, *Medicine and the Italian Universities, 1250–1600: Education and*

Society in the Middle Ages and Renaissance, 226–52, Leiden: Brill.

Siraisi, Nancy G. (2007), History, Medicine, and the Traditions of Renaissance Learning, Ann Arbor, MI: University of Michigan Press.

Siraisi, Nancy G. (2012), 'Psychology in Some Sixteenth- and Early SeventeenthCentury General Works on Medicine', in Paul J.J.M. Bakker, Sander W. de Boer and Cees Leijenhorst (eds), Psychology and the Other Disciplines: A Case of CrossDisciplinary Interaction (1250–1750), 325–43, Leiden: Brill.

Siraisi, Nancy G. (2013), Communities of Learned Experience: Epistolary Medicine in the Renaissance, Baltimore, MD: Johns Hopkins University Press.

Skelton, Leona J. (2015), Sanitation in Urban Britain, 1560–1700, Abingdon: Routledge.

Skuse, Alanna (2015), Constructions of Cancer in Early Modern England: Ravenous Natures, Basingstoke: Palgrave Macmillan.

Slack, Paul (1979), 'Mirrors of Health and Treasures of Poor Men: The Use of Vernacular Medical Literature in Tudor England', in Charles Webster (ed.), Health, Medicine and Mortality in the Sixteenth Century, 237–73, Cambridge: Cambridge University Press.

Slack, Paul (1985), The Impact of Plague in Tudor and Stuart England, London: Routledge & Kegan Paul.

Slack, Paul (2015), The Invention of Improvement: Information and Material Progress in Seventeenth-Century England, Oxford: Oxford University Press.

Slack, Paul (2018), 'William Petty, the Multiplication of Mankind, and Demographic Discourse in Seventeenth-Century England', The Historical Journal, 61 (2): 301–25.

Smail, Daniel Lord (2008), *On Deep History and the Brain*, Berkeley, CA: University of California.

Smith, Lisa Wynne (2001), 'Women' s Health Care in England and France (1650–1775)', PhD diss., University of Essex.

Smith, Lisa Wynne (2008), ' "An Account of an Unaccountable Distemper" : The Experience of Pain in Early Eighteenth-Century England and France', *EighteenthCentury Studies*, 41 (4): 459–80.

Smith, Pamela H. (2004), *The Body of the Artisan: Art and Experience in the Scientific Revolution*, Chicago: University of Chicago Press.

Smith, Pamela H. (2009), 'Recent Trends in the History of Early Modern Science', *Renaissance Quarterly*, 62 (2): 345–75.

Smith, Pamela H. (2014), 'Knowledge in Motion: Following Itineraries of Matter in the Early Modern World' , in Daniel T. Rodgers, Bhavani Raman, and Helmut Reimitz (eds), *Cultures in Motion*, 109–33, Princeton, NJ: Princeton University Press.

Smith, Pamela H. and Findlen, Paula, eds (2002), *Merchant and Marvels: Commerce, Science, and Art in Early Modern Europe*, New York: Routledge.

Smith, William (1779), *Sure Guide in Sickness and Health, in the Choice of Food, and Use of Medicine*, London.

Smyth, Adam (2010), *Autobiography in Early Modern England*, Cambridge: Cambridge University Press.

Spary, E.C (2012), *Eating the Enlightenment: Food and the Sciences in Paris, 1670–1760*, Chicago: University of Chicago Press.

Spary, E.C. (2014), *Feeding France: New Sciences of Food, 1760–1815*, Cambridge: Cambridge University Press.

Spiegel, Adrian van den (1627), *De humani corporis fabrica libri decem*, Venice: Evangelista Deuchino.

Starn, Randolph (2005), 'A Historian's Brief Guide to New Museum Studies', *American Historical Review*, 110 (1): 68–98.

Staves, Susan (2010), 'The Puzzle of the Pox-Marked Body', in Carole Reeves (ed.), *A Cultural History of the Human Body, Vol. 4: The Age of Enlightenment*, 155–74, Oxford: Berg.

Stein, Claudia (2009), *Negotiating the French Pox in Early Modern Germany*, Farnham: Ashgate.

Stein, Claudia (2013), 'Divining and Knowing: Karl Sudhoff's Historical Method', *Bulletin of the History of Medicine*, 87 (2): 198–224.

Stephenson, Marcia (2009), 'From Marvelous Antidote to the Poison of Idolatry: The Transatlantic Role of Andean Bezoar Stones During the Late Sixteenth and Early Seventeenth Centuries', *Hispanic American Historical Review*, 90 (1): 3–39.

Still, Arthur and Velody, Irving (1992), *Rewriting the History of Madness: Studies in Foucault's 'Histoire de la folie'*, London: Routledge.

Stine, Jennifer (1996), 'Opening Closets: The Discovery of Household Medicine in Early Modern England', PhD diss., Stanford University.

Stobart, Anne (2016), *Household Medicine in Seventeenth-Century England*, London: Bloomsbury Academic.

Stolberg, Michael (1996), ' "Mein äskulapisches Orakel!" Patientenbriefe als Quelle einer Kulturgeschichte der Krankheitserfahrung im 18. Jahrhundert', *Österreichischen Zeitschrift für Geschichtswissenschaften*, 7: 385–404.

Stolberg, Michael (2003), 'A Woman Down to her Bones: The Anatomy of Sexual Difference in the Sixteenth and Early Seventeenth Centuries', *Isis*, 94 (2): 274–99.

Stolberg, Michael (2007), 'The Decline of Uroscopy in Early Modern

Learned Medicine (1500–1650)', *Early Science and Medicine*, 12: 313–36.

Stolberg, Michael (2011), *Experiencing Illness and the Sick Body in Early Modern Europe*, Basingstoke: Palgrave Macmillan.

Stolberg, Michael (2013), 'Empiricism in Sixteenth-Century Medical Practice: The Notebooks of Georg Handsch', *Early Science and Medicine*, 18 (6): 487–516.

Stolberg, Michael (2014), 'Learning from the Common Folks: Academic Physicians and Medical Lay Culture in the Sixteenth Century', *Social History of Medicine*, 27 (4): 649–67.

Stolberg, Michael (2015 a), *Uroscopy in Early Modern Europe*, Farnham: Ashgate.

Stolberg, Michael (2015 b), 'Zwischen Identitätsbildung und Selbstinszenierung: Ärztliches Self-Fashioning in der Frühen Neuzeit', in Dagmar Freist (ed.), *Diskurse – Körper – Artefakte: Historische Praxeologie in der Frühneuzeitforschung*, 33–56, Bielefeld: De Gruyter.

Stolberg, Michael (2019), 'A Sixteenth-Century Physician and His Patients: The Practice Journal of Hiob Finzel, 1565–1589', *Social History of Medicine*, 32 (2): 221–40.

Storey, Tessa (2011), 'Face Waters, Oils, Love Magic and Poison: Making and Selling Secrets in Early Modern Rome', in Elaine Leong and Alisha Rankin (eds), *Secrets and Knowledge in Medicine and Science,1500–1800*, 143–66, Farnham: Ashgate.

Storey, Tessa (2017), 'English and Italian Health Advice: Protestant and Catholic Bodies', in Sandra Cavallo and Tessa Storey (eds), *Conserving Health in Early Modern Culture: Bodies and Environments in Italy and England*, 210–34, Manchester: Manchester University Press.

Strocchia, Sharon T. (2011), 'The Melancholic Nun in Late Renaissance Italy', in Yasmin Haskell (ed.), *Diseases of the Imagination and Imaginary Disease in the Early Modern Period*, 139–58, Turnhout: Brepols.

Sullivan, Erin (2016), *Beyond Melancholy: Sadness and Selfhood in Renaissance England*, Oxford: Oxford University Press.

Sullivan, Erin and Andrew Wear (2017), 'Materiality, Nature and the Body', in Catherine Richardson, Tara Hamling and David Gaimster (eds), *The Routledge Handbook of Material Culture in Early Modern Europe*, 141–57, Abingdon: Routledge.

Summerford, Thomasin (2011), 'Meddling with Medicine: The Specialisation of Sea Surgeons' Chests in the Early Modern Period', unpublished RCA/V&A History of Design Dissertation.

Swan, Claudia (2008), 'Making Sense of Medical Collections in Early Modern Holland: The Uses of Wonder', in Pamela H. Smith and Benjamin Schmidt (eds), *Making Knowledge in Early Modern Europe. Practices, Objects and Texts 1400–1800*, 199–231, Chicago: University of Chicago Press.

Taape, Tillmann (2017), 'Hieronymus Brunschwig and the Making of Vernacular Medical Knowledge in Early German Print', PhD thesis, Pembroke College, University of Cambridge.

Tesoro delle gioie (1602), [*The Treasury of Gems*], Venice: G.B. Ciotti.

Thomas, Keith (1983), *Man and the Natural World: Changing Attitudes in England 1500–1800*, London: Penguin.

Thomas, Peter D. (2009), *The Gramscian Moment: Philosophy, Hegemony and Marxism*, Leiden: Brill.

Thompson, E.P. (1963), *The Making of the Working Class*, London: Victor Gollancz.

Thorley, David (2016), *Writing Illness and Identity in Seventeenth-Century Britain*, Basingstoke: Palgrave Macmillan.

Thornton, Alice (2014), *My First Booke of My Life*, ed. Raymond A. Anselment. Lincoln, NE: University of Nebraska Press.

Tilburg, Cornelius (1689), *By Their Majesties Special License and Authority*, London.

Topsell, Edward (1607), *The Historie of Foure-Footed Beastes*, London: Printed by William Jaggard.

Tröhler, Ulrich, ed. (1991), *Felix Platter (1536–1614) in seiner Zeit*, Basle: Schwabe.

Tryon, Thomas (1691), *The Way to Health, Long Life and Happiness, or, A Discourse of Temperance*, 2nd edn, London: R. Baldwin.

Turler, Jerome (1575), *The Traveiler*, London.

Turner, Victor (1974), *Dramas, Fields, and Metaphors: Symbolic Action in Human Society*, Ithaca, NY: Cornell University Press.

Tyldesley, Thomas (1873), *The Tyldesley Diary: Personal Records of Thomas Tyldesley (Grandson of Sir Thomas Tyldesley, the Royalist), During the Years 1712-13-14*, ed. Joseph Gillow and Anthony Hewitson, Preston: A. Hewitson.

Ubaldis, Baldus de (1575), *Consilia sive responsa*, Venice: Girolamo Polo.

Valenčius, Conevery Bolton (2000), 'Histories of Medical Geography', *Medical History*, 44 (S20): 3–28.

Valverde Turices, Santiago (1624), *Un discurso de chocolate*, Seville.

Van Dijkhuizen, Jan Frans and Enenkel, Karl E.A., eds (2009), *The Sense of Suffering: Constructions of Physical Pain in Early Modern Culture*, Leiden: Brill.

Van Foreest, Pieter (1653 [1584–1606]), *Observationes et curationes*,

Rotterdam: Jean & David Berthelin.

Vandermeersch, Peter A. (1996), 'Teachers', in Hilde de Ridder-Symoens (ed.), *The History of the University in Europe, 2: Universities in Early Modern Europe (1500–1800)*, 210–55, Cambridge: Cambridge University Press.

Vargas Rosada, Pedro (1940), *Altspanische Gesundheitslehre /Medicina española contenida en proverbios vulgares de nuestra lengua, muy provechos para el buen regimiento de la salud y más larga vida, compuesta por el Dr. Juan Sorapán de Rieros*, Granada año 1616, Vienna: Universitätsverlag.

Vaughan, William (1600), *Natural and Artificial Directions for Health Derived from the Best Philosophers, as well Modern, as Ancient*, London: R. Bradocke.

Vaught, Jennifer C. (2010), *Rhetorics of Bodily Disease and Health in Medieval and Early Modern England*, Farnham: Ashgate.

Venner, Tobias (1620), *Via recta ad vitam longam, Or a Plaine Philosophical Discourse of the Nature, Faculties and Effects of All Such Things, as by way of Nourishments, and Dieteticall Observations, Make for the Preservation of Health. . .*, London: R. Moore.

Vesalius, Andreas (1543), *De humanis corpori fabrica libri septem*, Basel: Johann Oporinus.

Vespucci, Amerigo and Columbus, Christopher (1992), *Letters from a New World: Amerigo Vespucci's Discovery of America*, ed. Luciano Formisano, trans. David Jacobson, New York: Marsilio.

Vidal, Fernando (2011), *The Sciences of the Soul: The Early Origins of Modern Psychology*, trans. Saskia Brown, Chicago: Chicago University Press.

Wachtel, Nathan (2013), *The Faith of Remembrance: Marrano Labyrinths*, trans. Nikki Halpern, Philadelphia, PA: University of Pennsylvania Press.

Wackernagel, Hans Georg, ed. (1951), *Die Matrikel der Universität Basel, vol. II: 1532/3–1600/01*, Basel: Universitätsbibliothek.

Walker, Nigel (1967–73), *Crime and Insanity in England*, 2 vols, Edinburgh: Edinburgh University Press.

Walkington, Thomas (1607), *The optick glasse of humors*, London: Martin Clerke.

Wallis, Patrick (2011), 'Exotic Drugs and English Medicine: England' s Drug Trade, *c.* 1550– *c.* 1800' , *Social History of Medicine*, 25 (1): 20–46.

Wallis, Patrick and Wright, Christopher (2014), 'Evidence, Artisan Experience, and Authority in Early Modern England' , in Pamela H. Smith, Amy R.W. Meyers and Harold J. Cook (eds), *Ways of Making and Knowing: The Material Culture of Empirical Knowledge*, 138–63, Ann Arbor, MI: University of Michigan Press.

Walsham, Alexandra (1998), ' "Frantick Hacket" : Prophecy, Sorcery, Insanity, and the Elizabethan Puritan Movement' , *The Historical Journal*, 41 (1): 27–66.

Walsham, Alexandra (2011), *The Reformation of the Landscape: Religion, Identity, and Memory in Early Modern Britain and Ireland*, Oxford: Oxford University Press.

Walter, Brenda Gardenour (2014), 'Corrupt Air, Poisonous Places and the Toxic Breath of Witches in Late Medieval Medicine and Theology' , in James Rodger Fleming and Ann Johnson (eds), *Toxic Airs: Body, Place, Planet in Historical Perspective*, 1–22, Pittsburgh, PA: University of Pittsburgh Press.

Wear, Andrew (1985), 'Puritan Perceptions of Illness in Seventeenth-Century England' , in Roy Porter (ed.), *Patients and Practitioners: Lay*

Perceptions of Medicine in Pre-industrial Society, 55–100, Cambridge: Cambridge University Press.

Wear, Andrew (1992), 'Making Sense of Health and the Environment in Early Modern England', in Andrew Wear (ed.), *Medicine in Society: Historical Essays*, 119–48, Cambridge: Cambridge University Press.

Wear, Andrew (2000), *Knowledge and Practice in Early Modern English Medicine, 1550–1680*, Cambridge: Cambridge University Press.

Wear, Andrew (2008), 'Place, Health, and Disease: The *Airs, Waters, Places* Tradition in Early Modern England and North America', *Journal of Medieval and Early Modern Studies*, 38 (3): 443–65.

Webster, Charles (1975), *The Great Instauration: Science, Medicine and Reform 1626–1660*, London: Duckworth.

Webster, Charles, ed. (1979), *Health, Medicine and Mortality in the Sixteenth Century*, Cambridge: Cambridge University Press.

Webster, Charles (2008), *Paracelsus: Medicine, Magic and Mission at the End of Time*, New Haven, CT: Yale University Press.

Wecker, Johann Jacob (1561), *De secretis libri sex*, Lyon: G. Rouillium.

Weisser, Olivia (2009), 'Boils, Pushes and Wheals: Reading Bumps on the Body in Early Modern England', *Social History of Medicine*, 22 (2): 321–39.

Weisser, Olivia (2013), 'Grieved and Disordered: Gender and Emotion in Early Modern Patient Narratives', *Journal of Medieval and Early Modern Studies*, 43 (2): 247–73.

Weisser, Olivia (2015), *Ill Composed: Sickness, Gender, and Belief in Early Modern England*, New Haven, CT: Yale University Press.

Weisser, Olivia (2017), 'Treating the Secret Disease: Sex, Sin, and Authority in Eighteenth-Century Venereal Cases', *Bulletin of the History of*

Medicine, 91 (4): 685–712.

Welskopp, Thomas (2003), 'Social History', in Stefan Berger, Heiko
Feldner and Kevin Passmore (eds), *Writing History: Theory and Practice*,
203–22, London: Bloomsbury Academic.

Weston, Robert (2013), *Medical Consulting by Letters in France, 1665–1789*,
Farnham: Ashgate.

Weyer, Johann (1998 [1563]), *Witches, Devils and Doctors in the Renaissance:
De praestigiis daemonum*, trans. and ed. George Mora, Tempe, AZ:
Medieval & Renaissance Texts & Studies.

White, Hayden (1973), *Metahistory: The Historical Imagination in
NineteenthCentury Europe*, Baltimore, MD: Johns Hopkins University
Press.

White, T.H., trans. (1954), *The Bestiary: A Book of Beasts*, New York: G.P.
Putnam's Sons.

Whittet, T. Douglas (1983), 'Apothecaries and Their Lodgers: Their Part in
the Development of the Sciences and of Medicine', *Journal of the Royal
Society of Medicine*, 76 (Suppl. 2): iii–32.

Williams, Katherine E. (1990), 'Hysteria in Seventeenth-Century Case
Records and Unpublished Manuscripts', *History of Psychiatry*, 1 (4):
383–401.

Williams, Raymond (1968), *Culture and Society*, London: Penguin.

Wilson, Adrian (1985), 'Participant or Patient? Seventeenth-Century
Childbirth from the Mother's Point of View', in Roy Porter (ed.),
*Patients and Practitioners: Lay Perceptions of Medicine in Pre-industrial
Society*, 129–44, Cambridge: Cambridge University Press.

Wilson, Adrian (2000), 'On the History of Disease-Concepts: The Case of
Pleurisy', *History of Science*, 38 (3): 271–319.

Wilson, Adrian (2013), *Ritual and Conflict: The Social Relations of Childbirth in Early Modern England*, Farnham: Ashgate.

Wilson, Catherine (1995), *The Invisible World: Early Modern Philosophy and the Invention of the Microscope*, Princeton, NJ: Princeton University Press.

Wittich, Johann (1592), *Von dem ligno gvayaco, Wunderbawn, res noua genandt*, Leipzig.

Wittkower, Rudolph and Wittkower, Margot (1963), *Born under Saturn: The Character and Conduct of Artists – A Documented History from Antiquity to the French Revolution*, New York: Random House.

Wrightson, Keith (2011), *Ralph Tailor's Summer: A Scrivener, His City, and the Plague*, New Haven, CT: Yale University Press.

Zacchia, Paolo (1651), *Quaestiones medico-legales*, 3rd edn, Amsterdam: Joan Blaeu.

Zacchia, Paolo (1661 [1621–51]), *Quaestionum medico-legalium tomus posterior, quo continentur liber nonus et decimus*, Lyon.

Ziegler, Joseph (2001), 'Medicine and Immortality in Terrestrial Paradise', in Peter Biller and Joseph Ziegler (eds), *Religion and Medicine in the Middle Ages*, 201–42, Woodbridge: York Medieval Press.

Zilboorg, Gregory (1941), *A History of Medical Psychology*, New York: W.W. Norton.

Zwinger, Theodor (1577), *Methodus Apodemica*, Basel: E. Episcopius.

索 引

译后记

罗杰·库特（Roger Cooter）担任总主编的"医学文化史"系列既是医学文化爱好者的理想读物，也是本领域研究者了解学术史和前沿成果的重要参考书。正如本卷主编克劳迪娅·斯坦（Claudia Stein）在导言中所说，它"揭示了当前学术界的兴趣所在"。

翻译过程中，我们既为本卷各章的精彩内容所吸引，也深感将这样一部兼具广度与深度的跨文化研究著作介绍给国内读者，对我们而言是一项不小的挑战。其中需要仔细推敲、值得进一步探讨的翻译问题和细节很多，在此向读者朋友们略陈一二：

首先，是"early modern"的翻译问题。国内史学界通常将"early modern"译为"近代早期"，但本书（尤其是导言部分）出现了许多以"modern"为基础的衍生词汇，诸如"modernity""premodern""postmodern""postmodernism""postmodernist"等。在这些词汇中，"modern"

约定俗成译为"现代"。所以，当"近代早期"与"现代性"等词汇并置时，不免令人疑惑。因此，我们曾数次犹豫是否把"early modern"译为"早期现代"，以与这些衍生词汇保持一致。但考虑到书写和阅读习惯，最终还是决定采用国内史学界的通用译法，将其译为"近代早期"。

其次，是拉丁语和近代早期英语翻译的准确性问题。文艺复兴时期，拉丁语仍是学术语言的主流，但本土语言（如英语）也逐渐崛起。本卷提及大量拉丁文著作，惭愧的是我们不识拉丁语。幸而原书在多数拉丁语著作之后都注明了英语译名，因此我们在翻译中既依据英语译名，也尽量查找学界约定俗成的中文译名，以求准确。近代早期英语则主要出现在史料援引部分，例如第三章"疾病"所引的塞缪尔·佩皮斯日记。此类史料虽然容易识读，但要做到翻译准确且贴合时代语境，仍需慎之又慎。

再次，是人名翻译问题。本书涉及大量欧洲国家的人名，包括德国、法国、意大利、荷兰等。对于书中未明确提及国籍或身份的一些人物，我们最初未进行查证，而是按照英语标准进行翻译，但在校对时发现了错误。其后，我们查证了相关人物的国籍与生平，尽可能使译名符合其本国语言的中文翻译标准。如有遗漏，敬请读者指正。

最后，是书中理论翻译的准确性问题，尤其是导言部分。本卷导言是一篇系统回顾医学文化领域数十年学术变迁的雄文，其中提及许多相关领域的理论。限于能力和精力，译文难免存在偏差或晦涩之处，敬请读者包涵、指正。

在此特别感谢我们的导师赵秀荣教授，她曾审读译稿，帮助解答疑难，并与我们讨论相关问题，为本书翻译提供了重要支持。

本卷第二、五、七、八章由张珊翻译，第一、三、四、六章由张君言翻译，导言由二人合作翻译。本卷涉猎之广、洞察之深令我们赞叹，力有不逮之处，恳请学界同仁和广大读者指正。我们的联系邮箱是：zjunyan12@outlook.com。

张珊　张君言

2024年11月

译丛跋

　　英国医学史家罗杰·库特（Roger Cooter）担任总主编的六卷本"医学文化史"系列是医学文化史领域的权威著作，跨越古代、中世纪、文艺复兴、启蒙时代、帝国时代、现代六个时代，每卷都由多位该领域的专家撰写，涵盖了身体、疾病、治疗、医学实践、医学思想等方面，不但引人入胜、发人深省，而且将改变我们对医学在人类社会中作用的理解。

　　20世纪60年代末至70年代初，反文化运动（counter-culture movement）席卷西方世界，带来对传统价值观和社会制度的挑战，以及对权威、权力和文化规范的质疑和反抗。在这一背景下，科学知识社会学兴起，将科学纳入文化研究视野，整合了历史学、人类学、社会学、科学哲学和性别研究等学科领域，科学实践的历史性、互动性和意义被深入挖掘和审视。法国哲学家布鲁诺·拉图尔（Bruno

Latour）通过案例研究展示其价值，成功地将其取向与社会建构主义联系起来，强调了知识的生产过程。

医学作为一门具有社会人文属性的科学，它与疾病、病痛和身体的内在联系，使其成为透视社会、文化乃至政治的重要媒介。医学知识主张及其实践与机构密不可分，医学社会学、医学人类学、医学与文学等领域的研究表明，医学知识和实践嵌入了科学、社会和文化的语境中，并受其塑造。医学理论和实践深受文化规范和价值观的影响。与此同时，医学的女性主义批判促进了对女性和女性身体观念与实践的历史分析。出于同样原因，对技术的政治批判与当代政治议题（如核能、污染、帝国主义、科学管理）有着密切联系。医学应用范围不断扩大，重塑了社会秩序与身份；疾病的"发明"日益受到"药物"主导；生物医学知识和技术与日常生活相互渗透，由此引发了身体建构、审视和讨论方式的转变。

从20世纪80年代开始，在这种背景下，医学史的文化转向引发激烈争论，也推动了医学新文化史研究热潮。"医学作为文化"的视角得到积极倡导，医学史的研究范畴显著扩大，即使是医学家撰写的技术性医学史也受到这一趋势影响。在这一趋势之下，社会史对健康文化和医疗的理解受到批评，研究者指出医学社会史研究有时倾向于用简化的模型解释医学与社会结构之间的复杂关系，可能忽略医学自身的专业性和内在逻辑。

新的史料来源和面向普通人的历史叙述被提倡，自下而上的历史（相对于精英医学家中心论）为医学史引入了新维度。非医师的治疗者、患者及其家属、社会制度和机构，以及生老病死的不同阶段成为研究者关注的议题，揭示了普通人（包括外行和普通从业者）的生活经历、习俗和信仰。

医学文化史更加强调文化对医学实践、理论和制度的影响，包括医学知识的形成、医学符号的意义以及医学实践的文化背景。这使得医学文化史能够更全面地理解医学的发展和演变，而不仅仅局限于社会结构和经济因素。

医学文化史研究更加关注医学象征和符号的意义，包括医学实践中的仪式、符号和象征，以及医学文本和视觉材料的解读。这使得医学文化史能够更深入地理解医学和疾病在不同文化中的表达方式和文化意义，以及医学知识生产和再生产与社会权力之间的相互影响，也更加关注医学知识、观念在社会文化中的建构和传播，关注医学与文化的全球互动。

医学文化史更加注重探讨医疗实践中的日常细节、个人经验等微观层面，以及医患关系的文化动态，尤其是医疗中的病人经验、主体性。医学文化史研究通常会借鉴考古学、人类学、艺术史等学科的方法和理论，更加深入地挖掘文献和史料，相比关注官方文献、政策、制度、医学文本等正式史料，愈加重视绘画、照片、视频、建筑、器物（手术、诊疗工具、药品等）和生物考古遗迹等视觉材料和物质文化载体，以及艺术作品、文学作品、日记、信件、笔记等非正式文献资料，和反映日常生活层面的医学经验，从多个角度和多个信息源解读医学的文化意义和历史背景。

那么，医学文化史为我们理解过去的疾病、身体和医学提供了什么呢？早期现代欧洲医疗市场及其从业者的研究，虽然精英患者视角仍然占主导地位，但对医疗保健更为广泛的社会谈判、患者参与和期望（关于健康／医疗）等已经出现了更多、更深入的探索。将医生和患者放在同等地位上，对患者经历予以更细致的分析，可以发现人们对疾病的反应远非一致，患者和他们周围的人通常要从多种来源甚至相互矛盾的书面和口头交流中，构建出对疾病最合理的解释，并推导出最有希望的治疗方法。与此同时，关于早期现代欧洲医疗市场及其从业者的研究也被赋予更为广泛的视野，首先不再局限于受过医学专业训练的传统医生，而是包含了信仰疗法、助产士、护士、巫师、药剂师等，在此过程中也就加深了民间医疗文化／信仰体系、医疗体系制度化的理解，融入了客户／患者的利益、动机和选择等视角，尤其是经济、社会和宗教 — 道德机构／因素对于特定医疗商品／服务、技术和观念占据主流地位的作用和影响。

在新文化史视角下，随着对研究概念和范畴的重新思考，文艺复兴时期医学史叙事已经发生了颠覆性转变。对于现如今习惯称之为的"早期现代"时期来说，这一变革的核心在于对自然知识生产和医学核心主题做了认识论上的重新考量。现代性的根源本身也成为一个争议话题。通过探索欧洲知识实践与其他土著文化之间的接触区域，研究范围已大大拓展。早期现代物质文化和视觉文化的丰富性、"经验"和"权威"等关键认识论概念的塑造和定义都得到了关注。

新千年伊始，文化研究和残疾研究为身体史注入了新的活力，强调身体不仅是生物学和物质的存在，也是文化、社会和政治意义的载体，身体被视为反映了文化规范、社会结构和权力关系的可以阅读和阐释的文本，这对于理解个体与社会之间的相互作用，以及身份、权力和经验的构建具有深远的意义，也有学者将其称为身体转向（body turn）。身体不仅被视为私人领域的一部分，也是政治斗争和社会控制的场所。从生殖权到性工作，从饮食文化到运动实践，身体是权力作用的前线。性别、种族、阶级、性取向和残疾等身份类别如何通过身体得以构建和展现，成为研究重点，尤其强调身体差异如何被社会文化所塑造和理解。"身体转向"也关注个体的感官经验和情感生活，特别是如何通过身体来体验和感知世界，以及这些经验如何构成个人和集体的记忆与认同。英国医学史家罗伊·波特（Roy Porter）的开创性研究，深入洞察了医疗从业者、疾病和死亡的身体表征所附着的主导意义，以及通过以身体为中心的观念和实践来表达和嵌入文化的自我。一些研究涉及相对较为熟悉的领域，如被解剖和被折磨的身体，以及畸形、缺陷和怪物、异常。也有学者开拓了新的领域，从文学 — 文化和符号学角度以及社会 — 道德和心理、生理意义对男性、穷人和文学身体的医学构建，到对特定身体部位（手、肿块、红疹、皮肤）、体液（血液）和分泌物的研究。

自 20 世纪末开始，社会建构论为许多医学史研究提供了方法论框架，拉近了医学史与社会史、文化史的距离，医学史的目标不是追求单一的统一叙事，而是展示其多重含义和用途，并热衷于讨论"历史、政治和医疗保健的修辞战场"。比如，英国历史学家卢德米拉·乔丹诺娃（Ludmilla Jordanova）提倡从思维模式和医学文化的角度，而非"知识"的角度来思考医学，提出社会建构论与对医学思维的关注共同构成了医学文化史的学科范畴。然而，由于方法和史料的不同，该领域的学者形成了不同的"派别"，并深陷于关于医学史的目的、医学史与历史的关系、医学史与医学的关系等争论中。

对于这场文化转向，医学史学者有着不同的评判。有的质疑文化转向是否言过其实。文化转向兴起的动力之一是改变过去的所谓传统医学史。正如美国医学史家约翰·伯纳姆（John Burnham）在《什么是医学史》一书中写到的，"拥有哲学博士学位的历史学家，而不是获得医学博士学位的人们蜂拥进入了20世纪70年代兴起的新医学社会史中"，他们更倾向于将过去的医学史传统过于简单地概括为"由医生、为医生撰写的正统医学史，唯崇英雄医生及其成就，进步主义和胜利主义的色彩，内史和天真实证主义"。不过在书籍序言、期刊论文和基金申请中，炫耀并谴责一种老旧的医学史，成为一种现成且不需要分析和反思来宣示自己工作重要性的捷径。到20世纪80年代，这种对传统医学史的批评已退化为一种公认但未经深究的失真表述。而早在1904年，德国医学史家尤利乌斯·利奥波德·帕格尔（Julius Leopold Pagel，1851—1912）在其纲领性论文《医学文化史》中就开始倡导"医学文化史 (medizinische Kulturgeschichte)"的研究路径，他主张"真正的医学史家就是文化史家"。他以文氏图的方式阐释了医学与科学、哲学、宗教、艺术、神学、法律、技术、工业、商业、语言等人类生活各个方面的关系，其重叠的方面都应当被深入研究。

2007年，罗杰·库特在《构架医学社会史的终结》（'Framing the End of the Social History of Medicine'）一文中对文化转向发起了一轮激烈挑战，认为"新兴的医学社会史计划的分析程序和活动力量已经偏离轨道，这在很大程度上是由于文化转向"，"文化研究的冲动、后现代主义的方法论相对主义以及全球新自由主义的政治使历史学家远离了史学研究的社会意义、影响力和对社会的批评"。在他看来，随着

"社会""历史"和"医学"这些关键词失去稳定的含义，以及社会学范畴被符号学取代，"社会"的地位降低，历史使命的清晰性也因此消失了。仅仅是顺应当下的政治、文化和经济状况从编史学上扭转这一亚学科，或者仅仅通过细枝末节的改变改旗易帜为"医学文化史"，这在政治和思想上是"毫无建树的"，已经"丧失了认真参与的能力"。

当然，文化史研究的一些固有褊狭，我们也要批判性对待。由于并非所有物质文化都能幸存或被保存在博物馆和档案中，这可能导致研究焦点偏向那些更容易保存或被视为"重要"的物品。此外，物品的意义可能随时间、空间和使用者而变化，其解读也容易受到研究者主观性的影响。物质文化的分析可能涉及对物品的使用、制造过程、流通和消费等多重因素的考虑，从而增加了解释的复杂性。也有一些批评者认为，医学文化史研究有时过于强调文化因素对医学实践的影响，而忽略了其他因素，如技术创新、经济因素等；医学文化史研究可能受到文化相对主义的影响，导致对不同文化中的医学实践过于包容，而忽视了对这些实践可能带来的负面影响的评估。

随着我们踏上医学文化史探索之旅，医学文化史的迷人之姿也将展现在我们中国读者眼前。从古希腊罗马到中世纪的欧洲，从医学革命到现代医学的困境，"医学文化史"系列跨越了几千年的广阔范围，提供了丰富多彩的医学画卷。这部译丛将为医学史研究者、医学从业者和一般读者提供一个宝贵的资源，还将为跨文化交流和思想对话创造空间，让我们对人类健康和幸福的丰富历史有一个全新的认识。

张大庆　苏静静

2024年9月